J. William Worden

Beratung und Therapie in Trauerfällen

Aus dem Programm Verlag Hans Huber

Klinische Praxis

Wissenschaftlicher Beirat:
Prof. Dr. Dieter Frey, München
Prof. Dr. Lutz Jäncke, Zürich
Prof. Dr. Meinrad Perrez, Freiburg i.Ü.
Prof. Dr. Franz Petermann, Bremen
Prof. Dr. Hans Spada, Freiburg i.Br.

W0361442

HUBER

Im Verlag Hans Huber sind weiterhin erschienen – eine Auswahl:

Sven Barnow / Harald J. Freyberger / Wolfgang Fischer / Michael Linden (Hrsg.)
Von Angst bis Zwang
Ein ABC der psychischen Störungen: Formen, Ursachen und Behandlung
ISBN 978-3-456-84495-4

Pierre Dinner
Depression – 100 Fragen 100 Antworten
Hintergründe – Erscheinung – Therapie
ISBN 978-3-456-84876-1

Meg Kennedy Dugan / Roger R. Hock
Neu anfangen
nach einer Misshandlungsbeziehung
ISBN 978-3-456-84517-3

Winnie Dunn
Leben mit den Sinnen
Wie Wahrnehmungsmuster unser Leben bestimmen
ISBN 978-3-456-84752-8

Robert D. Enright
Vergebung als Chance
Neuen Mut fürs Leben finden
ISBN 978-3-456-84217-2

Graham Gordon Ramsay / Holly Barlow Sweet
Reiseführer zum Selbst
Wer bin ich und wer will ich sein?
ISBN 978-3-456-84844-0

Weitere Informationen über unsere Neuerscheinungen finden Sie im Internet unter www.verlag hanshuber.com

J. Wiliam Worden

Beratung und Therapie in Trauerfällen

Ein Handbuch

4., überarbeitete und erweiterte Auflage

Mit einem Nachwort von Meinrad Perrez

Verlag Hans Huber, Bern

Die amerikanische Originalausgabe dieses Buches ist 1982 (1. Auflage) und 1991 (2. Auflage) bei Springer Publishing Company in New York unter dem Titel «Grief Counselling and Grief Therapy» erschienen. © 1982 und 1991 by Springer Publishing Company, Inc.
Die Übersetzung der Teile, die aus der ersten Auflage übernommen wurden, stammt von Thomas M. Höpfner, Berlin; die Ergänzungen der zweiten Auflage (Kapitel 10) hat Tonia Rihs, Villars-sur Glâne (Schweiz), übersetzt.
Die vierte Auflage ist 2008 © by Springer Publishing Company, Inc. erschienen und wurde von Irmela Erckenbrecht, Nörten-Hardenberg, übersetzt.

Lektorat: Monika Eginger
Herstellung: Daniel Berger
Umschlag: Claude Borer, Basel
Druck und buchbinderische Verarbeitung: AZ Druck und Datentechnik GmbH, Kempten
Printed in Germany

Bibliografische Information der Deutschen Nationalbibliothek
Die Deutsche Nationalbibliothek verzeichnet diese Publikation in der Deutschen Nationalbibliografie; detaillierte bibliografische Daten sind im Internet über http://dnb.d-nb.de abrufbar.

Dieses Werk, einschließlich aller seiner Teile, ist urheberrechtlich geschützt. Jede Verwertung außerhalb der engen Grenzen des Urheberrechtes ist ohne Zustimmung des Verlages unzulässig und strafbar. Das gilt insbesondere für Vervielfältigungen, Übersetzungen, Mikroverfilmungen sowie die Einspeicherung und Verarbeitung in elektronischen Systemen.

Anregungen und Zuschriften bitte an:
Verlag Hans Huber
Hogrefe AG
Länggass-Strasse 76
CH-3000 Bern 9
Tel: 0041 (0)31 300 4500
Fax: 0041 (0)31 300 4593
www.verlag-hanshuber.com

4., überarbeitete und erweiterte Auflage 2011
© für die deutschsprachige Ausgaben 2011/2007/2004/1999/1986 by Verlag Hans Huber, Hogrefe AG, Bern
ISBN 978-3-456-84885-3

Inhalt

Vorwort 9

Einführung 11

1 Bindung, Verlust und Trauererfahrung 21

2 Der Trauerprozess 43

3 Die Mediatoren der Trauer 61

4 Trauerberatung 83

5 Komplizierte Trauer 125

6 Trauertherapie 149

7 Besonders schwer zu verarbeitende Todesfälle 173

8 Trauer im Familiensystem 207

9 Die Trauer der Beratenden 237

10 Ausbildung zur Trauerberatung 245

Anhang 261

Hilfreiche Adressen 263

Literatur 267

Register 287

Für meine Kinder, Michael und Karin
Und meine Enkel, Abigail Ann und Andrew William
Mögen diese Gedanken eines Tages für Euch hilfreich sein

Trauern lässt uns heilen, mit Liebe eher als mit Schmerz erinnern.
Es ist ein Prozess des Ordnens.
Eines nach dem anderen lässt man Dinge los,
die vergangen sind und trauert um sie.
Eines nach dem anderen greift man nach den Dingen,
die ein Teil von dem geworden sind,
wer man ist, und baut wieder auf.

Rachel Naomi Remen

Unsers Herzens Freude hat ein Ende, unser Reigen ist in Wehklagen verkehret.

Klagelieder 5, 15

Vorwort

Seit dem ersten Erscheinen von «Beratung und Therapie in Trauerfällen» sind 25 Jahre vergangen. In dieser Zeit gab es in unserem Fachgebiet eine ganze Reihe von Neuerungen und kontroversen Debatten. Manche stellten die Wirksamkeit der Trauerberatung in Frage, andere meinten sogar, auf einige Trauernde könnte sie sich negativ auswirken. Ist Trauerberatung unnötig, unwirksam, ja sogar schädlich? Auf diese Fragen möchte ich in der Neuauflage meines Buches eingehen.

Auch die von mir formulierten aktiven Traueraufgaben wurden hinterfragt: Sie seien nichts weiter als Trauerphasen und die Phasentheorie des Trauerns sei passé. Diese Ansicht basiert auf einem unzureichenden Verständnis des Aufgabenmodells und seiner Fortentwicklung in den verschiedenen Auflagen dieses Buches.

Andere befürworten das Aufgabenmodell, vertreten aber eigene Auffassungen darüber, wie und wann diese Aufgaben erfüllt werden sollten. So schließt z. B. der auf einen dualen Prozess der Trauer abhebende Ansatz von Schut und Stroebe die Traueraufgaben ein, verleiht ihnen aber ein sehr unterschiedliches Gewicht. Doka, Corr und Rando gehen jeweils von einer höheren Anzahl von Aufgaben aus und schlagen alternative Modelle vor.

Ich bin vom Aufgabenmodell als hilfreichem Ansatz zum Verständnis des Trauerprozesses nach wie vor überzeugt, habe es jedoch modifiziert und neue Erkenntnisse in die Neuauflage dieses Buches einfließen lassen. Auf den ersten Blick zu erkennen ist, dass die «Mediatoren des Trauerns» ein eigenes Kapitel bekommen haben. Es handelt sich dabei um Faktoren, die mit darüber entscheiden, ob und wie die einzelnen Traueraufgaben bewältigt werden. Schmerzliche Verluste sind ein universelles Phänomen, die Erfahrungen beim Trauern dagegen nicht. Für einen Großteil der individuellen Unterschiede sind die «Mediatoren» verantwortlich.

Aufgabe III wurde als «Anpassung an eine Welt ohne die verstorbene Person» neu formuliert und in drei Unteraufgaben unterteilt: externe, interne und spirituelle Aufgaben. Diese Unteraufgaben wurden schon in der dritten Auflage aufgeführt, sind einigen jedoch offenbar entgangen, sodass ich sie jetzt stärker herausgestellt und mit aktuellen Forschungsergebnissen verknüpft habe, die sich um das Thema «Sinnfindung» drehen.

Leserinnen und Leser früherer Auflagen wissen, wie sich Aufgabe IV aus der ursprünglichen Konzeptualisierung «emotionaler Rückzug von der verstorbenen Person, so dass emotionale Energie in andere Beziehungen neu investiert werden kann» entwickelt hat. Anstelle dieser frühen freudianischen Vorstellung rückt die Objektbeziehung stärker in den Vordergrund, sodass die fragliche Aufgabe nun darin besteht, «die Bindung zur verstorbenen Person zu behalten, diese jedoch emotional neu zu verorten, um sich so dem eigenen Leben zuwenden zu können». Diese von Forschungsarbeiten über fortbestehende Bindungen gestützte vierte Aufgabe könnte auch als «Finden einer dauerhaften Verbindung mit der verstorbenen Person inmitten des Aufbruchs in ein neues Leben» definiert werden. Wählen Sie eine Definition, die Ihnen für das Verständnis sowohl Ihrer persönlichen Verlusterfahrungen als auch der inneren Vorgänge bei Ihren Klientinnen und Klienten am sinnvollsten erscheint. Ich glaube, dass eine vierte Aufgabe nötig ist, um die umfassende Anpassung an den Verlust abzuschließen. Im Übrigen ziehe ich den Begriff «Anpassung» (oder «Adaption») anderen Begriffen wie «Genesung» oder «Lösung» vor.

Einer ganzen Reihe von Menschen, die mir bei diesem Projekt geholfen haben, schulde ich meinen Dank. Besonders danken möchte Robert Cochran für seine Hilfe bei der Sichtung der großen Mengen an aktueller Literatur. Darüber hinaus geht mein Dank an Karin Worden, Jim Monahan, Carlos Canales, Sharon Hsu und Jason Smith für ihre Unterstützung sowie an Sheri W. Sussman von der Springer Publishing Company, die alle vier Auflagen dieses Buches mit profunden Kenntnissen und kollegialer Ermutigung begleitet hat.

Die Profis der Worden Group mit ihren monatlichen Treffen zur gegenseitigen Unterstützung und Supervision haben mich inspiriert und zur Klärung vieler Gedanken und Ideen beigetragen. Dazu gehören Dennis Bull, Ann Goldman, Linda Grant, Bill Hoy, Annette Iverson, Michael Meador, Ron Ritter, Barbara Smith und Stephanie Thal. Und – wie immer – haben meine Familie und meine Freunde mich in jeder Hinsicht emotional sehr unterstützt.

Einführung

In den 25 Jahren seit dem Erscheinen der ersten Ausgabe dieses Buches sind bei der Erforschung menschlicher Reaktionen auf schmerzliche Verluste und Trauererfahrungen eine ganze Reihe neuer Konzepte entwickelt worden. Ehe wir in den Inhalt der nunmehr fünften Auflage einsteigen, möchte ich einige, in meinen Augen besonders bemerkenswerte Punkte hervorheben. Die meisten neuen Ideen wurden in den letzten zehn Jahren vorgestellt; auf einige werde ich in den folgenden Kapiteln ausführlich eingehen. Auch wenn ich versucht sein mag, sie in eine der heute so beliebten Rankinglisten («Top Ten») zu bringen, werde ich sie einfach nacheinander behandeln. Sie sind alle wichtig.

«Komplizierte Trauer»

Viele Jahre lang sprach man in der Trauertherapie von «chronischer», «verschobener» oder «übertriebener» Trauer, um Situationen zu beschreiben, in denen die Trauer in ihrer Intensität und Dauer besonders gravierend war. Beverly Raphael und Warwick Middleton (1990) untersuchten, welche Begriffe werden von führenden Therapeutinnen und Therapeuten am häufigsten benutzt wurden. Dabei ergab sich zwar ein überraschendes Maß an Übereinstimmung, doch besteht ein Problem darin, dass Schwierigkeiten mit der Trauer im Diagnostischen und Statistischen Manual psychischer Störungen (DSM) nur einen so genannten V-Code haben, was für die Kostenübernahme durch Krankenversicherungen nachteilig ist.

Ein weiteres Problem ist der Mangel an präzisen Definitionen, was die systematische Erforschung erschwert. Die einfachste Lösung besteht darin, auf pathologische Begriffe wie Depression, Angst oder Somatisierung auszuweichen, für die erprobte, standardisierte Messverfahren bestehen. Obgleich die genannten pathologischen Phänomene Teil der Trauererfahrung sein können, sind sie als Messkriterien bei Trauerproblemen eindeutig ungeeignet. Zwar gab es einige Testverfahren zum Thema Trauer, z. B. das «Texas Revised Grief Inventory» und die «Hogan Grief Reaction Checklist», doch basierten die meisten auf klinischen Populationen.

Beginnend mit den Arbeiten von Holly Prigerson und Mardi Horowitz setzte man sich das 10-Jahres-Ziel, eine Diagnose der «komplizierten Trauer» zu entwickeln, die «wasserfest» genug ist, um in die für 2010 geplante Neufassung des Diagnostischen und Statistischen Manuals psychischer Störungen (DSM-V) aufgenommen zu werden. Die Aufnahme in das offizielle Klassifikationssystem der American Psychiatric Association würde Krankenversicherungsgelder für die Behandlung von Patientinnen und Patienten mit dieser Diagnose sowie Forschungsgelder für die weitere Untersuchung des klinischen Phänomens verfügbar machen. Einzelheiten über die Entwicklung einer offiziellen Diagnose finden sich in Kapitel 5.

«Aberkannte Trauer»

Dieser von Ken Doka geprägte und von Attig (2004) weiterentwickelte Begriff hat das Fachgebiet um wichtige Aspekte erweitert. Dokas erster Band erschien 1989, im 2002 erschienenen zweiten Band aktualisierte er das Konzept dann noch einmal. «Aberkannte Trauer» bezieht sich auf den Verlust von Beziehungen, die sozial nicht anerkannt werden. Ein klassisches Beispiel ist der Tod von jemandem, mit dem die trauernde Person eine Affäre hatte. In solchen Fällen wird die trauernde Person oft nicht zur Beerdigung oder Trauerfeier eingeladen und bekommt auch nicht die soziale Unterstützung, die für viele trauernde Menschen so hilfreich ist. Auch alternative Lebensstile (Partnerschaften ohne Trauschein, homosexuelle Beziehungen o.ä.) können im sozialen Umfeld nicht anerkannt sein, so dass die trauernde Person möglicherweise von den Angehörigen des Verstorbenen geächtet wird. Darüber hinaus gibt es zahlreiche andere Beispiele für aberkannte Trauer. In diesem Buch mache ich verschiedene Vorschläge, wie man die Betroffenen dabei unterstützen kann, das Recht zu trauern für sich in Anspruch zu nehmen und so die Chance zu erhalten, den schmerzlichen Verlust besser verarbeiten zu können.

Aaron Lazare (1979), ein früherer Kollege am Massachusetts General Hospital, sprach von zwei direkt mit der aberkannten Trauer verbundenen Arten von Verlusten: 1) *sozial negierte Verluste*, die von der Gesellschaft nicht als Verluste anerkannt werden, z. B. Fehlgeburten oder Schwangerschaftsabbrüche; 2) *sozial sprachlose Verluste*, über die nicht gesprochen werden kann, z. B. Tod durch Suizid oder Aids. Beide Todesursachen sind in weiten Teilen der Gesellschaft bis heute mit einem Stigma behaftet. Eine für die Betroffenen hilfreiche Intervention kann darin bestehen, ihnen Gelegenheit zu geben, über den erlittenen Verlust zu sprechen und ihre Gedanken und Gefühle dazu auszuloten. Vorschläge zum Umgang mit solchen und ähnlichen Situationen finden sich in Kapitel 7.

«Fortbestehende Bindungen»

Bindungen an die verstorbene Person, die über den Tod hinaus beibehalten werden, bezeichnet man als «fortbestehende Bindungen». Dabei handelt es sich um kein wirklich neues Konzept. Schon Shuchter und Zisook (1988) stellten in ihren grundlegenden Forschungen über Witwen in San Diego fest, dass viele auch noch mehrere Jahre nach dem Tod des Partners ein Gefühl für dessen Präsenz in ihrem Leben bewahrt hatten. In der von mir gemeinsam mit Silverman und Nickman durchgeführten Harvard Child Bereavement Study beobachteten wir, dass eine große Anzahl der trauernden Kinder weiter eine Verbindung zu dem verstorbenen Elternteil verspürten, was für die meisten eine positive, für einige aber auch eine eher negative Erfahrung war. Das Buch von Klass, Silverman und Nickman mit dem Titel *Continuing Bonds: New Understandings of Grief* (1996) kommt nach einer umfassenden Würdigung der Daten aus mehreren Studien zu dem Schluss, dass trauernde Menschen durchaus mit der verstorbenen Person verbunden bleiben und sich nicht emotional von ihr zurückziehen, wie Freud dies postuliert hatte.

Das neue Konzept wurde jedoch nicht von allen begrüßt. Vor allem warf es die Frage auf, ob fortbestehende Bindungen die Anpassung an die neue Situation eher fördern oder behindern, also mit einer gesunden Bewältigung der Trauer tatsächlich vereinbar sind. Die Kontroverse ist größtenteils auf den Mangel an belastbaren Forschungsdaten über die Folgen fortbestehender Bindungen zurückzuführen. Sobald uns mehr Forschungsergebnisse vorliegen, werden sich auch die Fragen klären, die sich im Wesentlichen um fünf Hauptthemen drehen: 1) Welche Arten von Bindungen sind bei der Anpassung an einen Verlust am hilfreichsten? Dazu gehören z. B. das Aufbewahren von Gegenständen aus dem Besitz der verstorbenen Person (z. B. Andenken und Erinnerungsstücke mit besonderer persönlicher Bedeutung), ein Gefühl für die Präsenz der verstorbenen Person, die Zwiesprache mit der verstorbenen Person, das Verinnerlichen von Werten und Überzeugungen der verstorbenen Person, das Übernehmen von Eigenschaften der verstorbenen Person usw. 2) Für wen sind fortbestehende Bindungen hilfreich und für wen eher nicht? Die Beantwortung dieser Frage erfordert die Unterteilung der Trauernden in Untergruppen; welche Differenzierungen sinnvoll sind, muss noch geklärt werden. Ein vielversprechender Ansatz könnte die Berücksichtigung des jeweiligen Bindungsstils in der Beziehung zwischen trauernder und verstorbener Person vor dem Verlust sein. Im Fall einer ängstlichen Bindung, die zu chronischer Trauer führen kann, trägt das Festhalten an der Verbindung eventuell zur Nichtanpassung bei. Einige Trauernde müssen die alten Bindungen abstreifen, um selbst in ihrem Leben weiterzukommen (Stroebe & Shut, 2005). 3) In welchem Zeitraum fördern fortbestehende Bindungen am stärksten die Anpassung, wann sind sie weniger hilfreich – in der ersten Zeit nach dem Verlust oder längere Zeit danach? (Field, Gao & Paderna, 2005). 4) Wie wirken sich religiöse und kulturelle Unterschiede auf das Beibehalten gesunder Bindungen aus? Relevant wären gesellschaftlich vermittelte Vorstellungen und Rituale, die fortbestehende Bindungen fördern und die Erinnerung an die verstorbene Person wach halten. 5) Wie verhält sich das Beibehalten fortbestehender Bindungen zur Neuverortung der verstorbenen Person, die als wichtiger Teil der von mir formulierten fünften Traueraufgabe gilt? Mehr zum Thema Bindungen finden Sie in Kapitel 1.

«Sinnfindung»

Robert Neimeyer betonte als erster, wie wichtig es für Trauernde ist, auch nach dem schmerzlichen Verlust im eigenen Leben Sinn zu finden oder neu zu konstruieren. In den letzten zehn Jahren hat dieses Thema viel Aufmerksamkeit erfahren. Neimeyer sieht die Neukonstruktion von Sinn als zentralen Prozess der Trauererfahrung. Erreicht wird diese Neukonstruktion in erster Linie durch rückblickende Erzählungen und die Wiedergabe von Lebensgeschichten. Nach einem unvorhergesehenen Ereignis wie dem Tod eines geliebten Menschen muss die überlebende Person das eigene Selbst neu definieren und nach und nach lernen, mit der Welt *ohne* den verstorbenen Menschen zu interagieren. Zu den Strategien, die sie vor dem Verlust anwandte, kann sie nicht einfach zurückkehren, sondern muss erst neu herausfinden, wie sie auch ohne den geliebten Menschen ein sinnvolles Leben führen kann. Dieser Aspekt besitzt zentrale Bedeutung für meine dritte Traueraufgabe, bei der die trauernde Person lernen muss, sich an eine Welt *ohne* die verstorbene Person anzupassen. Der Tod kann die eigene Einstellung zur Welt ebenso wie die persönliche Identität in Frage stellen, also sowohl externe als auch interne Anpassungen erforderlich machen. Trauernde Menschen haben ernsthafte Fragen wie: «Wie wird mein Leben jetzt aussehen?» «Welchen Sinn hatte das Leben des Verstorbenen?» «Wie kann ich mich in einer solchen Welt noch sicher fühlen?» «Wer bin ich jetzt, nachdem der geliebte Mensch gestorben ist?» (Neimeyer, Prigerson & Davies, 2002).

Wichtig zu bemerken ist meiner Meinung nach jedoch, dass nicht alle Todesfälle einen grundlegenden, persönlichen Sinnfindungsprozess nach sich ziehen müssen. Davis et al. (2000) untersuchten zwei unterschiedliche Gruppen von Trauernden und stellten fest, dass 20 bis 30% von ihnen gut zurechtkamen, ohne eine grundsätzliche Sinnfindung zu betreiben. Von denen, die Sinnfragen stellten, fanden weniger als die Hälfte auch ein Jahr nach dem Todesfall keine Antwort. Diejenigen, die für sich gültige Antworten auf Sinnfragen fanden, waren allerdings insgesamt besser angepasst als jene, die Sinn suchten, ohne ihn zu finden. Interessanterweise bemühten sich einige aber auch weiterhin um ein Verständnis des Geschehenen, nachdem ein Sinn gefunden war.

In seinem Kommentar zu Davis' Forschungsarbeiten stellt Neimeyer (2000) heraus, dass die Mehrheit der untersuchten Trauernden offenbar um eine Sinnfindung kämpft und es deshalb förderlich ist, ihnen dabei zu helfen. Gleichzeitig warnt er Therapeutinnen und Therapeuten davor, diesen Prozess zu initiieren, wenn er nicht spontan von den Betroffenen selbst ausgeht. Er schließt seinen Kommentar mit einer wichtigen Unterscheidung: Sinnfindung ist ein Prozess, kein Ergebnis und erst recht keine zu erbringende Leistung. Der mit Verlust und Tod verknüpfte Sinn wird ständig revidiert. Sehr deutlich sehen wir dies in der Arbeit mit trauernden Kindern, die, wenn sie älter werden und neue Entwicklungsphasen durchlaufen, fragen: «Wie wäre mein verstorbener Elternteil jetzt?» «Wie würde sie/er sich verhalten?» «Wie wäre unsere Beziehung jetzt, wo ich mit dem Studium fertig bin, heiraten werde, selber Kinder bekomme usw.?» (Worden, 1996). Mehr zur Sinnfindung als Traueraufgabe in Kapitel 2.

«Stabilität»

Als Phyllis Silverman und ich 125 trauernde Kinder in den ersten beiden Jahren nach dem Tod eines Elternteils begleiteten, stellten wir fest, dass sich die Kinder einer von drei Gruppen zuordnen ließen. Die erste Gruppe bildeten die Kinder (etwa 20 %), denen es auch zwei Jahre nach dem Tod des Elternteils nicht gut ging. Da unsere Forschungsgelder vom National Institute of Mental Health (NIMH) kamen und dafür vorgesehen waren, herauszufinden, welche Kinder durch die Trauer einem erhöhten Risiko einer problematischen Weiterentwicklung unterliegen, um in einem zweiten Schritt zu überlegen, wie man diesem Risiko entgegenwirken kann, bekam diese Gruppe in unserer Studie die größte Aufmerksamkeit. Unsere Fragestellung lautete: «Lassen sich `Risikokinder' schon möglichst frühzeitig nach dem Verlust erkennen, so dass man eine frühe Intervention anbieten und späteren negativen Folgen vorbeugen kann?»

In der gleichen Studie stellten wir jedoch fest, dass es eine zweite, kleinere Gruppe von Kindern gab, denen es offenbar recht gut ging. Wir nannten sie die «stabilen Kinder». Sowohl bei den Schulleistungen als auch bei der sozialen Integration, der Kommunikation über den verstorbenen Elternteil, bei der Selbstachtung und der gesunden Identifikation mit dem verstorbenen Elternteil erzielten sie gute Ergebnisse. Die dritte und größte Gruppe kam in den ersten zwei Jahren der Trauer «einigermaßen zurecht» (Silverman, 2000; Worden, 1996).

Dank der Arbeiten von George Bonanno (2004) begannen wir, mehr auf die Menschen zu achten, die sich in einer Trauerphase als «stabil» erweisen, sich gut an den Verlust anpassen und weder Beratung noch Therapie benötigen – ein neuer Fokus, der meiner Ansicht nach längst überfällig ist.

Mit ihren Forschungen in Arizona haben Irwin Sandler, Sharlene Wolchik und Tim Ayers (2008) unsere Erkenntnisse über die Stabilität nach einem Verlust weiter vertiefen können. Inzwischen sprechen wir bei einem unproblematischen Verlauf des Trauerprozesses von einer «stabilen Anpassung». (Wie gesagt, spreche ich lieber von «Anpassung» oder «Adaption» als von «Genesung».) Sandler und sein Team haben in ihrer Studie über trauernde Kinder und ihre Familien sowohl Risikofaktoren als auch schützende Faktoren herausarbeiten können, die eine stabilen Anpassung behindern oder fördern können. Der erweiterte Fokus auf positive ebenso wie negative Verläufe des Trauerprozesses geht über die enge Konzentration auf pathologische Ergebnisse hinaus. Interessant ist, dass die bei den Familien in Arizona gefundenen Schutz- und Risikofaktoren, denen ähneln, die Silverman und ich in der Harvard-Studie ermittelt haben. Natürlich sind sowohl auf der individuellen als auch auf der sozialen Ebene multiple Faktoren am Werk, weshalb Sandler und sein Team ihre Theorie auch als «kontextuellen Ansatz zur Adaptation» bezeichnen. Das Individuum wird als Teil eines Familienverbands gesehen, der wiederum in soziale Gemeinschaften und größere kulturelle Zusammenhänge eingebunden ist. Dieser recht neue Forschungszweig über Stabilität im Trauerprozess ist für unser Verständnis von Trauer und Verlust vielversprechend. In Kapitel 3 werde ich darauf noch näher eingehen.

Trauma und Trauererfahrung

Wie bei der Depression und der Trauer gibt es auch beim Trauma und der Trauer viele ähnliche Verhaltensmerkmale. In einer ganzen Reihe wissenschaftlicher Veröffentlichungen geht es deshalb um eine Diskussion der Ähnlichkeiten und Unterschiede. Einige, wie Rando, Horowitz und Figley, möchten die Trauer unter das Trauma subsumieren, was ich für eher nicht gerechtfertigt halte. Angemessener erscheint mir das von Stroebe, Schut und Finkenauer (2001) vorgestellte Modell, das folgende drei Kategorien unterscheidet: 1) *Trauma ohne Trauer*. Die Betroffenen erleben ein dramatisches Ereignis, das zu traumatischen Symptomen und dadurch (je nach Zeitpunkt) zur Diagnose einer Posttraumatischen Belastungsstörung oder einer akuten Belastungsstörung führt. Zusätzliche andere Symptome wie Depression oder Angst sind möglich. In dieser ersten Kategorie war das traumatische Ereignis nicht mit einem Todesfall verbunden und die Betroffenen haben mit einem oder mehreren klassischen Trauma-Symptomen zu kämpfen (eindringliche, belastende Erinnerungen, anhaltendes Vermeidungsverhalten, erhöhte Erregung). 2) *Trauer ohne Trauma*. Die Betroffenen haben durch einen Todesfall eine geliebte Person verloren, ohne traumatische Symptome aufzuweisen. Bei etwaigen Komplikationen würde eher die Diagnose einer komplizierten Trauer zutreffen. 3) *Traumatische Trauer*. Die Betroffenen haben durch einen Todesfall eine geliebte Person verloren und aufgrund der besonderen Umstände (weil es z. B. ein gewaltsamer Tod war oder zu der verstorbenen Person eine unsichere Bindung oder konfliktreiche Beziehung bestand) Symptome entwickelt, die mit einem Trauma assoziiert werden.

Zwei Fragen stellen sich in jeder Diskussion über die «traumatische Trauer»: 1) Was ist für die Definition der traumatischen Trauer wichtiger – die Umstände des Todes oder die Reaktion des Trauernden? 2) Welche Symptome sollen bei der Behandlung der traumatischen Trauer zuerst angesprochen werden – die traumatischen oder die mit der Trauer zusammenhängenden? Die traumatische Belastung stört den Trauerprozess, während die Trauer sich auf die Verarbeitung eines traumatischen Erlebnisses erschwerend auswirkt (Rando, 2003). Viele Fachleute vertreten die Ansicht, dass die traumatischen Symptome als erste behandelt werden müssen, ehe man sich der Verarbeitung der Trauer zuwenden kann.

Menschen, die durch Gewalt verursachte Todesfälle miterlebt haben, hat es immer gegeben, doch scheint die Anzahl gewalttätiger Ereignisse in den letzten Jahrzehnten zugenommen zu haben – man denke nur an die sich häufenden Schießereien und Amokläufe in Schulen oder an den 11. September 2001. Die Präsenz der Gewalt in unserer Gesellschaft scheint größer zu werden. Infolgedessen werden mehr Menschen sowohl traumatischen Erfahrungen als auch schmerzlicher Trauer ausgesetzt. Aus diesem Grund brauchen wir mehr Forschungsarbeiten zum Thema Trauma und Trauer, vor allem auch darüber, welche Interventionen am wirksamsten sind. Gleichzeitig müssen wir die Medien darüber aufklären, dass Interventionen, die in den Tagen nach einer Schießerei in einer Schule geleistet werden, keine Trauerberatung, sondern Kriseninterventionen darstellen und dass zwischen beiden wichtige Unterschiede bestehen, und zwar sowohl was die Ziele als auch die Techniken betrifft.

Lassen Sie mich diese Einführung mit einem Thema beschließen, das mir ernsthaft Sorgen macht – dem Unvermögen von klinisch wie wissenschaftlich tätigen Fachleuten, die Einzigartigkeit der Trauererfahrung zu erkennen. Obgleich die Traueraufgaben für alle Menschen gelten, die durch einen Todesfall einen für sie wichtigen Menschen verloren haben, kann der Umgang mit diesen Aufgaben, wie der Einzelne sie angeht und bewältigt, individuell sehr unterschiedlich sein. Ein Ansatz, der auf alle passt, ist zwangsläufig nur bedingt tauglich.

Während meiner Graduiertenzeit an der Harvard University hatte Professor Gordon Allport großen Einfluss auf mein Denken. Allport (September 1957, persönliche Vortragsnotizen) sagte seinen Studentinnen und Studenten: «Jeder Mensch ist wie *alle* anderen; jeder Mensch ist wie *einige* andere; und jeder Mensch ist wie *kein* anderer.» Allport bekräftigte damit sein langfristiges berufliches Interesse an individuellen Unterschieden – ein Interesse, das zu seiner Zusammenarbeit mit Robert White an den Langzeit-Fallstudien mit dem Titel «Lives in Progress» (1952) führte. Die Ergebnisse dieser Studien bestätigten die gleichzeitige Ähnlichkeit und Einzigartigkeit jedes einzelnen Individuums.

Übertragen auf das Fachgebiet der Trauerforschung würde Allports Diktum lauten: «Die Trauer eines jeden Menschen ist wie die *aller* anderen; jeder Mensch trauert wie *einige* andere; und die Trauer eines jeden Menschen ist wie die *keines* anderen.» In den letzten 25 Jahren tendierten wir dazu, die Einzigartigkeit der Trauererfahrung in unserer klinischen und forschenden Arbeit aus den Augen zu verlieren. Mir hat immer Alan Wolfelts Idee gefallen, trauernde Menschen «freundschaftlich zu begleiten». Die Therapeutin oder der Therapeut tritt nach diesem Ansatz an die Seite des Trauernden und teilt mit ihm seine Erfahrungen auf eine Weise, die für beide hilfreich sein kann. Meine Sorge ist, dass unser Eifer, eine DSM-Diagnose für die komplizierte (oder traumatische) Trauer zu etablieren, uns zu einer zu starken Konzentration auf die zweite Aussage («jeder Mensch trauert wie *einige* andere Menschen») verleiten könnte und wir die Einzigartigkeit des individuellen Trauerprozesses aus den Augen verlieren – die Tatsache, dass «die Trauer eines jeden Menschen wie die *keines* anderen Menschen ist». Schon in allen vorigen Auflagen dieses Buches habe ich betont, dass die Trauererfahrung für jeden Menschen einzigartig ist und es ein Fehler wäre, jemandem, der sich in einem schwierigen Trauerprozess befindet, den Begriff «abnorme Trauer» überzustülpen. Ich favorisiere den Begriff «komplizierte Trauer», der anzeigt, dass der Trauerprozess der betroffenen Person schwierig ist und der psychotherapeutischen Aufmerksamkeit bedarf.

Die Einzigartigkeit der Trauer herauszustreichen ist keine neue Tendenz in der Trauerforschung. Schon Colin Parkes (2002) schrieb: «Von Anfang an haben Bowlby und ich erkannt, dass es bei der Reaktion auf einen Verlust viele individuelle Abweichungen gibt und nicht jeder die verschiedenen Phasen auf die gleiche Weise oder in der gleichen Geschwindigkeit durchläuft» (S. 380).

Eine interessante Bestätigung der Einzigartigkeit und subjektiven Qualität der Trauererfahrung findet sich in einer funktionellen Magnetresonanztomographie (fMRT)-Studie von Gundel, O'Connor, Littrell, Fort und Lane (2003). Die Hirnuntersuchungen bei acht trauernden Frauen ergaben, dass Trauer durch ein weitläufiges neurales Netzwerk vermittelt wird, das neurale Prozesse in den verschiedensten Teilen und Funktionen des Gehirns betrifft, darunter Affektverarbeitung, mentale Vorstellung, Abruf bestimmter Erinnerungen, Visualisierung und autonome Regulation. Dieses neurale Netzwerk kann für die einzigartige, subjektive Qualität der Trauer verantwortlich sein. In jedem Fall eröffnen die Ergebnisse uns in unserem Bemühen um ein umfassendes Verständnis der gesundheitlichen Folgen der Trauer und der Neurobiologie der Bindung vielversprechende neue Einsichten.

Ich glaube, dass die in Kapitel drei ausführlich beschriebenen Mediatoren der Trauer den Schlüssel zur Erklärung individueller Unterschiede bei der Trauererfahrung bilden.

In der ersten Ausgabe dieses Buches schrieb ich vor 25 Jahren, dass wir meiner Meinung nach keinen neuen Beruf der Trauertherapeutin oder des Therapeuten etablieren müssten. Dieser Ansicht bin ich immer noch. Der Sozialpädagoge D. M. Reilly (1978) schreibt: «Wir brauchen keinen neuen Beruf ... Was wir brauchen ist mehr Sensibilität und Aktivität im Hinblick auf dieses Thema bei den bereits bestehenden Berufsgruppen in der Seelsorge, Bestattungsbranche, Familientherapie, Pflege, Sozialpädagogik und Medizin» (S. 49). Dem fügt Lloyd (992) hinzu: «Der hilfreiche Umgang mit Menschen, die Trauer und Verlust verarbeiten müssen, bleibt eine Kernkompetenz all derer, die andere Menschen betreuen, auch wenn sie nicht gleich auf die Trauertherapie spezialisiert sein müssen» (S. 151). Dem kann ich nur zustimmen. Mit meinem Buch möchte ich all diejenigen ansprechen, die in den genannten Berufszweigen arbeiten, mit Trauernden zu tun haben und bereits das Wissen und die Kompetenzen besitzen, die notwendig sind, um in der präventiven psychotherapeutischen Arbeit im Bedarfsfall wirksame Interventionen einzuleiten.

1 Bindung, Verlust und Trauererfahrung

Bindungstheorie

Um die Auswirkungen eines Verlusts und die damit verbundenen menschlichen Verhaltensweisen vollständig erfassen zu können, müssen wir zunächst ein Verständnis dafür entwickeln, was Bindung bedeutet. In der psychologischen und psychiatrischen Literatur ist viel über das Wesen von Bindungen geschrieben worden – was Bindungen sind und wie sie sich entwickeln. Zu den Schlüsselfiguren und Vordenkern auf diesem Gebiet gehört der inzwischen verstorbene britische Psychiater John Bowlby. Einen großen Teil seines Berufslebens widmete er der Erforschung von Bindungen und veröffentlichte mehrere substanzielle Werke sowie zahlreiche Artikel zu diesem Thema.

Bowlbys Bindungstheorie bietet uns eine Möglichkeit, die Neigung des Menschen zur Schaffung starker affektiver Bindungen zu begreifen und die starke emotionale Reaktion zu verstehen, die eintritt, wenn diese Bindungen bedroht sind oder aufhören zu existieren. Bei der Entwicklung seiner Theorien bezieht Bowlby Erkenntnisse aus der Ethnologie, Kontrolltheorie, kognitiven Psychologie, Neurophysiologie und Entwicklungsbiologie ein. Er setzt sich bewusst von den Vertretern der Auffassung ab, Bindungen zwischen Individuen entstünden nur, um bestimmte biologische Triebe, z. B. den Nahrungs- und Sexualtrieb, zu befriedigen. Mit Bezug auf Lorenz' Arbeiten mit verschiedenen Tieren und Harlows Untersuchungen an jungen Affen weist Bowlby (1977a) auf die Tatsache hin, dass Bindungen auch ohne die Verstärkung solcher Primärbedürfnisse entstehen.

Nach Bowlbys (1977b) These entspringen diese Bindungen einem Bedürfnis nach Schutz und Sicherheit; sie entwickeln sich früh im Leben, richten sich in der Regel auf einige wenige, spezifische Individuen und bleiben über einen großen Teil der Lebensspanne hinweg bestehen. Bindungen zu wichtigen Bezugspersonen herzustellen, gilt als normales Verhalten, nicht nur bei Kindern, sondern auch bei Erwachsenen. Nach Bowlby sichert das Bindungsverhalten das eigene Überleben, was sich auch daran ablesen lässt, dass es bei den Jungen fast aller Säugetierarten auftritt. Bowlby trennt jedoch deutlich das Bindungsverhalten vom Nahrungs- und Sexualverhalten.

Bindungsverhalten lässt sich am besten am Beispiel junger Tiere und kleiner Kindern veranschaulichen, die sich mit steigendem Alter für immer größere Zeiträume von der primären Bezugsperson entfernen und den Radius ihres Umfelds immer stärker ausdehnen. Hilfe und Schutz suchend kehren sie jedoch immer wieder zur Bezugsperson zurück. Ist diese verschwunden oder in ihrer Existenz bedroht, reagieren sie mit großer Angst und starker emotionaler Gegenwehr. Nach Bowlby bieten die Eltern ihrem Kind eine sichere Ausgangsbasis für seine Erkundungen. Die Beziehung zwischen den Eltern und ihrem Kind bestimmt über die spätere Fähigkeit des Kindes, tragfähige Bindungen zu anderen aufzubauen. Dies entspricht Erik Eriksons (1950) Konzept des Urvertrauens: Durch eine zuverlässige elterliche Betreuung sieht sich das Kind im späteren Leben imstande, sich selbst zu helfen und im Bedarfsfall von anderen Hilfe zu holen. Dass in diesem Prozess pathologische Abweichungen entstehen können, leuchtet unmittelbar ein. Eine unzulängliche elterliche Betreuung kann zu ängstlichen oder spannungsreichen Bindungen führen.

Besteht das Ziel des Bindungsverhaltens in der Aufrechterhaltung eines starken, affektiven Bands, rufen Situationen, die dieses Band gefährden, bestimmte, sehr spezifische Reaktionen hervor. Je größer der potenzielle Verlust, desto stärker und vielfältiger die Reaktionen. «Unter solchen Umständen werden die stärksten Formen des Bindungsverhaltens aktiviert – Anklammern, Weinen, möglicherweise wütende Anwendung von Zwang … Sind diese Formen erfolgreich, wird die Bindung wieder hergestellt, die Reaktion ebbt ab, Stress und Kummer werden entschärft» (Bowlby, 1977a, S. 429). Bleibt die Gefahr bestehen, folgen Rückzugsverhalten, Apathie und Verzweiflung.

Dieses Verhalten zeigen sowohl Tiere als auch Menschen. In seinem in der zweiten Hälfte des 19. Jahrhunderts verfassten Buch *Über den Ausdruck der Gemütsbewegung bei Menschen und Tieren* beschreibt Charles Darwin (1872), dass Tiere ebenso wie Kinder und erwachsene Menschen ihr Leid zum Ausdruck bringen. Konrad Lorenz (1963) schildert das trauerähnliche Verhalten einer Graugans anlässlich der Trennung von ihrem Weibchen oder Männchen:

> Als erste Reaktion auf das Verschwinden versucht die Graugans mit aller Macht, ihr Weibchen oder Männchen wiederzufinden. Tag und Nacht läuft die Gans rastlos hin und her, fliegt weite Strecken und sucht Plätze auf, an denen das Weibchen oder Männchen

> sich aufhalten könnte, stößt fortwährend den dreisilbigen Distanzruf aus ... Die Suchflüge werden immer weiter ausgedehnt und häufig verirrt sich die suchende Gans selbst oder erleidet einen Unfall ... Alle objektiv beobachtbaren Charakteristika des Verhaltens der Graugans beim Verlust ihres Partners finden sich in weitgehend analoger Weise bei trauernden Menschen wieder. (Lorenz, 1963, zitiert in: Parkes, 1991, S. 44)

Es gibt in der Tierwelt viele andere Beispiele für Trauerverhalten. Vor einigen Jahren erschien ein interessanter Bericht über Delfine im Zoo von Montreal. Nachdem eines der Delfinweibchen gestorben war, wollte das Männchen nicht mehr essen und die Zoowärter hatten die schwierige, wenn nicht gar unmögliche Aufgabe, es am Leben zu erhalten. Indem der Delfin die Nahrungsaufnahme verweigerte, zeigte er Anzeichen von Trauer und Depression, die dem menschlichen Verhalten angesichts eines Verlusts weitgehend ähneln.

Der Psychiater George Engel schilderte im Rahmen der «Psychiatric Grand Rounds» am Massachusetts General Hospital ausführlich einen Fall schmerzlicher Trauer. Es schien sich genau um die typischen Reaktionen zu handeln, die man bei einem Menschen nach dem Verlust der Partnerin oder des Partners erwarten könnte. Erst nachdem er einen langen Zeitungsbericht über den Fall verlesen hatte, eröffnete Dr. Engel seinen erstaunten Zuhörerinnen und Zuhörern, dass es sich bei dem Trauernden um eine Straußenhenne handelte, die ihr Männchen verloren hatte!

Angesichts der zahlreichen Beispiele aus der Tierwelt folgert Bowlby, dass es triftige biologische Gründe dafür geben muss, warum eine Trennung automatisch und instinktiv so heftige Verhaltensweisen auslöst. Seiner Ansicht nach werde der Verlust zunächst nicht für unwiderruflich gehalten und die Reaktion ganz und darauf ausgerichtet, die Trennung zu überwinden. Daraus habe sich im Laufe der Evolution ein entsprechendes, instinktgesteuertes Verhaltensrepertoire entwickelt, das auf der Annahme basiert, die Bindung lasse sich wieder herstellen. Aus diesem Grund sei auch ein Teil der im menschlichen Trauerprozess beobachteten Reaktionen darauf abgestellt, die Beziehung zu dem verlorenen Objekt wieder aufzunehmen (Bowlby, 1980). Diese «biologische Theorie des Trauerns» hatte großen Einfluss auf das Denken vieler Fachleute, so auch auf das des britischen Psychiaters Colin Murray Parkes (1972; Parkes & Stevenson-Hinde, 1982; Parkes & Weiss, 1983). Bekannte Bindungstheoretikerinnen sind Mary Ainsworth (1978) und Mary Main (Main & Hesse, 1990). Die Trauerreaktionen von Tieren zeigen, welche primitiven biologischen Prozesse auch bei uns Menschen am Werke sind. Allerdings gibt es Merkmale der Trauer, die nur für Menschen spezifisch sind. Diese normalen Trauerreaktionen sollen in diesem Kapitel beschrieben werden.

Es gibt Hinweise darauf, dass alle Menschen in dem einen oder anderen Ausmaß einen erlittenen Verlust betrauern. Ethnologinnen und Ethnologen, die andere Gesellschaften, ihre Kulturen und ihre Reaktionen auf den Verlust geliebter Menschen studiert haben, berichten, dass es in jeder der von ihnen untersuchten Gesellschaften ein nahezu universelles Bemühen um das Wiedererlangen des verlorenen Liebesobjekts gibt, bzw. dass der Glaube an ein Leben nach dem Tod besteht, sodass ein Wiedersehen mit dem geliebten Menschen möglich wird. In schriftlosen Gesellschaften scheint eine «Trauerpathologie» allerdings weniger verbreitet zu sein als in zivilisierteren Gesellschaften (Parkes, Laungani & Young, 1997; Rosenblatt, Walsh & Jackson, 1976).

Ist Trauer eine Krankheit?

Diese interessante Frage warf George Engel (1961) in einem nachdenklich stimmenden Essay in der Zeitschrift *Psychosomatic Medicine* auf. Engels These: Der Verlust eines geliebten Menschen ist für die Psyche im gleichen Maße traumatisch wie eine schwere Verwundung oder Verbrennung für den Körper. Engel deutet Trauer als Abkehr vom Zustand der Gesundheit und des Wohlbefindens. So wie im physiologischen Bereich Heilung nötig ist, um den Körper wieder ins homöostatische Gleichgewicht zu bringen, braucht der Trauernde eine gewisse Zeit, um zu einem vergleichbaren psychischen Gleichgewicht zurück zu finden. Der Prozess des Trauerns ist demnach für Engel dem der Heilung ähnlich. Wie beim Heilvorgang kann die Funktionsfähigkeit ganz oder zumindest annähernd wieder hergestellt werden, aber auch auf Dauer beeinträchtigt sein, wenn die Heilung unvollständig bleibt. So wie auf die verschiedenen Eventualitäten beim physiologischen Heilvorgang seien die Begriffe «gesund» und «krankhaft» auch auf den Verlauf des Trauerprozesses anwendbar. Engel betont, dass der Trauerprozess und die Wiederherstellung der Funktionsfähigkeit der Betroffenen Zeit brauche. Außerdem könnten die Betroffenen in unterschiedlichem Maße durch die Trauer beeinträchtigt sein (Engel, 1961). Statt von «Wiederherstellung» und «Genesung» zu sprechen, bevorzuge ich den Begriff «Anpassung» oder «Adaption»: Einige Menschen passen sich an den Verlust besser an als andere. In Kapitel 5 werden wir ausführlich auf die «komplizierte Trauer» eingehen, bei der den Betroffenen keine adäquate Anpassung an den Verlust gelingt.

Wenn ich in diesem Buch den Begriff «Trauer» verwende, beziehe ich mich auf die Erfahrung eines Menschen, der durch einen Todesfall eine lieb gewonnene andere Person verloren hat. Selbstverständlich lässt sich der Begriff auch auf andere Verluste anwenden, in diesem Buch geht es jedoch primär um Verluste infolge von Todesfällen. Mit dem Begriff «Trauerprozess» wird die Entwicklung beschrieben, die der Betroffene durchmacht, während er versucht, sich an die durch den Verlust der geliebten Person veränderte Situation anzupassen.

Normale Trauer

Normale Trauer, manchmal auch «unkomplizierte Trauer» genannt, umfasst als Begriff ein breites Spektrum von Gefühlen und Verhaltensweisen, die nach einem Verlust häufig beobachtet werden.[1] Einen der frühesten Versuche, normale Trauerreaktionen systematisch zu betrachten, unternahm Erich Lindemann in der Zeit, als er die psychiatrische Abteilung am Massachusetts General Hospital leitete.

Im Raum Boston gibt es zwei katholische Colleges, die als Football-Rivalen bekannt sind. Im Herbst 1942 fand eine ihrer traditionellen Sonnabend-Begegnungen statt. Holy Cross schlug Boston College und nach dem Spiel zog eine große Menschenmenge in den Coconut Grove Nightclub, um dort zu feiern. Während der Festlichkeiten zündete ein Hilfskellner, der eine Glühbirne auszuwechseln versuchte, ein Streichholz an und setzte dadurch versehentlich eine künstliche Palme in Brand. Im Handumdrehen stand der ganze, hoffnungslos überfüllte Nachtclub in Flammen. Fast 500 Menschen kamen ums Leben.

Lindemann und sein Team betreuten die Angehörigen der Opfer. Auf diese sowie auf andere Daten gestützt, schrieb er seinen klassischen Artikel «The Symptomatology and Management of Acute Grief» (Lindemann, 1944). Bei seinen Beobachtungen an 101 Patientinnen und Patienten, die unlängst einen schmerzlichen Verlust durch Tod erlitten hatten, entdeckte er ähnliche Muster, die er als «pathognomische Merkmale der normalen oder akuten Trauer» beschrieb:

1. Somatische oder körperliche Belastungen
2. Ständige gedankliche Beschäftigung mit dem Verstorbenen
3. Schuldgefühle gegenüber dem Verstorbenen oder den Umständen seines Todes
4. Feindselige Reaktionen
5. Unfähigkeit, den Alltag so zu meistern wie vor dem Verlust

---

1 Den Begriff «normal» verwende ich sowohl im klinischen als auch im statistischen Sinne. «Klinisch normal» ist, was im klinischen Umfeld als normales Trauerverhalten angesehen wird, «statistisch normal» bezieht sich auf die Häufigkeit, mit der ein Verhalten in einer willkürlich zusammengestellten Population von Trauernden angetroffen wird: Je häufiger es auftritt, desto größer ist die Wahrscheinlichkeit, dass ein Verhalten als normal definiert werden kann.

Zusätzlich beschrieb Lindemann ein sechstes Merkmal, das bei vielen Patientinnen und Patienten auftrat: Sie schienen in ihrem eigenen Verhalten Wesenszüge der verstorbenen Personen zu entwickeln.

Lindemanns Studie hat einige Schwächen. So weist z. B. Parkes (2001) darauf hin, dass Lindemann für die relative Häufigkeit der beschriebenen Symptome keinerlei Zahlen anführt. Auch sagt Lindemann nicht, wie viele Gespräche er mit den Patientinnen und Patienten geführt hat und wie viel Zeit zwischen den Todesfällen und den Gesprächen verstrichen war. Dennoch handelt es sich um eine wichtige und vielzitierte Studie.

Mir erscheint besonders bemerkenswert, dass das Verhalten der Trauernden, die wir heute im Massachusetts General Hospital betreuen, große Ähnlichkeit mit dem Verhalten der Patientinnen und Patienten aufweist, die Lindemann vor mehr als 60 Jahren beschrieb. Bei vielen Menschen, die eine akute Trauerreaktion durchmachen, beobachten wir einige oder alle der in den folgenden Absätzen aufgeführten Phänomene. Da die Liste der normalen Verhaltensweisen trauernder Menschen so umfangreich und vielfältig ist, habe ich sie in vier allgemeine Kategorien unterteilt: Gefühle, körperliche Reaktionen, kognitive Veränderungen und Verhaltensweisen. Wer Trauernde berät, muss mit der großen Bandbreite der Verhaltensweisen vertraut sein, die zur normalen Trauerreaktion gehören.

Gefühle

Traurigkeit

Traurigkeit ist bei Menschen, die eine liebgewonnene Person durch Tod verloren haben, das am häufigsten beobachtete Gefühl und bedarf kaum eines Kommentars. Traurigkeit äußert sich oft in Weinen, kann aber auch andere Ausdrucksformen annehmen. Parkes und Weiss (1983) vermuten im Weinen ein Signal, das bei anderen mitfühlende und schützende Reaktionen auslöst und eine soziale Situation schafft, in der die normalen Gesetze des Konkurrenzverhaltens außer Kraft gesetzt werden. Einige Trauernde haben Angst vor der Traurigkeit, vor allem vor deren Intensität und Dauer ('Taylor & Rachman, 1991). Nicht selten hört man: «Ich dachte, ich hätte schon alle Tränen geweint, die es überhaupt nur zu weinen gibt.» Andere versuchen, ihre Traurigkeit zumindest tagsüber durch möglichst viele Aktivitäten zu überspielen, nur um dann festzustellen, dass sie sich in der Nacht umso heftiger Bahn bricht. Wird die Traurigkeit (ob mit oder ohne Tränen) nicht zugelassen, kann dies zu komplizierter Trauer führen (siehe Kapitel 5).

Wut

Nach einem schmerzlichen Verlust wird oft Wut empfunden. Für die Trauernden kann dies ein äußerst verwirrendes Gefühl sein und deshalb im Trauerprozess Probleme mit sich bringen. Eine Frau, deren Mann an Krebs gestorben war, sagte mir: «Wie kann ich auf ihn wütend sein? Er wollte ja nicht sterben.» In Wahrheit war sie wütend auf ihn, weil er gestorben war und sie allein zurück gelassen hatten. Wird die Wut nicht in ausreichendem Maße zugelassen, kann sie zu Komplikationen im Trauerprozess führen.

Die Wut hat zwei Quellen: ein Gefühl der Frustration, weil es nichts gab, was man hätte tun können, um den Tod zu verhindern, und eine Art Regression, die in gewisser Weise immer auftritt, wenn man einen liebgewonnenen Menschen verliert. Vielleicht haben Sie eine solche regressive Erfahrung selbst schon einmal erlebt, als Sie als kleines Kind mit Ihrer Mutter einkaufen waren und Sie plötzlich merkten, dass Ihre Mutter verschwunden war. Sie empfanden Panik und Angst, bis Ihre Mutter zurückkehrte, vergalten ihr dies aber nicht mit liebevoller Freude, sondern wehrten sich gegen ihre Umarmungen und versetzten ihr wütende Fußtritte. Dieses Verhalten, das Bowlby als einen Bestandteil unseres genetischen Erbes betrachtet, drückt symbolisch die Botschaft aus: «Lass mich ja nicht wieder allein!»

Beim Verlust einer wichtigen Bezugsperson neigen Trauernde zur Regression. Sie kommen sich hilflos vor, glauben ohne den Verstorbenen nicht weiterleben zu können und spüren dann mit diesen Angstgefühlen Wut in sich aufsteigen. Diese Wut muss erkannt und in angemessener Weise auf die verstorbene Person gerichtet werden, damit eine gesunde Anpassung erfolgen kann. Leider wird mit der Wut oft auf eine andere, weniger effektive Weise umgegangen, z. B. mittels Verschiebung, indem die Wut auf eine andere Person gelenkt wird, der dann die Schuld am Tod des geliebten Menschen gegeben wird. Der Gedankengang dabei ist: Wenn jemand für schuldig gehalten werden kann, ist er auch verantwortlich und folglich wäre der Verlust zu verhindern gewesen. Oft wird Ärztinnen und Ärzten die Schuld gegeben, manchmal richten sich die Vorwürfe aber auch gegen andere Familienmitglieder, gegen ein unsensibles Mitglied im Bekanntenkreis oder gegen Gott. «Ich fühle mich betrogen, aber ich bin verwirrt, weil ich nicht weiß, wer mich betrogen hat. Gott hat mir etwas so Kostbares geschenkt und dann nimmt er es mir wieder weg. Ist das gerecht?», fragte eine Witwe.

Zu einer der riskantesten Fehlanpassungen kann es kommen, wenn die Wut nach innen gegen das eigene Selbst gerichtet wird. In schweren Fällen kann dies zu Selbstverachtung, Depression und suizidalem Verhalten führen. Eine eher psychodynamisch geprägte Interpretation der nach innen gelenkten Wut entwickelte

Melanie Klein (1940), die vermutete, der «Triumph» über den Toten bringe die zurück gebliebene Person dazu, ihre Wut gegen sich selbst oder nach außen auf andere Personen im näheren Umfeld zu lenken.

Schuldgefühle und Selbstvorwürfe

Schuldgefühle und Selbstvorwürfe sind bei Trauernden häufig – weil sie nicht geduldig genug waren, den später Verstorbenen nicht schon früher ins Krankenhaus gebracht haben und so weiter. Vorwiegend geht es dabei um Dinge, die kurz vor dem Tod geschahen oder vermeintlich versäumt wurden, Dinge, die den Tod vielleicht noch hätten verhindern können. In den meisten Fällen sind diese Schuldgefühle irrational und lassen sich durch «Realitätstests» rasch entkräften. Natürlich gibt es aber immer auch die Möglichkeit realer Schuld, weil die Person tatsächlich etwas getan hat, das den Tod verursacht hat. In diesen Fällen sind eher psychotherapeutische Interventionen als Realitätstests angebracht.

Angst

Ängste von Trauernden reichen von einer unbestimmten, leichten Unsicherheit bis zu heftigen Panikattacken. Je intensiver und hartnäckiger sie sind, desto stärker deuten sie auf eine komplizierte Trauerreaktion hin. Die Angst speist sich primär aus zwei Quellen: Erstens fürchten die Trauernden, allein auf sich gestellt nicht mit dem Leben zurechtzukommen («Ohne sie/ihn kann ich nicht weiterleben.») Zweitens verknüpft sich die Angst mit einem geschärften Bewusstsein für die Unabwendbarkeit des eigenen Todes – die Tatsache der eigenen Sterblichkeit wird nun umso schmerzlicher erkannt (Worden, 1976). Im Extremfall kann sich diese Angst zu einer regelrechten Phobie auswachsen. Der bekannte Autor C. S. Lewis (1961) kannte diese Angst und schrieb, nachdem er seine Frau verloren hatte: «Keiner hat mir je gesagt, dass Trauer sich wie Angst anfühlt. Ich bin nicht ängstlich, aber das, was ich fühle, ähnelt großer Angst. Dasselbe Magenflattern, dieselbe Unruhe, das ständige Gähnen, ich muss andauernd schlucken.»

Einsamkeit

Einsamkeit ist ein Gefühl, von dem viele Trauernde berichten, vor allem wenn sie ihre Lebenspartnerin oder ihren Lebenspartner verloren haben und daran gewöhnt waren, in einer festen Beziehung zu leben. Viele Witwen gehen trotz ihrer großen Einsamkeit nicht aus dem Haus, weil sie sich daheim sicherer fühlen. «Ich komme mir so verlassen vor», sagte eine Witwe, die mit ihrem Mann 52 Jahre lang verheiratet gewesen war. «Für mich war es, als sei die Welt untergegangen», erklärte sie mir zehn Monate nach dem Tod ihres Mannes. Stroebe, Stroebe, Abakoumkin und Schut (1996) unterscheiden zwischen emotionaler und sozialer Einsamkeit. Soziale Unterstützung kann soziale Einsamkeit lindern, gegen die emotionale Einsamkeit nach einer zerbrochenen Bindung jedoch nicht ankommen. Letztere kann erst überwunden werden, wenn es gelingt, eine andere Bindung in das eigene Leben zu integrieren (Stroebe, Schut & Stroebe, 2005). Manchmal hängt die Einsamkeit auch mit dem Bedürfnis nach Berührung zusammen, besonders nach dem Tod der Ehefrau oder des Ehemannes (Van Baarsen, Van Duijn, Smit, Snijders & Knipscheer, 2001).

Erschöpfung

Lindemanns Patientinnen und Patienten berichteten von großer Müdigkeit und Erschöpfung. Ähnliches beobachten wir bei den Trauernden, die wir betreuen. Manche beschreiben das Gefühl auch als Apathie oder Teilnahmslosigkeit. Für sonst eher aktive Persönlichkeiten kann diese ungewohnte Antriebslosigkeit sowohl überraschend als auch belastend sein. «Ich komme morgens nicht aus dem Bett», sagte eine Witwe. «Ich vernachlässige den Haushalt, weil ich nur noch müde bin.» Das Gefühl der großen Erschöpfung ist in der Regel zeitlich begrenzt. Dauert es unverhältnismäßig lange an, kann es ein klinisches Zeichen einer Depression sein.

Hilflosigkeit

Ein Faktor, der einen Todesfall für die Trauernden besonders belastend macht, ist das Gefühl der Hilflosigkeit. Die häufig gleichzeitig mit Angst auftretende Hilflosigkeit wird in der ersten Phase nach einem Verlust als besonders stark empfunden. Vor allem Witwen fühlen sich oft extrem hilflos. Eine junge Witwe, deren Baby beim Tod ihres Mannes sieben Wochen alt gewesen war, erzählte: «Meine Angehörigen kamen und blieben die ersten fünf Monate bei mir. Ich hatte Angst, ich könnte ausflippen und das Kind nicht mehr richtig versorgen.»

Schock

Zum Schock kommt es am häufigsten, wenn ein Todesfall ganz plötzlich eintritt oder man aus heiterem Himmel davon erfährt, z. B. wenn das Telefon klingelt, man abnimmt und erfährt, dass ein guter Freund gestorben ist. Doch auch wenn der Verstorbene schon länger schwer erkrankt war und mit seinem Tod zu rechnen war, kann es, wenn der entscheidende letzte Anruf eintrifft, zu einem Schock kommen.

Sehnsucht

Große Sehnsucht bis hin zu einem schmerzlichen sich Verzehren nach der verstorbenen Person ist eine Gefühl, das viele Trauernde kennen und bei allein zurück bleibenden Lebenspartnerinnen und –partnern besonders häufig auftritt (Parkes, 2001). Sehnsucht ist eine normale Trauerreaktion. Klingt sie ab, kann das bedeuten, dass die Trauer sich ihrem Ende nähert. Bleibt sie unvermindert bestehen, kann dies ein klinisches Zeichen für eine traumatische Trauer sein (Jacobs, 1999). In Kapitel 5 werde ich die traumatische Trauer als Form der komplizierten Trauer und die Bedeutung der Sehnsucht für ihre Diagnose noch näher beschreiben.

Befreiung

Ein Gefühl der Befreiung gehört zu den positiven Emotionen, die nach einem Todesfall ebenfalls auftreten können. Eine junge Frau, deren Vater, ein echter Potentat, diktatorisch und mit harter Hand ihr Leben beherrscht hatte, erzählte mir, nach dem plötzlichen Herztod des Vaters habe sie die normalen Trauergefühle durchgemacht, aber auch ein Gefühl der Befreiung verspürt, weil sie seine Tyrannei nun nicht länger erdulden musste. Zuerst hatte sie dieses Gefühl irritiert, später aber konnte sie es als normale Reaktion auf ihre veränderte Lebenssituation akzeptieren.

Erleichterung

Für viele Trauernde bringt der Tod eines geliebten Menschen eine gewisse Erleichterung mit sich, vor allem wenn ihm eine lange oder besonders qualvolle Krankheit vorausgegangen war. «Zu wissen, dass dieses Leiden, sowohl körperlich als auch seelisch, jetzt endlich vorüber ist, hilft mir, mit seinem Tod fertig zu werden», sagte eine ältere Witwe. Ein Gefühl der Erleichterung kann auch dann einsetzen, wenn zu der verstorbenen Person – häufig schon ein Leben lang – eine besonders schwierige Beziehung bestand. Auch nach einem Suizid kann die Reaktion von Erleichterung begleitet sein, jedoch gehen damit sehr oft auch Schuldgefühle einher.

Emotionale Taubheit

Wichtig zu erwähnen ist auch, dass manche Menschen von einem Ausbleiben jeglicher Gefühle berichten. Sie fühlen sich dann wie betäubt und abgestumpft. Auch diese emotionale Taubheit stellt sich oft recht früh im Trauerprozess ein, in der Regel gleich nach dem Erhalt der Todesnachricht. Wahrscheinlich kommt es dazu, weil die Trauernden so viele Gefühle bedrängen, dass es sie überwältigen würde, wenn sie sie alle bewusst zulassen müssten. Die emotionale Taubheit ist eine Art psychischer Schutzwall gegen dieses Anfluten starker Gefühle.

Parkes und Weiss (1983) bemerkten dazu: «Wir haben *keinen* Hinweis darauf, dass es eine ungesunde Reaktion sein könnte. Gefühle auszublenden, um etwas abzuwehren, das sonst mit überwältigendem Schmerz verbunden wäre, muss unter den gegebenen Umständen extrem ‹normal› erscheinen» (S. 55).

Beim nochmaligen Durchgehen dieser Zusammenstellung sollten Sie bedenken, das es sich bei allen genannten Gefühlen um normale Trauerreaktionen handelt, an denen nichts Pathologisches ist. Gefühle, die ungewöhnlich lang anhalten und über die Maßen intensiv sind, können allerdings auf eine komplizierte Trauerreaktion hindeuten. Darauf werde ich in Kapitel 5 noch näher eingehen.

Körperliche Reaktionen

Zu den interessanten Aspekten in Lindemanns bereits erwähntem Artikel gehört, dass darin nicht nur psychische, sondern auch körperliche Trauerreaktionen beschrieben werden. Sie werden oft übersehen, spielen jedoch im Trauerprozess eine bedeutende Rolle. Die folgenden körperlichen Reaktionen werden uns von Trauernden am häufigsten genannt:

1) «Stein im Magen»
2) Beklemmung auf der Brust

3) Zugeschnürte Kehle
4) Überempfindlichkeit gegen Lärm
5) Das Gefühl, neben sich zu stehen («Depersonalisation»): «Ich gehe die Straße hinunter und alles kommt mir unwirklich vor, auch ich selbst.»
6) Atemlosigkeit, Kurzatmigkeit
7) Muskelschwäche
8) Energielosigkeit
9) Mundtrockenheit

Oft beunruhigen diese körperlichen Reaktionen die Betroffenen und veranlassen sie, eine Ärztin oder einen Arzt aufzusuchen. Im ärztlichen Gespräch sollte daher immer nach kürzlich zurückliegenden Todesfällen gefragt werden.

Kognitive Veränderungen

Für die Trauererfahrung sind viele verschiedene Denkmuster kennzeichnend. Manche Muster treten in den frühen Trauerphasen häufig auf, verschwinden in der Regel aber nach kurzer Zeit wieder. Manchmal allerdings krallen sie sich hartnäckig fest und lösen Gefühle aus, die zu Depression oder Angst führen können.

Leugnung

«Das ist nicht wahr. Es muss ein Irrtum sein. Ich kann nicht glauben, dass das passiert ist. Ich will es einfach nicht glauben!» Dies sind häufig die ersten Gedanken, die einem Menschen durch den Kopf schießen, wenn er von einem Todesfall hört, vor allem, wenn die Nachricht ganz plötzlich kommt. Eine junge Witwe erklärte mir: «Ich warte immer noch darauf, dass jemand kommt, mich aufweckt und mir sagt, dass ich das alles nur geträumt habe.» Eine andere sagte: «Der Tod meines Mannes war ein Schock für mich, auch wenn er schon eine ganze Zeit lang krank gewesen war. Man ist einfach nie wirklich bereit dafür.»

Verwirrung

Viele Menschen, die erst kürzlich einen schmerzlichen Verlust erlitten haben, berichten, ihr Denken sei völlig konfus, sie könnten ihre Gedanken nicht ordnen, sich kaum konzentrieren. Einmal nahm ich mir nach einem geselligen Abend in Boston auf dem Heimweg ein Taxi. Ich nannte dem Chauffeur mein Fahrziel, lehnte mich bequem zurück und wir fuhren los. Wenig später fragte mich der Fahrer, wo ich hinwolle. Ich dachte, er sei vielleicht neu hier und kenne sich in der Stadt noch nicht so gut aus. Aber er antwortete, ihm ginge derzeit so viel im Kopf herum. Kurz darauf fragte er abermals nach der Adresse, entschuldigte sich und sagte, er sei völlig durcheinander. Das Gleiche wiederholte sich noch mehrfach, bis ich es schließlich vertretbar fand, mich bei ihm zu erkundigen, was ihn denn bedrücke. Er erzählte mir, dass sein Sohn eine Woche zuvor in einem Verkehrsunfall ums Leben gekommen sei.

Ständige gedankliche Beschäftigung mit der verstorbenen Person

Die gedankliche Beschäftigung mit dem Verstorbenen kann regelrecht obsessive Formen annehmen. Häufig kreisen die Gedanken darum, wie es so weit hatte kommen können und was man hätte tun können, um es zu verhindern. Manchmal schießen den Betroffenen auch Gedanken oder Bilder von der verstorbenen Person, wie sie gelitten hat oder gestorben ist, ganz unwillkürlich durch den Kopf. In unserer Harvard Child Bereavement Study stellten sie sich vor allem bei den überlebenden Elternteilen ein, deren Beziehung zur verstorbenen Person eher konfliktreich gewesen war (Worden, 1996). Grübeln ist eine andere Form der ständigen gedanklichen Beschäftigung mit dem Geschehenen. Sich immer wiederholende Gedanken darüber, wie schlecht man sich fühlt und was dazu geführt hat, sind für das Grübeln typische Denkmuster (Nolen-Hoeksema, 2001).

Gefühlte Präsenz der verstorbenen Person

Hierbei handelt es sich um das kognitive Gegenstück zu den Sehnsuchtsgefühlen. Die Trauernden glaubt, die verstorbene Person sei in der aktuellen Realität irgendwie zugegen. Vor allem in der ersten Zeit nach dem Todesfall kann dieses Gefühl äußerst intensiv sein. In unsere Studie über trauernde Kinder gaben 81 % der Kinder 4 Monate nach dem Tod eines Elternteils an sie hätten das Gefühl, dieser würde ihnen bei dem, was sie tun, weiter zuschauen; 2 Jahre nach dem Tod war dies für viele Kinder (66 %) immer noch so. Manche fanden das Gefühl tröstlich, anderen war es eher unangenehm (Worden, 1996).

Halluzinationen

Visuelle und akustische Halluzinationen werden hier unter den normalen Verhaltensweisen aufgeführt, weil sie bei Trauernden äußerst häufig vorkommen. In der Regel handelt es sich um ein vorübergehendes Phänomen, das in den ersten Wochen nach dem Todesfall besonders stark ist und nicht als Vorbote eines schwierigen oder komplizierten Trauerprozesses angesehen werden kann. Auch wenn es manchen unangenehm ist, finden andere es durchaus tröstlich. In Anbetracht des wachsenden Interesses an mystischen und spirituellen Dingen, wäre es interessant, darüber zu spekulieren, ob es sich wirklich nur um Halluzinationen handelt oder ob womöglich doch irgendwelche anderen, metaphysischen Phänomene mit im Spiel sind.

Ganz offensichtlich gibt es eine Schnittstelle zwischen Denken und Fühlen, was sich auch in dem gegenwärtigen Interesse an der kognitiven Psychologie und kognitiven Therapie niederschlägt. Das Team rund um Aaron Beck (1979) an der University of Pennsylvania stellte fest, dass depressive Gefühle oft von depressiven Denkmustern ausgelöst werden. Bei Trauernden kann es sein, dass ihnen bestimmte Gedanken wie: «Ich kann ohne den anderen nicht leben», oder: «Für mich wird es nie wieder Liebe geben» durch den Kopf gehen, die dann sehr intensive, aber normale Gefühle von Traurigkeit und/oder Angst zur Folge haben können.

Verhaltensweisen

Mit normalen Trauerreaktionen sind nicht selten spezielle Verhaltensweisen verknüpft. Hier kann das Spektrum von Schlaf- und Appetitstörungen bis zu Geistesabwesenheit und sozialem Rückzug reichen. Die folgenden Verhaltensweisen treten häufig auf und bilden sich meist mit der Zeit von selbst zurück.

Schlafstörungen

Einschlafschwierigkeiten oder vorzeitiges morgendliches Erwachen sind bei Trauernden in den ersten Phasen des Trauerprozesses keine Seltenheit. Manchmal müssen die Störungen ärztlich behandelt werden; als Teil der normalen Trauerreaktion legen sie sich jedoch in der Regel von selbst. In der Harvard Child Bereavement Study hatte ein Fünftel der Kinder in den ersten vier Monaten nach dem Tod eines Elternteils Schlafprobleme. Auch ohne Intervention war dieser Anteil ein und zwei Jahre nach dem Tod des Elternteils so weit abgesunken, dass er sich nicht mehr signifikant von dem einer Vergleichsgruppe aus nichttrauernden Kindern unterschied (Worden, 1996).

Nachdem Bill plötzlich seine Frau verloren hatte, wachte er jeden Morgen um fünf Uhr tieftraurig auf, ging dann in Gedanken immer wieder die Umstände des Todes durch und grübelte darüber nach, wie man ihn hätte verhindern und was er selbst hätte anders machen können. Dies wiederholte sich Morgen für Morgen und wurde bald problematisch, da Bill nicht mehr richtig arbeiten konnte. Nach ungefähr sechs Wochen begannen die Schlafstörungen von selbst abzuklingen, bis sie mit der Zeit gänzlich verschwunden waren. Ein solcher Verlauf ist keineswegs ungewöhnlich. Halten die Schlafstörungen an, können sie jedoch ein Zeichen für eine ernsthafte Depression sein, die unbedingt therapiert werden sollte. Hinter den Schlafstörungen können manchmal aber auch Ängste stehen, z. B. die Angst vor Albträumen, die Angst vorm nächtlichen Alleinsein oder die Angst, nicht wieder aufzuwachen. Nach dem Tod ihres Mannes überwand eine Frau die Angst vor dem Alleinsein im Bett dadurch, dass sie ihren Hund mit ins Bett nahm. Den Atem des Tieres zu hören tröstete sie, und sie behalf sich fast ein ganzes Jahr lang damit, bis sie endlich wieder allein schlafen konnte.

Appetitstörungen

Bei Tieren beobachtet man nach Todesfällen Appetitstörungen; auch bei Menschen sind solche Störungen im Trauerprozess äußerst häufig. Zwar können Appetitstörungen sich sowohl dadurch zeigen, dass zu wenig, als auch dadurch, dass zu viel gegessen wird. Meistens ist den Betroffenen aber im wahrsten Sinne des Wortes «der Appetit vergangen». Durch die veränderten Essgewohnheiten kann es zu signifikanten Gewichtsschwankungen kommen.

Zerstreutheit

Nach einem schmerzlichen Verlust ertappen sich die Betroffenen mitunter selbst dabei, dass sie sich völlig unsinnig verhalten und womöglich Dinge tun, die ihnen im Endeffekt selbst schaden können. Einer Patientin war es zu ihrer großen Beunruhigung dreimal passiert, dass sie mit dem eigenen Auto in die Stadt gefahren, nach der Erledigung ihrer Einkäufe aber mit einem öffentlichen Verkehrsmittel nach Hause zurück gekehrt war, weil sie völlig vergessen hatte, dass sie den Wagen genommen hatte. Nach einer Weile verschwand ihre Zerstreutheit aber ganz von selbst wieder.

Sozialer Rückzug

Es ist nicht ungewöhnlich, dass sich Trauernde von anderen Menschen zurückziehen möchten. Auch das ist in der Regel eine vorübergehende Erscheinung, die sich von selbst wieder gibt. Zu mir kam eine junge Frau kurz nach dem Tod ihrer Mutter. Als Single war sie an sich ein sehr geselliger Typ und ging gern auf Partys. Nach dem Tod der Mutter jedoch sagte sie über mehrere Monate hinweg alle Einladungen ab, weil sie nicht zu ihrer inneren Stimmung passten. Uns mag das einleuchtend und angemessen erscheinen, die junge Frau jedoch hielt ihr Rückzugsverhalten für nicht normal. Manche Trauernde ziehen sich auch von Freundinnen und Freunden zurück, da sie diese als allzu besorgt empfinden. «Meine Freunde bemühten sich so angestrengt um mich, dass ich ihnen nur noch aus dem Weg gehen wollte. Ich konnte ihr Mitleid einfach nicht mehr ertragen.» Ein sozialer Rückzug kann auch zu einem Desinteresse an der Außenwelt führen, so dass die Betroffenen z. B. keine Zeitung mehr lesen oder nicht mehr fernsehen.

Träume von der verstorbenen Person

Trauernde träumen oft von der verstorbenen Person, ganz normale Träume ebenso wie quälende Träume oder Albträume. Oft dienen solche Träume einer ganzen Reihe von Zwecken und können einen diagnostischen Anhaltspunkte dafür geben, in welcher Phase des Trauerprozesses die Betroffenen stehen.

Esther litt wegen einiger Begleitumstände beim Tod ihrer Mutter jahrelang unter starken Schuldgefühlen. Diese drückten sich in einer geringen Selbstachtung und in Selbstvorwürfen aus, begleitet von beträchtlicher Angst. Jeden Tag hatte Esther ihre Mutter getreulich besucht. Einmal war sie auf einen Sprung weggegangen, um eine Tasse Kaffee zu trinken und etwas zu essen. Ausgerechnet in dieser Zeit starb Esthers Mutter.

Esther peinigten Gewissensbisse. Obgleich wir in der Therapie die üblichen Realitätstests anwandten, verminderten sich ihre Schuldgefühle nicht. Noch während sie in Therapie war, träumte sie einmal von ihrer Mutter. Sie sah sich selbst, wie sie der Mutter half, einen eisglatten Weg hinunterzugehen und sie festhielt, damit sie nicht fiel. Dennoch stürzte die Mutter, und Esther konnte in ihrem Traum nichts tun, um sie zu retten. Es war schlicht unmöglich. Der Traum bedeutete einen wichtigen Wendepunkt in ihrer Therapie, weil sich Esther der Erkenntnis öffnen konnte, dass nichts, was in ihren Kräften stand, den Tod der Mutter hätte abwenden können. Diese wichtige Einsicht erlaubte ihr, sich von den Schuldgefühlen zu befreien, die sie jahrelang mit sich herumgeschleppt hatte. (Wie sich Träume für die Trauerberatung und –therapie nutzbar machen lassen, wird in Kapitel 6 noch genauer erklärt.)

Vermeidungsverhalten

Manche Menschen meiden mit Absicht Orte oder Gegenstände, die sie an die verstorbene Person erinnern und schmerzvolle Gefühle der Trauer auslösen könnten. Das kann der Ort sein, wo die Person gestorben ist, der Friedhof, auf dem sie begraben liegt, oder verschiedene Gegenstände, die Erinnerungen an die verstorbene Person wachrufen könnten. Bei einer Frau mittleren Alters, die zur Trauerberatung kam, war der Mann nach mehreren Herzanfällen gestorben und hatte sie mit zwei kleinen Kindern zurückgelassen. Sie steckte alle Bilder ihres Mannes und andere Gegenstände, die sie an ihn erinnerten, in einen Schrank und schaute eine ganze Zeitlang nicht mehr hinein. Unverkennbar war dies nur eine vorübergehende Lösung. Erst als sie sich dem Ende des Trauerprozesses näherte, war sie imstande, einige Gegenstände wieder hervorzuholen, die sie gern um sich haben wollte.

Wenn Trauernde allzu schnell alles, was mit dem Verstorbenen zu tun hatte, loswerden wollen, seine Kleider und persönlichen Dinge verschenken oder wegwerfen, ja vielleicht sogar auch den Leichnam allzu schnell «entsorgen», besteht die Gefahr, dass es zu einer komplizierten Trauerreaktion kommt. In der Regel ist ein solches Verhalten eher ungesund und kann auf eine stark ambivalente Beziehung zu der verstorbenen Person hindeuten. (Ambivalente Beziehungen gehören zu den in Kapitel 3 beschriebenen Mediatoren der Trauer.)

Suchen und Rufen

Sowohl Bowlby als auch Parkes haben in ihren Arbeiten viel über das «Suchverhalten» trauernder Menschen geschrieben. Dazu gehört auch das Rufen nach dem Verstorbenen. Es kommt nicht selten vor, dass laut nach dem geliebten Menschen gerufen wird: «John, John, John! Komm doch bitte zurück zu mir!» Dies muss nicht immer verbal, sondern kann auch in Gedanken geschehen.

Seufzen

Seufzen ist ein Verhalten, das bei Trauernden oft beobachtet wird. Es steht in engem Zusammenhang zu dem körperlichen Merkmal der Atemlosigkeit. Ein Forschungsteam am Massachusetts General Hospital testete die Atmung bei einer kleinen Gruppe trauernder Eltern und stellte fest, dass ihre Sauerstoff- und Kohlendioxidwerte denen von depressiven Patientinnen und Patienten ähnelten (Jellinek, Goldenheim & Jenike, 1985).

Rastlosigkeit und Hyperaktivität

Eine Reihe von Witwen in unserer Harvard Child Bereavement Study zeigten nach dem Tod ihrer Ehemänner Anzeichen von Rastlosigkeit und Hyperaktivität. Die oben erwähnte verwitwete Mutter von zwei Kindern hielt es oft zuhause einfach nicht mehr aus. Immer wieder setzte sie sich in ihr Auto und fuhr kreuz und quer durch die Stadt, um ihrer inneren Unruhe Herr zu werden. Eine andere Witwe konnte zwar tagsüber, solange sie beschäftigt war, gut im Haus bleiben, suchte dafür aber abends stets das Weite.

Weinen

Zum heilsamen Potenzial von Tränen gibt es interessante Spekulationen. Bekannt ist, dass Stress im Körper zu einem chemischen Ungleichgewicht führt. Manche Forscherinnen und Forscher glauben, dass Tränen toxische Stoffe aus dem Körper ausschwemmen und dadurch das physiologische Gleichgewicht wiederherstellen helfen. Sie vertreten die Hypothese, dass durch seelische Belastung hervorgerufene Tränen chemisch anders zusammengesetzt sind als solche, die z. B. infolge einer Augenreizung fließen. Mit entsprechenden Tests soll herausgefunden werden, welche Katecholamine (vom Gehirn produzierte, stimmungsverändernde Stoffe) in durch Emotionen hervorgerufenen Tränen vorhanden sind (Frey, 1980). Wir alle wissen, dass Tränen emotionalen Stress tatsächlich lindern können – wie sie dies genau tun, ist noch offen. Auch die Frage, ob das Unterdrücken von Tränen schädliche Auswirkungen haben kann, muss noch untersucht werden.

Aufsuchen von Orten oder Beisichtragen von Gegenständen, die an die verstorbene Person erinnern

Dieses Verhalten bildet den Gegensatz zum Vermeiden jeglicher Erinnerung an die verstorbene Person und wurzelt oft in der Angst vor dem Vergessen. «Zwei Wochen lang habe ich ständig sein Foto mit mir herumgetragen, weil ich Angst hatte, mich nicht mehr an sein Gesicht erinnern zu können», erklärte mir z. B. eine Witwe.

Überhöhung von Objekten aus dem Besitz der verstorbenen Person

Eine junge Frau durchstöberte nach dem Tod ihrer Mutter deren Schränke und nahm sich viele Kleider mit. Sie hatten dieselbe Konfektionsgröße, trotzdem tat sie es nicht aus Sparsamkeit. Die Tochter fühlte sich nur wohl, wenn sie etwas trug, das ihrer Mutter gehört hatte. Mehrere Monate hindurch zog sie nur diese Sachen an. Je mehr Fortschritte sie in ihrer Trauerarbeit machte, desto schwächer wurde das Bedürfnis, Kleider ihrer verstorbenen Mutter zu tragen. Schließlich stiftete sie das meiste für wohltätige Zwecke.

Die Charakteristika der normalen Trauer wurden deshalb so detailliert geschildert, weil sie deutlich machen, welch große Bandbreite von Verhaltensweisen und Erfahrungen die Trauer begleiten können. Natürlich kommen sie nicht alle bei ein und derselben Person zum Tragen. Wer Trauernde berät, sollte dennoch das gesamte Spektrum des normalen Trauerverhaltens kennen, um nicht ein als normal einzustufendes Verhalten möglicherweise zu pathologisieren. Mit diesem Wissen lassen sich außerdem trauernde Menschen beruhigen, die von dem eigenen Verhalten verwirrt sind, vor allem wenn sie zum ersten Mal einen Trauerfall erleben. Sollten sich die genannten Verhaltensweisen über unverhältnismäßig lange Zeit hinziehen, können sie allerdings auf eine komplizierte Trauerreaktion hinweisen (Demi & Miles, 1987).

Trauer und Depression

Bei vielen Erscheinungsformen des normalen Trauerverhaltens könnte der Eindruck entstehen, es handle sich um Anzeichen einer Depression. Um diesen Aspekt etwas näher zu beleuchten, wollen wir uns kurz mit denen Ähnlichkeiten und Unterschieden von Trauer und Depression befassen.

In seinem Aufsatz «Trauer und Melancholie» sprach Siegmund Freud (1917) dieses Thema an. Er wollte zeigen, dass Depression (von ihm «Melancholie» genannt) eine pathologische Form der Trauer sei und mit der (normalen) Trauer große Ähnlichkeit habe, auch wenn sie ein ganz bestimmtes, eigenständiges Merkmal aufweise, nämlich die gegen sich selbst nach innen gerichteten Wutgefühle, die eigentlich der ambivalent geliebten Person gelten. Tatsächlich wirken Trauer und Depression sehr ähnlich, und es stimmt auch, dass die Trauer sich zu einer regelrechten Depression entwickeln kann. Der bekannte Depressionsforscher Gerald Klerman (1977) meinte, viele Depressionen würden durch Verluste ausgelöst und entweder unmittelbar nach dem Verlust oder zu einem späteren Zeitpunkt entstehen, wenn etwas die Person an den Verlust erinnern würde. Depression kann auch der Abwehr von Trauer dienen. Wut, die sich nach innen richtet, wird von der verstorbenen Person abgelenkt; ambivalente Gefühle werden vermieden (Dorpat, 1973).

Bei Trauer und Depression mögen sich die gleichen klassischen Symptome (Schlafstörungen, Appetitverlust und tiefe Traurigkeit) zeigen, der wichtigste Unterschied besteht aber darin, dass die Trauer nicht mit einem Verlust des Selbstwertgefühls einher geht, wie wir es von klinisch depressiven Menschen kennen. Das Selbstwertgefühl trauernder Menschen wird durch denen Verlust gar nicht oder nur für kurze Zeit beeinträchtigt. Außerdem stehen die Schuldgefühle Trauernder in der Regel mit einem bestimmten Aspekt des Verlusts und nicht mit einem allgemeinen, alles umfassenden Schuldgefühl in Zusammenhang.

Im Diagnostischen und Statistischen Manual Psychischer Störungen (DSM IV-R) heißt es:

> Als Teil ihrer Reaktion auf den Verlust zeigen manche Trauernde Symptome, wie sie für eine depressive Störung charakteristisch sind (z. B. Traurigkeit, Schlaflosigkeit, Appetitmangel und Gewichtsverlust). Trauernde sehen ihre niedergeschlagene Stimmung meist als «normal» an, auch wenn sie wegen damit verbundener Symptome wie Schlaf- oder Essstörungen eventuell ärztliche Hilfe in Anspruch nehmen (S. 299).

Auch wenn Trauer und Depression ähnliche objektive wie subjektive Merkmale besitzen, scheint es sich letztlich doch um zwei unterschiedliche Dinge zu handeln. Beide überlappen sich, ohne miteinander identisch zu sein (Robinson & Fleming, 1992; Wakefield, 2007; Worden & Silverman, 1993; Zisook & Kendler, 2007). Freud meinte, wenn man trauere, sähe die Welt arm und leer aus, bei einer Depression dagegen fühle man sich selbst arm und leer. Diese kognitiven Unterschiede betonen auch Beck et al. (1979) und andere Vertreterinnen und Vertreter der kognitiven Therapie, die davon ausgehen, dass Depressive negative Einschätzungen von sich selbst, der Welt und der Zukunft haben. Obgleich solche negativen Einschätzungen bei Trauernden ebenfalls vorkommen können, scheint dies in der Regel nur vorübergehend der Fall zu sein.

Dennoch gibt es Trauernde, die nach einem persönlichen Verlust schwere depressive Episoden entwickeln (Zisook & Shuchter, 1993). Das Diagnostische und Statistische Manual (DSM-IV) trifft folgende Unterscheidung: Eher mit Depression als mit Trauer verbundene Symptome sind Schuldgefühle, die sich auf anderes beziehen als das, was rund um den Todesfall geschah (und möglicherweise getan oder unterlassen wurde) oder Gedanken an den Tod in dem Sinne, dass die überlebende Person denkt, sie wäre besser dran, wenn sie ebenfalls gestorben wäre. Zur Depression gehören weiterhin die krankhafte gedankliche Beschäftigung mit der eigenen Wertlosigkeit, eine deutliche psychomotorische Verlangsamung, funktionelle Beeinträchtigungen und halluzinatorische Erfahrungen (außer dem Hören der Stimme oder dem Sehen des Bildes der verstorbenen Person). Entwickelt sich während der Trauerphase eine schwere depressive Episode, sollte dies als Hinweis auf eine « komplizierte Trauerreaktion» gesehen werden (siehe Kapitel 5).

Jacobs und sein Team (1987, 1989, 1990) von der Yale University untersuchten die Depression im Kontext der Trauer und kamen zu dem Schluss: «Obgleich die große Mehrheit aller depressiven Episoden im Zusammenhang mit einer Trauererfahrung vorübergehender Natur sind und keiner therapeutischen Hilfe bedürfen, wird doch immer mehr anerkannt, dass einige dieser Fälle – vor allem jene, die über das erste Trauerjahr hinaus andauern – klinische Signifikanz besitzen» (1987, S. 501). Sie behandelten Patientinnen und Patienten, deren Depression auch in späteren Phasen des Trauerprozesses anhielt und sich weder spontan auflöste noch auf zwischenmenschliche Interventionen reagierte, mit Antidepressiva. In der Regel handelte es sich um Personen, die schon zu einem früheren Zeitpunkt einmal depressiv gewesen oder eine andere psychische Störung gehabt hatten. Jacobs et al. stellten fest, dass sich Schlafstörungen und Appetitmangel ebenso wie niedergeschlagene Stimmung und kognitive Probleme unter der medikamentösen Behandlung deutlich verbesserten, was eine biologische Dimension dieser depressiven Episoden nahelegt.

Eine der Aufgaben von Trauerberaterinnen und –beratern könnte darin bestehen, mit Hilfe bewährter diagnostischer Kriterien möglichst genau einzuschätzen, bei welchen Patientinnen und Patienten das Risiko einer schweren depressiven Störung besteht. Dieser Personenkreis könnte dann zusätzliche Hilfe wie eine gezielte psychotherapeutische Behandlung sowie möglicherweise eine Verschreibung von Antidepressiva erhalten. Sobald die Depression durch die medikamentöse Behandlung gelindert werden konnte, kann sich die Therapie auf mögliche Konflikte in der Bindung an die verstorbene Person konzentrieren, die sich wiederum nicht allein durch die Medikation auflösen lassen (Miller et al., 1994).

Wird Trauer als Erfahrung nach einem schmerzlichen, persönlichen Verlust definiert, ist der Trauerprozess die Entwicklung, die man infolge dieser Erfahrung durchläuft, um sich dann Stück für Stück an den Verlust anzupassen. In den nächsten beiden Kapiteln wollen wir uns diesen Trauerprozess etwas genauer ansehen.

2 Der Trauerprozess

In diesem Buch verwende ich den Begriff «Trauerprozess» für die Entwicklung, die auf einen schmerzlichen Verlust folgt, während sich der Begriff «Trauer» auf die unmittelbare persönliche Erfahrung des Verlusts bezieht. Der Trauerprozess ist von Fachleuten auf unterschiedliche Weise untergliedert worden, z. B. in «Phasen» und «Aufgaben».

Phasen. Eine Möglichkeit, den Trauerprozess zu analysieren, besteht darin, ihn als Abfolge von Phasen zu begreifen. Manche Autorinnen und Autoren unterscheiden bis zu neun, zumindest ein weiterer Autor sogar zwölf solcher Phasen. Schwierig gestaltet sich dieser Ansatz u.a. deshalb, weil die Betroffenen die postulierten Phasen nicht unbedingt der Reihe nach durchlaufen. Außerdem besteht die allgemeine Tendenz, die Unterteilungen allzu wörtlich zu nehmen. Ein Beispiel dafür ist die Art und Weise, wie man auf Elisabeth Kübler-Ross' «Phasen des Sterbens» reagierte. Nach Elisabeth Kübler-Ross' erstem Buch, *Interviews mit Sterbenden* (1971), erwarteten viele, dass Sterbende die fünf Phasen genau so durchlaufen würden, wie von Kübler-Ross beschrieben, und waren enttäuscht, wenn jemand die Phasen nicht in der «richtigen» Reihenfolge absolvierte oder gar eine Phase übersprang. (Kübler-Ross' Phasen des Sterbens wurden auch auf den Trauerprozess übertragen – mit denselben Schwierigkeiten; Maciejewski, Zhang, Block & Prigerson, 2007.)

Ein speziell für den Trauerprozess entwickelter Ansatz ist das von Parkes, Bowlby, Sanders u.a. formulierte Phasenmodell. Parkes (1970) beschreibt vier Phasen der Trauer: Phase I ist die Zeit des «Nicht-wahrhaben-Wollens» unmittelbar nach dem schmerzlichen Verlust. Sie geht meist mit einem Gefühl der Betäubung oder Abgestumpftheit einher, das den Betroffenen hilft, die Tatsache des Verlusts wenigstens für kurze Zeit auszublenden. Darauf folgt Phase II, die «Phase der Sehnsucht», in der die Betroffenen die Wiederkehr der verstorbenen Person herbeisehnen und versuchen, die Endgültigkeit des Verlusts zu leugnen. Wut spielt in dieser Phase eine wichtige Rolle. In Phase III, der «Phase der Desorganisation und Verzweiflung», fällt es den Trauernden schwer, ihren Alltag zu meistern. Zuletzt schließlich folgt Phase IV, die «Phase der Neuorientierung». Die Betroffenen versuchen, den Verlust in ihr Leben zu integrieren und sich wieder in der Welt zurechtzufinden (Parkes 1972, 2001, 2006). Bowlby (1980), dessen Arbeiten und Interessen sich mit denen von Parkes stark überschneiden, unterstützt das Phasenmodell und postuliert, dass Trauernde alle Phasen durchlaufen müssen, um den Trauerprozess abzuschließen. Zu bedenken ist jedoch, dass sich auch diese Phasen überlappen können und selten klar voneinander abgegrenzt sind.

Auch Sanders (12989, 1999) verwendet das Phasenmodell für die Beschreibung des Trauerprozesses und unterscheidet dabei fünf Phasen: 1) Schock, 2) Eingeständnis des Verlusts, 3) Rückzug, 4) Heilung und 5) Erneuerung.

Aufgaben. Zwar habe ich nichts an Bowlby, Parkes und Sanders und ihrem Phasenmodell auszusetzen, doch halte ich das Konzept der Traueraufgaben, das ich in diesem Buch vorstellten möchte, für eine ebenso gültige Beschreibung des Trauerprozesses, die sich zudem im klinischen Zusammenhang als wesentlich nützlicher erweist. «Phasen» implizieren eine gewisse Passivität – sie widerfahren dem Trauernden, der nichts weiter tun muss, als sie zu durchlaufen. «Aufgaben» dagegen korrespondieren mit Freuds Konzept der «Trauerarbeit» – der Trauernde *muss* und *kann* selbst etwas tun, um diese schwierige Lebensphase zu bewältigen. Das Konzept impliziert auch, dass sich der Trauerprozess durch Interventionen von außen beeinflussen lässt. Anders formuliert: «Phasen» könnten Trauernde als etwas empfinden, das sie über sich ergehen lassen müssen, «Aufgaben» bieten Ihnen selbst eine gewisse Handhabe – und die Hoffnung, dass sie aktiv etwas unternehmen können, um die veränderte Situationen zu meistern.

Zweifellos sind beide Ansätze stichhaltig. Das Trauern braucht seine Zeit, und das alte Sprichwort, dass die Zeit viele Wunden zu heilen vermag, ist ganz gewiss richtig. Wahr ist aber auch, dass die Trauer Menschen vor Aufgaben stellt, die es zu bewältigen gilt. Auch wenn die Betroffenen sich von diesen Aufgaben zunächst überfordert fühlen mögen – mit Hilfe einer Therapeutin oder eines Therapeuten können die Aufgaben ihnen Hoffnung geben, dass etwas getan werden kann und es einen Weg gibt, der durch diese schwierige Lebensphase hindurch führt. Auf diese Weise bewährt sich der Ansatz als starkes Gegenmittel gegen das Gefühl der Hilflosigkeit, über das die meisten Trauernden klagen.

Grundsätzlich ist jede Art von menschlichem Wachstum und menschlicher Fortentwicklung mit verschiedenen Aufgaben verbunden. Am deutlichsten wird dies bei der kindlichen Entwicklung. Der berühmte Entwicklungspsychologe Robert Havinghurst (1953) stellt sie in Zusammenhang mit bestimmten (körperlichen, sozialen und emotionalen) Entwicklungsaufgaben, die sich dem Kind im

Laufe der Jahre stellen. Erfüllt das Kind eine bestimmte Aufgabe auf niedrigerer Ebene nicht, wird die Anpassung des Kindes beeinträchtigt sein, wenn es versucht, ähnliche Aufgaben auf höheren Ebenen zu bewältigen.

Auf ähnliche Weise kann die Trauer – die Anpassung an einen schmerzlichen, persönlichen Verlust – als Entwicklungsprozess gesehen werden, der durch die Bewältigung der vier unten beschriebenen, grundlegenden Aufgaben befördert wird. Um sich an den Verlust anpassen zu können, ist es wesentlich, dass sich die Betroffenen diesen Aufgaben stellen. Die Anpassung kann sehr unterschiedlich ausfallen; manchen Trauernden gelingt sie besser, manchen weniger gut. Obgleich die Aufgaben nicht unbedingt nacheinander angegangen werden müssen, legen ihre jeweiligen Definitionen eine gewisse Reihenfolge nahe. So kann man z. B. die emotionalen Auswirkungen eines Verlusts nicht verarbeiten, wenn man die Tatsache, dass der Verlust stattgefunden hat und – zumindest in diesem Leben – unwiederbringlich ist, nicht akzeptiert hat. Da die Trauer ein Prozess und kein Zustand ist, erfordert die Erfüllung der Aufgaben echte Mühe, doch stellt nicht jeder Todesfall, den wir erleben, die Aufgaben in gleichem Maße. Trauer ist ein kognitiver Prozess, der es erforderlich macht, sich mit den eigenen Gedanken über die verstorbene Person, der Verlusterfahrung und der veränderten Welt, in der man nun ohne diese Person leben muss, zu konfrontieren und diese neu zu strukturieren (Stroebe, 1992). In diesem Sinne handelt es sich also um echte «Trauerarbeit».

Die vier Traueraufgaben

Aufgabe I: Den Verlust als Realität akzeptieren

Auch wenn man darauf gefasst ist, dass ein nahestehender Mensch sterben wird, hat man, wenn der Tod dann eintritt, doch immer das Gefühl: «Das ist nicht wahr! Das ist nicht wirklich geschehen!» Die erste Traueraufgabe besteht darin, es als Tatsache zu akzeptieren, dass die geliebte Person tot ist und nicht zurückkehren wird. Dazu gehört auch die Einsicht, dass ein Wiedersehen – zumindest in diesem Leben – nicht möglich ist. Zwischen der Lösung dieser Aufgabe und dem von Bowlby und Parkes umfassend beschriebenen Suchverhalten besteht ein unmittelbarer Zusammenhang. Viele Trauernde rufen nach der verstorbenen Person, ja meinen sogar, sie in ihrer Umgebung zu sehen. Sie gehen z. B. auf der Straße, erblicken plötzlich jemanden, der sie an die verstorbene Person erinnert, und müssen sich dann erst ganz bewusst klarmachen: «Nein, das ist nicht mein Freund. Mein Freund ist ja tot.»

Das Gegenteil davon, den Verlust als Realität zu akzeptieren, ist das «Nicht-wahrhaben-Wollen» – der Verlust wird geleugnet. Manche Menschen weigern sich zu glauben, dass die geliebte Person wirklich tot ist, und bleiben so im Trauerprozess schon bei der ersten Aufgabe stecken. Das Leugnen der Realität kann sich auf verschiedenen Ebenen und auf verschiedene Art und Weise abspielen, meist aber betrifft es entweder die Tatsache des Verlusts, dessen Bedeutung oder dessen Endgültigkeit (Dorpat, 1973).

Der Grad des Leugnens kann sehr unterschiedlich ausfallen; die Skala reicht von einer leichten Verzerrung der Realität bis zur regelrechten Wahnvorstellung. Extreme Beispiele sind die seltenen Fälle, in denen Trauernde einen Leichnam eines Angehörigen tagelang im Haus behalten, ohne jemanden von dessen Tod zu verständigen. Gardiner & Pritchard (1977) beschreiben sechs Fälle von ungewöhnlichem Verhalten dieser Art, ich selbst habe zwei solcher Fälle erlebt. Die Betroffenen waren entweder manifest psychotisch, exzentrisch oder extreme Einzelgänger.

Größer ist die Wahrscheinlichkeit indes dafür, dass jemand etwas durchmacht, das der Psychiater Geoffrey Gorer (1965) als «Mumifizierung» bezeichnet, d.h. Gegenstände aus dem Besitz der verstorbenen Person in «mumifiziertem» Zustand aufbewahrt, damit sie dieser zur Verfügung stehen, wenn sie zurückkehrt. Ein klassisches Beispiel dafür ist die englische Königin Victoria, die nach dem Tod ihres Prinzgemahls Albert täglich für ihn Kleider und Rasierzeug herauslegen ließ und oft mit dem Verstorbenen sprechend durch den Palast ging. Eltern, die ein Kind verloren haben, lassen dessen Zimmer oft unverändert so, wie es zu dessen Lebzeiten gewesen war. Auf kurze Sicht ist das nichts Ungewöhnliches, zieht es sich jedoch über Jahre hin, wird es zu einer handfesten Leugnung der Realität. Ein Beispiel für eine Verzerrung der Realität wäre jemand, der seinen verstorbenen Ehepartner in einem der gemeinsamen Kinder verkörpert sieht. Dies kann die Intensität des Verlusts mildern, ist jedoch selten befriedigend und hindert den Hinterbliebenen daran, den Tod des Partners letztlich zu akzeptieren.

Die Realität lässt sich auch dadurch abwehren, dass die *Bedeutung des Verlusts* geleugnet wird. Der Verlust wird dann als weniger schwer ausgegeben, als er tatsächlich ist. Nicht selten findet dies seinen Ausdruck in Aussagen wie: «Er war kein guter Vater», «Wir haben uns ohnehin nicht sehr nahe gestanden», «Mir fehlt er nicht.» Manche werfen Kleidungsstücke und andere Gegenstände aus dem Besitz der verstorbenen Person weg, die sie an ihn erinnern könnten.

Die Beseitigung aller potenziellen Erinnerungsstücke ist das Gegenteil der «Mumifizierung» und soll das Gefühl des Verlusts lindern. Es ist, als wollten sich die Hinterbliebenen selbst schützen, indem sie alles ausblenden, was sie mit der Realität des Verlusts konfrontieren würde. Vor allem nach einem traumatischen Todesfall ist dieses Phänomen nicht selten zu beobachten. Der Ehemann einer Frau, die ich beriet, war wegen einer geringfügigen Erkrankung ins Krankenhaus gekommen, hatte dort jedoch plötzlich einen Herzstillstand erlitten und war verstorben. Die Frau wollte nicht eher nachhause gehen, bis nicht alles, was ihm gehört hatte, von dort verschwunden war. Sie konnte es kaum erwarten, dass der Frühling kam und selbst seine Fußspuren im Schnee nicht mehr zu sehen waren. Ein solches Verhalten hängt häufig mit einer konfliktreichen Beziehung zu der verstorbenen Person zusammen (siehe den entsprechenden Abschnitt über therapeutische Interventionen bei konfliktreichen Beziehungen in Kapitel 6).

Eine weitere Möglichkeit, die volle Bedeutung eines Verlusts zu leugnen, besteht im «selektiven Vergessen». Ein Beispiel dafür ist Gary, der im Alter von zwölf Jahren seinen Vater verloren hatte. Im Laufe der Jahre hatte er dessen Existenz völlig aus seinem Gedächtnis verbannt und wusste bald nicht einmal mehr, wie sein Vater ausgesehen hatte. Als sich Gary während seines Studiums erstmals in psychotherapeutische Behandlung begab, konnte er das Gesicht seines Vaters nicht beschreiben. Nach Beendigung der Therapie war er nicht nur imstande, sich das Aussehen seines Vaters zu vergegenwärtigen, er spürte sogar dessen Gegenwart, als er bei der Abschlussfeier sein Zeugnis entgegennahm.

Manche Menschen blockieren die Bewältigung von Aufgabe I auch dadurch, dass sie die *Endgültigkeit des Todes* leugnen. Ein gutes Beispiel dafür schilderte vor einigen Jahren ein Beitrag in der US-amerikanischen Fernsehsendung «60 Minutes». Gezeigt wurde eine Hausfrau mittleren Alters, die durch einen Hausbrand sowohl ihre Mutter als auch ihre zwölfjährige Tochter verloren hatte. In den ersten zwei Jahren nach diesem schrecklichen Erlebnis sprach sie tagaus, tagein laut vor sich hin: «Ich will nicht, dass ihr tot seid, ich will nicht, dass ihr tot seid, ich lasse nicht zu, dass ihr tot seid.» Ein Teil der Therapie bestand darin, ihr dabei zu helfen, sich mit der Tatsache zu konfrontieren, dass Mutter und Tochter unwiderruflich tot waren und nicht wiederkehren würden.

Eine weitere Strategie zur Leugnung der Endgültigkeit des Todes geht spiritistische Wege. Die Hoffnung auf eine Wiedervereinigung mit der verstorbenen Person ist ein normales Gefühl, zumal in den ersten Tagen und Wochen nach dem Todesfall. Zieht es sich jedoch über einen längeren Zeitraum hin, ist es nicht mehr normal. Gestützt auf seine Forschungen, bemerkt Parkes (2001):

> Der Spiritismus behauptet, Hinterbliebenen bei der Suche nach ihren Toten helfen zu können... Sieben der Trauernden, die an meinen verschiedenen Studien teilnahmen, berichteten, an Séancen oder anderen spiritistischen Zusammenkünften teilgenommen zu haben. Ihre Reaktionen waren gemischt. Manche hatten das tatsächlich Gefühl, mit den Toten in Kontakt getreten zu sein, anderen hatte das Ganze eher Angst gemacht. Insgesamt empfanden sie die Erfahrung eher nicht als befriedigend und keiner von ihnen hat später noch regelmäßig spiritistische Sitzungen besucht (S. 55–56).

Über die Geschichte und die aktuelle Situation des Spiritismus in den USA und Großbritannien ist kürzlich ein interessanter Aufsatz erschienen. Der Autor hatte eine Reihe von Personen, die an spiritistischen Treffen teilgenommen hatten, interviewt. Obgleich die meisten ursprünglich dorthin gegangen waren, um herauszufinden, ob ihre verstorbenen Angehörigen Frieden gefunden hatten oder um einen Ratschlag aus dem Jenseits einzuholen, gab die Mehrheit der Befragten als Grund für den weiteren Besuch spiritistischer Treffen das Zusammensein mit Gleichgesinnten und das Gemeinschaftsgefühl in der Gruppe an.

Die Realität des Verlusts zu akzeptieren braucht seine Zeit, zumal dies nicht nur auf intellektueller, sondern auch auf emotionaler Ebene geschehen muss. Viele weniger erfahrene Therapeutinnen und Therapeuten verkennen dies, konzentrieren sich zu stark auf die rein intellektuelle Akzeptanz des Verlusts und ignorieren den emotionalen Anteil. Es kann aber durchaus sein, dass jemand sich intellektuell der Endgültigkeit des Verlusts durchaus bewusst ist, sie emotional aber nach wie vor leugnet. Eine Frau, die an einer meiner Trauergruppen teilnahm, fühlte jeden Morgen gleich nach dem Aufwachen nach, ob ihr verstorbener Mann nicht vielleicht doch wieder auf seiner Seite des Bettes lag. Sie wusste, er würde nicht wiederkommen, und trotzdem hatte sie die Hoffnung, es würde vielleicht doch der Fall sein, obwohl er sechs Monate zuvor gestorben war.

Im Zustand der Trauer fällt die Vorstellung leicht, die geliebte Person sei nur verreist oder wieder ins Krankenhaus gekommen. Eine Krankenschwester, deren alte Mutter wegen einer Bypass-Operation ins Krankenhaus gekommen war, hatte diese – angeschlossen an Schläuche und andere medizinische Apparaturen – zuletzt auf der Intensivstation gesehen. Nachdem die Mutter gestorben war, hielt sie sich mehrere Monate lang an der Vorstellung fest, ihre Mutter sei immer noch auf der Intensivstation und habe sich deshalb auch an ihrem Geburtstag nicht bei ihr melden können. Fragten andere sie nach der Mutter, erzählte sie ihnen ebenfalls diese Geschichte. Eine Mutter, deren Sohn bei einem Unfall ums Leben gekommen war, weigerte sich zu akzeptieren, dass er tatsächlich gestorben war; lieber glaubte sie, er sei im Ausland, wo er in früherer Zeit schon einmal ein Jahr verbracht hatte.

Die Realität drängt dann oft brutal ins Gedächtnis zurück, z. B. wenn man zum Telefonhörer greift, um dem anderen etwas zu erzählen und einem plötzlich einfällt, dass dieser am anderen Ende ja gar nicht mehr abheben kann. Trauernde Eltern brauchen oft Monate, bis sie sagen können: «Mein Kind ist tot und ich werde nie wieder mit ihm zusammen sein.» Sie sehen vielleicht Kinder auf der Straße spielen oder in einem Schulbus vorbeifahren und fragen sich: «Wie kann ich vergessen haben, dass mein Kind gestorben ist?»

Glaube und Unglaube wechseln einander ab, während man mit dieser Aufgabe ringt. Krupp, Genovese und Krupp (1986) formulieren sehr treffend:

> Manchmal scheinen Trauernde ganz unter dem Einfluss der Realität zu stehen und vollständig zu akzeptieren, dass die verstorbene Person nicht mehr da ist; dann wieder verhalten sie sich irrational und wirken von der Fantasie einer in Aussicht stehenden Wiedervereinigung getragen. Wut auf das verlorene Liebesobjekt, auf das eigene Selbst, auf andere, die den Unglücksfall vermeintlich verursacht haben, und sogar auf wohlmeinende Dritte, die sie an die Realität des Verlusts erinnern, ist ein allgegenwärtiges Merkmal (S. 345).

Eine andere Art und Weise, nicht ganz in der Realität zu leben, beschreibt Avery Weisman (1972) als «Zustand des gleichzeitigen Wissens und Nichtwissens» – ein Phänomen, dass man z. B. auch bei manchen todkranken Patientinnen und Patienten findet, die zugleich wissen und nicht wissen, dass sie sterben werden. Ähnlich ist es bei Trauernden, die zugleich glauben und nicht glauben, dass die verstorbene Personen wirklich nicht mehr da ist.

Auch wenn es Zeit braucht, diese erste Traueraufgabe anzugehen – traditionelle Rituale wie Beerdigungen helfen vielen Trauernden dabei, die Realität zu akzeptieren. Kann jemand bei der Beerdigung eines nahe stehenden Menschen nicht dabei sein, müssen möglicherweise andere Wege gefunden werden, um die Realität des Todes für ihn begreifbar zu machen. Zu verinnerlichen, was geschehen ist, fällt bei plötzlichen Todesfällen und immer dann, wenn der Leichnam des Toten nicht geborgen werden konnte, besonders schwer. In unserer Harvard Child Bereavement Study ergab sich ein enger Zusammenhang zwischen dem plötzlichen Tod eines Ehepartners und den Träumen des überlebenden Partners in den ersten Monaten nach dem Todesfall. Zu träumen, dass die gestorbene Person noch lebt, entspringt möglicherweise nicht bloß dem reinen Wunschdenken, sondern gibt der Psyche die Chance, durch den scharfen Kontrast, der eintritt, sobald man aus einem solchen Traum erwacht, die Realität des Todes besonders eindringlich hervorzuheben (Worden, 1996).

Aufgabe II: Den Schmerz verarbeiten

Der tiefe Schmerz, den Trauernde nach einem persönlichen Verlust erleiden, hat sowohl körperliche als auch emotionale und verhaltensspezifische Komponenten. Der Schmerz muss zugelassen und durchgearbeitet werden, weil er sich sonst in einem Symptom oder einer problematischen Verhaltensweise Bahn brechen könnte. Parkes (1972) unterstreicht dies mit dem Hinweis: «Wenn es notwendig ist, dass Trauernde den Schmerz durchleiden, um Trauerarbeit zu leisten, steht zu erwarten, dass alles, was der Vermeidung oder Unterdrückung dieses Schmerzes Vorschub leistet, den Trauerprozess verlängert» (S. 173).

Nicht jeder Mensch erlebt den Schmerz in derselben Intensität oder auf dieselbe Weise, doch ist es so gut wie unmöglich, einen Menschen zu verlieren, der einem nahe steht, ohne Schmerz zu verspüren. Viele Trauernde sind auf die Wucht der Emotionen, die auf einen Verlust folgen, völlig unvorbereitet (Rubin, 1990). Die Art des Schmerzes und seine Intensität werden durch eine Reihe von Faktoren beeinflusst, auf die ich in Kapitel 3 noch näher eingehen werde. Gleichzeitig weisen neuere Forschungsarbeiten über verschiedene Bindungsstile darauf hin, dass es durchaus Menschen gibt, die nach einem Todesfall nur wenig oder gar keinen Schmerz empfinden. Ein Grund dafür ist, dass sie keine engen Bindungen an andere Menschen zulassen, also einen «vermeidenden Bindungsstil» an den Tag legen (Bonanno, 2004).

Manchmal wird die Erfüllung von Aufgabe II auch durch eine subtile Wechselwirkung zwischen Gesellschaft und Trauerndem erschwert. Dem sozialen Umfeld können die Gefühle des Trauernden unangenehm sein, so dass es ihm zu verstehen gibt: «Hör auf zu jammern – du hast doch bloß Selbstmitleid.» Plattitüden wie: «Du bist doch noch so jung, du kannst noch so viele andere Kinder bekommen», «Das Leben geht weiter, er würde nicht wollen, dass du dich so hängen lässt», usw. fallen häufig durchaus in der Absicht zu helfen oder zu trösten. Unter Umständen treffen sie jedoch mit den eigenen Abwehrstrategien des Trauernden zusammen und führen so zu einer Leugnung der Trauer, z. B.: «Ich sollte mich nicht so traurig fühlen», oder «Ich muss mich stärker zusammenreißen» (Pincus, 1974). Geoffrey Gorer (1965) erkennt dies, wenn er formuliert: «Das Sich-Einlassen auf die Trauer wird als krankhaft, ungesund oder demoralisierend stigmatisiert. Stattdessen hält man es für die Aufgabe von Freundinnen und Freunden, den Trauernden von seinem Kummer abzulenken» (S. 130).

Negieren lässt sich diese zweite Aufgabe auch durch eine Flucht in die *Empfindungslosigkeit*. Die Betroffenen unterdrücken ihre Gefühle und leugnen ihren Schmerz. Manche versuchen sogar, jeden schmerzlichen Gedanken zu vermeiden.

Indem sie solche Gedanken sofort ausblenden versuchen sie, sich vor dem stets mit einem Verlust verbundenen Gefühl der Niedergeschlagenheit zu schützen. Andere lassen ausschließlich positive Gedanken an den Verstorbenen zu und wehren dadurch alle beunruhigenden Assoziationen ab. Auch das Idealisieren des Toten und das Ausschalten jeglicher realer Erinnerungen sind Strategien, mit deren Hilfe man sich der Bewältigung von Aufgabe II entziehen kann.

Manche Menschen versuchen, dem Schmerz im wahrsten Sinne des Wortes aus dem Weg zu gehen. Sie suchen ihr Heil in einem ständigen Ortswechsel, reisen rastlos umher und versuchen so, vor ihren Gefühlen zu fliehen, anstatt sich auf den Schmerz einzulassen, ihn zu durchleben und sich an der Zuversicht festzuhalten, dass er eines Tages ausgestanden sein wird.

Eine junge Frau, deren Bruder durch Suizid gestorben war, versuchte, sich diesen Verlust klein zu reden, indem sie sich immer wieder sagte, er sei in eine bessere Welt hinübergegangen. Auf diese Weise vermied sie, ihre große Wut darüber zu spüren, dass der Bruder sie verlassen hatte. Als sie sich in der Therapie zum ersten Mal für diese Gefühle öffnete, sagte sie: «Ich bin wütend auf seinen Verhalten, nicht wütend auf ihn!» Erst einige Zeit später gelang es ihr, ihre Wut mithilfe eines leeren Stuhls direkt auf den Bruder zu richten.

In einigen wenigen Fällen reagieren die Betroffenen auch euphorisch auf einen Todesfall, meist ist dies jedoch mit einer hartnäckigen Leugnung der Realität des Todes verbunden. Begleitet wird dies häufig von dem starken Gefühl, der Tote sei nach wie vor gegenwärtig. Alles in allem sind solche euphorischen Reaktionen nur wenig tragfähig und zudem kurzlebig (Parkes, 1972).

John Bowlby (1980) merkt an: «Früher oder später brechen die meisten von denen, die jedes bewusste Trauern vermeiden, zusammen – in der Regel mit irgend einer Form von Depression» (S. 158). Zu den Zielen der Trauerberatung gehört es deshalb, Menschen bei der Bewältigung der schwierigen zweiten Aufgabe zu helfen, damit sie den Schmerz nicht ihr Leben lang mit sich herumtragen. Wird Aufgabe II nicht angemessen bewältigt, muss später möglicherweise eine Therapie erfolgen. Häufig fällt es den Betroffenen dann schwerer, zu dem bis dahin vermiedenen Schmerz durchzudringen und ihn im Nachhinein durchzuarbeiten, was sich als komplizierter und schwieriger erweist als der direkte Umgang mit dem Schmerz zur Zeit des Verlusts. Erschwerend kann hinzukommen, dass die trauernde Person nun in ihrem sozialen Umfeld nicht mehr den Beistand findet, auf den sie damals, als sie den Verlust erlitt, hätte zählen können.

Den Schmerz nach einem schweren, persönlichen Verlust assoziieren wir tendenziell vor allem mit Gefühlen der Traurigkeit und Niedergeschlagenheit. Tatsächlich spielen diese Gefühle im Trauerprozess eine große Rolle. Allerdings gibt es auch noch andere Auswirkungen des Verlusts, die es zu verarbeiten gilt. Angst, Wut, Schuldgefühle, Depression und Einsamkeit sind bei trauernden Menschen ebenfalls weit verbreitet. Hinweise zum Umgang mit diesen Gefühlen in der Trauerberatung finden sich in Kapitel 4.

Aufgabe III: Sich an eine Welt ohne die verstorbene Person anpassen

Drei Bereiche der Anpassung müssen nach dem Tod einer nahe stehenden Person angesprochen werden:

- externe Anpassung – die Auswirkungen des Verlusts auf die Bewältigung des Alltags,
- interne Anpassung – die Auswirkungen des Verlusts auf das Gefühl für das eigene Selbst und
- spirituelle Anpassung – die Auswirkungen des Verlusts auf die eigenen Überzeugungen, Wertvorstellungen und Annahmen über die Welt.

Externe Anpassung

Sich auf eine veränderte Welt ohne die verstorbene Person einzustellen, kann für jeden Menschen Unterschiedliches bedeuten – je nachdem, wie seine Beziehung zu der verstorbenen Person zu deren Lebzeiten beschaffen war und welche Rolle diese in seinem Leben gespielt hat. Viele Witwen und Witwer brauchen lange, bis sie begreifen, was es heißt, ohne den anderen zu leben. Die Erkenntnis kommt den meisten erstmals rund drei Monate nach dem Todesfall und wirft dann unabweisbare Fragen auf: Wie sie es schaffen sollen, allein zu leben, allein für die Kinder zu sorgen, allein finanziell über die Runden zu kommen, am Ende des Tages in eine leere Wohnung oder ein leeres Haus zurückzukehren usw. Parkes (1972) merkt dazu richtig an:

> Trauernden Menschen ist anfangs selten klar, was genau sie verloren haben. Den Partner zu verlieren kann z. B. bedeuten, auch den Sexualpartner, den besten Freund, den Finanzberater, den Gärtner, den Babysitter, den guten Zuhörer, den Tröster usw. zu verlieren – je nachdem, welche Rollen die Partnerin oder der Partner im gemeinsamen Leben übernommen hatte (S. 7).

In der Regel wird Trauernden erst einige Zeit nach dem Verlust richtig bewusst, worin die verschiedenen Rollen der verstorbenen Person bestanden hatten.

Viele sträuben sich dagegen, neue Fähigkeiten zu entwickeln und Rollen zu übernehmen, die zuvor Sache der Partnerinnen oder des Partners waren. Ein Beispiel dafür ist Margot, eine junge Mutter, deren Mann gestorben war. Er war ein sehr lebenstüchtiger Typ gewesen, hatte viele Situationen zu meistern gewusst und seiner Frau vieles abgenommen. Nach seinem Tod bekam eines der Kinder so große Schwierigkeiten in der Schule, dass eine schulpsychologische Beratung erforderlich wurde. Früher hätte sich der Vater mit der Schule auseinandergesetzt und all dies geregelt – nun aber musste Margot lernen, solche Probleme allein zu bewältigen. Anfangs widerstrebte es ihr. Doch allmählich fand sie Gefallen daran, Situationen wie diese kompetent zu meistern, und ihr ging auf, dass sie dies nie geschafft hätte, wenn ihr Mann noch am Leben gewesen wäre. Dem Verlust Aspekte abzugewinnen, die die trauernde Person weiterbringen, ist eine Bewältigungsstrategie, die sich bei der Arbeit an Aufgabe III oft als hilfreich erweist. Den Verlust zu verstehen und ihm auch vorteilhafte Aspekte abzugewinnen sind zwei Dimensionen der Sinnfindung, die mit der Frage zu tun haben, ob der Tod auch noch etwas anderes als schrecklich sein kann.

Eine Theorie, für die sich Neimeyer (1999) und viele andere engagieren, plädiert für die aktive Sinnfindung nach einem schmerzlichen Verlust. Die Suche nach Sinn ist für Trauernde, die Todesfälle verarbeiten müssen und ihre Überzeugungen über sich selbst, ihre Mitmenschen und die gesamte Welt infrage stellen, ein wichtiger Prozess. Der Tod kann die eigenen Lebenseinstellungen im Kern erschüttern. Umso wichtiger ist es, im Angesicht des Todes neuen Sinn zu suchen und zu finden (Attig, 1996).

Interne Anpassung

Trauernde müssen jedoch nicht nur den Verlust von Rollen kompensieren, die zuvor von der verstorbenen Person ausgefüllt wurden, der Tod stellt sie auch vor die Herausforderung, das Gefühl für das eigene Selbst neu zu finden. Dabei geht es nicht nur darum, sich selbst als Witwe, Witwer oder trauernder Elternteil zu begreifen, sondern – viel grundlegender – vor allem auch darum, wie der Tod sich auf das Selbstbild, die Selbstachtung und die eigene Kompetenzerwartung auswirken kann. Manche Studien postulieren, dass die Trauersituation für Frauen, die ihre Identität tendenziell eher über Beziehungen und die Fürsorge für andere definieren, nicht nur mit dem Verlust einer wichtigen Bezugsperson, sondern auch mit einem gewissen Selbstverlust verbunden sein kann (Zaiger, 1985–1986). Ein Ziel des Trauerprozesses für diese Frauen besteht darin, ihr «Selbst» zu fühlen und sich nicht nur als die Hälfte einer Zweierbeziehung begreifen. Eine Witwe, die ich beriet, ging ein Jahr lang durch ihr leeres Haus und fragte sich: «Was würde Jack tun?» Erst nach dem ersten Jahrestag seines Todes machte sie sich allmählich klar, dass er tatsächlich nicht mehr da war und sie sich deshalb fragen konnte: «Was will *ich* tun?»

Es gibt Beziehungen, in denen die Selbstachtung der einen Person direkt von der anderen Person abhängig ist. Stirbt die Bezugsperson, kann die Selbstachtung der überlebenden Partnerin oder des überlebenden Partners echten Schaden nehmen. Dies ist insbesondere dann der Fall, wenn die verstorbene Person ernsthafte Defizite der Partnerin oder des Partners kompensierte. Esther hatte bereits eine kurze, unglückliche Ehe hinter sich, als sie Ernie heiratete. Ihre Herkunftsfamilie war von emotionalem und körperlichem Missbrauch gekennzeichnet gewesen. Sie hatte nie das Gefühl gehabt, irgendwo richtig dazuzugehören. Ernie gab ihr das Gefühl, geliebt und wertgeschätzt zu werden. Nach seinem plötzlichen Tod verfiel sie in eine schwere Depression. Immer wieder dachte sie: «Niemand wird mich je wieder so lieben wie Ernie. Ich werde nie wieder irgendwo dazugehören.»

In manchen Fällen hat die Trauer auch negative Auswirkungen auf die eigene Kompetenzerwartung – also auf das Ausmaß, in dem Menschen das Gefühl haben, über das, was ihnen geschieht, Kontrolle ausüben zu können. Dies kann zu einer starken Regression führen, die trauernde Person kann sich als hilflos, unzulänglich, unfähig, unterentwickelt oder lebensuntüchtig empfinden (Horowitz, Wilner, Marmar & Krupnick, 1980). Versuche, die Rollen der verstorbenen Personen zu übernehmen, können fehlschlagen, worunter die Selbstachtung weiter leiden kann. Die eigene Kompetenz wird hinterfragt und die Betroffenen neigen dazu, selbst positive Veränderungen eher dem Zufall oder dem Schicksal als ihren eigenen Stärken und Fähigkeiten zuzuschreiben (Goalder, 1985).

Attig (1986) betont die Notwendigkeit, das Leben in der Welt nach einem schmerzlichen Verlust neu zu erlernen, und stellt den Verlust des Selbstgefühls dabei in den Vordergrund. Als wichtigste interne Aufgabe trauernder Menschen sieht er die Beantwortung der folgenden Fragen an: «Wer bin ich jetzt?» und «Wer bin ich abgesehen von meiner Liebe zu meiner verstorbenen Partnerin/meinem verstorbenen Partner?» Im Laufe der Zeit machen negative Bilder in der Regel allmählich positiveren Platz, die Trauernden sind immer mehr in der Lage, ihren Alltag zu meistern und neue Strategien im Umgang mit der Welt zu erlernen (Shuchter & Zisook, 1986).

Spirituelle Anpassung

Der dritte Bereich der Anpassung bezieht sich auf das Gefühl für die Welt. Neimeyer (2000, 2001) betont, dass ein Todesfall die Grundlagen der eigenen Annahmen über die Welt erschüttern kann. Nicht selten stellt der schmerzliche Verlust grundlegende Wertvorstellungen und philosophische Überzeugungen infrage – Überzeugungen, die von unserer Familie, unserem sozialen Umfeld, unserer Erziehung und unseren religiösen Vorstellungen ebenso geprägt sind wie von unseren Lebenserfahrungen. Es ist nicht ungewöhnlich, dass Trauernde meinen, im Leben die Richtung verloren zu haben. Viele versuchen, in dem Verlust und den ihn begleitenden Veränderungen irgendeinen Sinn zu erkennen und dadurch etwas Kontrolle über das eigene Leben zurückzugewinnen. Janoff-Bulman (1992) hat drei grundlegende Annahmen benannt, die durch den Tod eines nahe stehenden Menschen infrage gestellt werden können: dass die Welt ein guter Ort ist, dass die Welt Sinn ergibt und dass die eigene Person der Wertschätzung würdig ist. Die Ereignisse des 11. Septembers 2001 haben diese grundlegenden Annahmen mehr als infrage gestellt.

Nach plötzlichen und vorzeitigen Todesfällen sind die Erschütterungen am größten. Mütter, deren kleine Kinder gewaltsam zu Tode kamen, kämpfen häufig mit der Frage, wie Gott so etwas zulassen konnte. Eine sagte mir: «Ich muss ein schlechter Mensch sein, dass mir so etwas widerfahren muss.»

Nicht alle Todesfälle stellen jedoch die eigenen Überzeugungen infrage. Einige passen zu unseren Erwartungen und bestätigen unsere Annahmen. Der friedliche Tod eines alten Menschen nach einem erfüllten Leben wäre ein Beispiel dafür.

Für viele gibt es jedoch zunächst keine klare Antwort. Eine Mutter, deren Sohn 1988 beim Lockerbie-Anschlag auf den PanAm-Flug 103 ums Leben gekommen war, sagte: «Es geht nicht darum, eine Antwort zu finden, sondern darum, ohne Antwort weiterzuleben.» Im Laufe der Zeit können neue Überzeugungen herausgebildet oder alte überdacht und modifiziert werden, um so der Verletzlichkeit des Lebens und den Grenzen der Kontrollierbarkeit Rechnung zu tragen (Shuchter & Zisook, 1986).

Aufgabe III bleibt unerledigt, solange *keine* Anpassung an den Verlust erfolgt. Manche Menschen stehen der eigenen Anpassung im Wege, indem sie auf ihrer Hilflosigkeit beharren, anstatt die zur Bewältigung des veränderten Alltags notwendigen Kompetenzen zu entwickeln, oder indem sie sich von der Welt zurückziehen und den möglichen Anforderungen ausweichen. Die meisten entscheiden sich allerdings gegen diesen negativen Kurs. Sie machen sich klar, dass sie ungewohnte Rollen übernehmen und neue, bisher nicht benötigte Fähigkeiten entwickeln müssen. Bowlby (1980) fasst dies wie folgt zusammen:

> Wie es der trauernden Person gelingt [Aufgabe III zu lösen], entscheidet mit über den Ausgang des Trauerprozesses: Entweder gelingt es ihr, die veränderten Umstände anzuerkennen, sich in der Welt neu zu orientieren und die eigenen Lebensziele neu zu definieren, oder ihre Entfaltung stagniert und sie bleibt Gefangene eines Dilemmas, das sie nicht lösen kann (S. 139).

Aufgabe IV: Eine dauerhafte Verbindung zu der verstorbenen Person inmitten des Aufbruchs in ein neues Leben finden

In der ersten Auflage dieses Buches definierte ich die vierte Traueraufgabe als «emotionalen Rückzug von der verstorbenen Person, so dass emotionale Energie in andere Beziehungen neu investiert werden kann». Einen ähnlichen Aspekt betont Freud (1917/1957) mit seiner Formulierung: «Die Trauer hat eine ganz bestimmte psychische Aufgabe zu erledigen, sie soll die Erinnerungen und Erwartungen der Überlebenden von den Toten ablösen» (S. 268). Wir wissen heute, dass Menschen sich nicht von den Toten ablösen, sondern nach Möglichkeiten suchen, *fortbestehende Bindungen* an sie zu erhalten (Klass, Silverman & Nickman, 1996). In der zweiten und dritten Auflage dieses Buches beschrieb ich daher die vierte Aufgabe des Trauerns als «Neuverortung der verstorbenen Person, um so einerseits mit ihr in Verbindung zu bleiben, sich aber andererseits dem eigenen Leben zuwenden zu können». Wir brauchen die Möglichkeit, uns zu erinnern, an die Toten zu denken, sie in uns zu bewahren und dennoch mit dem eigenen Leben fortzufahren – mit anderen Worten: Wir brauchen eine dauerhafte Verbindung inmitten des Aufbruchs in ein neues Leben (Field, Gal-Oz & Bonanno, 2003). Diese Betonung der Gleichzeitigkeit ist der vierten Traueraufgabe angemessener als die Formulierungen in den vorherigen beiden Auflagen des Buches.

Im Rahmen der Harvard Child Bereavement Study stießen wir zu unserer Überraschung auf eine große Anzahl von Kindern, die mit dem verstorbenen Elternteil in Verbindung blieben, indem sie mit ihm sprachen, an ihn dachten, von ihm träumten und sich von ihm beschützt fühlten. Zwei Jahre nach dessen Tod hatten zwei Drittel der Kinder noch immer das Gefühl, der verstorbene Elternteil würde ihnen zuschauen und sie bewachen (Silverman, Nickman & Worden, 1992). Klass (1999), der viele Jahre lang mit trauernden Eltern arbeitete, berichtet von dem starken Bedürfnis dieser Eltern, auf irgendeine Weise mit ihren toten Kindern in Verbindung zu bleiben.

Volkan (1985) formuliert:

> Wer trauert, vergisst die tote Person, die in seinem Leben eine so große Rolle spielte, niemals ganz und zieht sich emotional nicht vollständig von ihr zurück. Wir können Menschen, die uns nahe standen, nicht aus unserer Lebensgeschichte streichen, ohne unsere eigene Identität zu beschädigen (S. 326).

Nach Volkans Erfahrungen geht die Trauerzeit zu Ende, wenn die Trauernden kein Bedürfnis mehr haben, die Erinnerung an die tote Person mit übertriebener Intensität im Alltag zu reaktivieren.

Shuchter und Zisook (1986) schreiben:

> Die Bereitschaft von Trauernden, neue Beziehungen einzugehen, entsteht nicht dadurch, dass die tote Partnerin oder den toten Partner «aufgegeben» wird. Vielmehr geht es darum, für die verstorbene Person im eigenen Seelenleben einen passenden Ort zu finden – einen Ort, der wichtig ist, aber auch Raum für andere lässt (S. 117).

Die Aufgabe der Therapeutin oder des Therapeuten besteht deshalb nicht darin, trauernde Menschen darin zu bestärken, ihre Beziehung zu der toten Person aufzugeben, sondern darin, sie zu ermutigen, der gestorbenen Person in ihrem Leben einen angemessenen Platz einzuräumen, der sie in die Lage versetzt, selbst positiv weiterzuleben. Marris (1974) fasst diese Idee wie folgt zusammen:

> In der ersten Zeit kann eine Witwe ihre Ziele und Vorstellungen vom Leben kaum von denen ihres Ehemanns trennen, der in ihnen eine so zentrale Rolle spielte: Sie muss die Beziehung noch einmal durchleben, sie anhand von Symbolen und in der Fantasie fortführen, um sich lebendig zu fühlen. Doch je mehr Zeit verstreicht, desto stärker beginnt sie, das Leben in Begriffe zu fassen, die die Tatsache seines Todes einbeziehen. Sie spricht nicht mehr mit ihm, «als säße er auf dem Stuhl neben mir», sondern beginnt zu denken, was er gesagt und getan hätte und die eigene Zukunft und die Zukunft ihrer Kinder im Hinblick auf das zu planen, was er sich gewünscht hätte – bis die Wünsche schließlich ihre eigenen werden und sie sich nicht mehr ständig auf den toten Partner bezieht (S. 37–38).

Eltern haben häufig Schwierigkeiten mit der Vorstellung eines emotionalen Rückzugs von ihrem verstorbenen Kind. Sprechen wir aber von einer «Neuverortung», besteht die Aufgabe trauernder Eltern darin, eine fortdauernde Beziehung zu ihrem verstorbenen Kind zu entwickeln, dies aber in einer Art und Weise zu tun, die es ihnen erlaubt, nach einem solchen Verlust mit ihrem eigenen Leben fortzufahren. Eine Mutter, die nach langer Zeit schließlich einen angemessenen Platz für die Gedanken und Erinnerungen an ihren toten Sohn gefunden hatte und wieder Energie für ihr eigenes Leben aufbringen konnte, schrieb:

> Erst vor kurzem habe ich damit begonnen, Dinge im Leben wahrzunehmen, die mir auch jetzt noch offen stehen – Dinge, die mir Freude machen. Ich weiß, ich werde auch weiterhin für den Rest meines Lebens um Robbie trauern und die liebevolle Erinnerung an

> ihn immer wach halten. Aber das Leben geht weiter, und ob mir das gefällt oder nicht: Ich bin ein Teil davon. In letzter Zeit ist mir immer mal wieder aufgefallen, wie schön mir etwas gelungen ist oder wie gut mir eine gemeinsame Unternehmung mit Freunden getan hat (Alexy, 1982, S. 503).

Für mich ist dies ein deutliches Anzeichen für Bewegung bei der Erfüllung von Aufgabe IV.

Attig (1996) bestätigt:

> Wir können auch weiterhin «besitzen», was wir «verloren haben», nämlich eine fortbestehende, wenn auch transformierte Liebe zu den Verstorbenen. Unsere gemeinsamen Jahre ebenso wie unsere Erinnerungen haben wir nicht wirklich verloren. Das Gleiche gilt für die Einflüsse, Inspirationen, Werte und Einsichten, die wir ihnen zu verdanken haben. Wir können diese aktiv in neue Lebensmuster einbeziehen, zu denen die transformierten und zugleich unvergänglichen Beziehungen zu den Menschen, die wir gemocht und geliebt haben, ganz selbstverständlich dazugehören (S. 189).

Die Nichterfüllung von Aufgabe IV lässt sich nur schwer in wenigen Worten definieren. Am ehesten scheint mir noch die Beschreibung zu passen, dass es den Betroffenen «nicht gelingt zu leben». Ihr Leben ist mit dem schmerzlichen Verlust zu einem Stillstand gekommen und ist seitdem nicht mehr weitergegangen. Sie halten an der früheren Bindung fest, anstatt nach vorn zu schauen und neue Bindungen einzugehen. Manche Menschen schmerzt der Verlust der geliebten Person so sehr, dass sie sich selbst geloben, nie wieder zu lieben. Unzählige Schlager sind mit diesem Motiv befasst, das dadurch einen Anschein von Allgemeingültigkeit bekommt, den es eigentlich nicht verdient hat.

Für viele Menschen ist Aufgabe IV die schwierigste. Sie bleiben in ihrer Trauer stecken und merken später, dass ihr Leben mit dem Verlust irgendwie aufgehört hat. Aber Aufgabe IV kann durchaus gemeistert werden. Einem jungen Mädchen fiel es außerordentlich schwer, den Tod des Vaters zu verarbeiten. Als sie dann als Studentin zwei Jahre später Aufgabe IV doch noch in Angriff nahm, schrieb sie ihrer Mutter einige Zeilen, die zum Ausdruck brachten, was vielen Menschen klar wird, wenn sie mit der emotionalen Ablösung und Neuorientierung ringen: «Es gibt andere Menschen, die ich lieben kann, und das bedeutet nicht, dass ich Dad weniger lieb habe.»

Viele in der Trauerberatung und Trauertherapie Tätige haben die vier hier vorgestellten Traueraufgaben für ein tiefgehendes Verständnis des Trauerprozess als sehr nützlich empfunden. Wichtig ist nur, dass man keine starre Abfolge voraussetzt und damit nicht den gleichen Fehler begeht wie im Umgang mit dem Phasenmodell. Aufgaben können im Laufe der Zeit immer wieder neu angegangen und bearbeitet werden. Selbstverständlich ist es auch möglich, sich mit mehreren Aufgaben gleichzeitig zu befassen. Trauern ist ein fließender Prozess, der durch die in Kapitel 3 vorgestellten «Mediatoren des Trauerns» beeinflusst wird.

Trauern als dualer Prozess

Stroebe und Schut (1999, 2001a, 2005) entwickelten ein Modell, das die Trauer als dualen Prozess begreift und «der Vielfalt stressreicher Erfahrungen im Trauerprozess» besser Rechnung tragen soll (Stroebe & Schut, 1999, S. 197). Dem Anspruch nach soll es sich von dem auf Traueraufgaben basierenden Modell deutlich abgrenzen, doch finde ich selbst die Unterschiede gar nicht so gravierend. Die im Trauerprozess auftretenden Stressoren werden in solche aufgeteilt, die sich eher auf den Verlust konzentrieren, und solche, die sich auf die Neuorientierung beziehen. Auf den Verlust konzentrierte Stressoren kreisen um die verstorbene Person und beziehen sich auf die eigentliche «Trauerarbeit», darunter den Trennungsschmerz, die Bedeutung des Verlusts und die Integration einer fortbestehenden Beziehung zu der verstorbenen Person in eine Welt, in der sie selbst nicht mehr gegenwärtig ist. Mit der Neuorientierung verbundene Stressoren umfassen das Erlernen verschiedener Fähigkeiten, die Veränderung der eigenen Identität und andere psychosoziale Anpassungen wie den «Neuaufbau» der durch den Verlust erschütterten Annahmen über das eigene Selbst und seinen Platz in der Welt. Der Umgang mit den Verlust-Stressoren erfordert dieselben Bemühungen, die ich in Zusammenhang mit den Aufgaben I, II und IV beschrieben habe. Die durch die Neuorientierung-Stressoren gestellten Anforderungen sind nahezu identisch mit meiner Aufgabe III.

Stroebe und Schut (1999) vertreten die These, dass es nicht möglich sei, den Dimensionen Verlust und Neuorientierung zur gleichen Zeit Aufmerksamkeit zu schenken. Ihrer Ansicht nach schwanken die Betroffenen zwischen beiden Dimensionen hin und her, gehen einmal die eine an und vermeiden die andere – und umgekehrt. Diesem Schwanken weisen sie eine adaptive Regulationsfunktion zu. Beachtet werden sollte in diesem Zusammenhang, dass die von mir formulierten Traueraufgaben nicht linear anzusehen sind und dass die Betroffenen bei ihrer Bewältigung je nach Bedarf ein Stück vorpreschen oder auch wieder zurückweichen können. Die Aufgaben lassen sich gleichzeitig auf mehreren Ebenen bearbeiten – ein Teil kann bewältigbar erscheinen, ein anderer vorerst noch abschrecken. Hilfreich ist auch hier die Vorstellung von der richtigen «Dosierung». Trauernde Menschen dosieren oft selbst sehr genau die Menge an Schmerz, die sie sich zu einem bestimmten Zeitpunkt zumuten wollen. Abhängig von den jeweiligen Bewältigungsstilen, auf die wir im folgenden Kapitel noch ausführlich zu sprechen kommen werden, gibt es Möglichkeiten, den Verlust zu leugnen und sich von dem Schmerz abzulenken (Hogan & Schmidt, 2002). Der individuelle Bewältigungsstil gehört zu den wichtigen Mediatoren, die mit darüber bestimmen, wie Menschen mit den verschiedenen Traueraufgaben fertig werden.

Die Vorstellung, dass es nicht möglich sei, den beiden von Stroebe und Schut postulierten Dimensionen gleichzeitig Aufmerksamkeit zu schenken, scheint mir die Betroffenen in allzu starre Muster zu pressen, wie wir dies auch schon bei dem Phasenmodell seit den 1960er Jahren immer wieder erlebt haben. Was wir brauchen, ist eine Theorie, die für Flexibilität Raum lässt. Nicht alle Menschen trauern auf die gleiche Weise und das Hervorheben individueller Unterschiede ist äußerst wichtig. Ich glaube, dass das Aufgabenmodell eine solche Flexibilität gewährleistet. Dass Menschen auf manches zugehen und vor manchem zurückschrecken, ist unbestritten. Das beste Modell ist eines, das Menschen zu einem bestimmten Zeitpunkt nicht auf eine Aufgabe festlegt und andere Aufgaben ausschließt.

3 Die Mediatoren der Trauer

Um den Trauerprozess verstehen zu können, reicht es nicht aus, die Traueraufgaben zu kennen. Ebenso wichtig ist, dass sich Therapeutinnen und Therapeuten mit dem zweiten Aspekt des Trauerprozesses vertraut machen – den Mediatoren der Trauer. Wer mit Trauernden arbeitet, wird eine Fülle unterschiedlicher Verhaltensweisen beobachten. Auch wenn sich diese alle im Rahmen der normalen Trauerreaktionen bewegen, gibt es große individuelle Unterschiede. Für manche Menschen ist die Trauer eine sehr intensive Erfahrung, bei anderen geht sie nicht so tief. Bei einigen beginnt sie, sobald sie von dem schmerzlichen Verlust erfahren, bei anderen bricht sie sich erst später in Form einer verzögerten Trauererfahrung Bahn. In manchen Fällen klingt die Trauer nach relativ kurzer Zeit wieder ab, in anderen scheint sie gar nicht wieder aufhören zu wollen. Um zu verstehen, warum jeder Mensch unterschiedlich an die Traueraufgaben herangeht, muss man sich klarmachen, dass diese Aufgaben durch verschiedene Faktoren, den so genannten Mediatoren der Trauer, beeinflusst werden. Besonders wichtig ist dies, wenn man es mit «komplizierter Trauer» (siehe Kapitel 5) zu tun hat.

Mediator 1: Wer gestorben ist

Um mit dem Nächstliegenden zu beginnen: Wer verstehen will, wie jemand auf einen Todesfall reagiert, muss wissen, wer gestorben ist. Der Grad der Verwandtschaft lässt auf die Beziehung zur verstorbenen Person schließen. Je nachdem, ob eine Ehepartnerin oder ein Ehepartner, ein Kind, ein Elternteil, ein Geschwister, ein anderer Angehöriger, eine Freundin oder ein Freund oder die Geliebte oder der Geliebte gestorben ist, wird die Trauerreaktion anders ausfallen. Ein Großelternteil, dass eines natürlichen Todes stirbt, wird aller Wahrscheinlichkeit nach anders betrauert werden als ein Geschwister, das in einem Verkehrsunfall ums Leben kommt, und der Verlust eines entfernten Cousins wird sicher andere Trauerreaktionen hervorrufen als der Tod des eigenen Kindes. Wenn die Ehepartnerin oder der Ehepartner stirbt, löst dies andere Gefühle aus als der Verlust eines Elternteils. Selbst bei zwei Geschwistern, deren Vater gestorben ist, kann die Trauerreaktion individuell sehr unterschiedlich ausfallen, denn für die 13-jährige Tochter hatte der Vater möglicherweise eine andere Bedeutung als für den 9-jährigen Sohn. Beide Kinder haben ihren Vater verloren, doch jedes hatte zu ihm eine andere Beziehung und verband mit ihm unterschiedliche Hoffnungen und Erwartungen.

Mediator 2: Welche Art von Bindung bestand

Wie die einzelnen Traueraufgaben angegangen werden, hängt jedoch nicht nur davon ab, wer die verstorbene Person war, sondern auch davon, welche Art von Bindung zwischen der verstorbenen und der trauernden Person bestand. Die folgenden Aspekte sind dabei relevant:

1. *Die Stärke der Bindung.* Wir können von dem Grundsatz ausgehen, dass die Tiefe der Liebe über die Tiefe der Trauer bestimmt. Je intensiver die Liebesbeziehung, desto stärker meist auch die Trauerreaktion.
2. *Die Sicherheit der Bindung.* Wie wichtig war die verstorbene Person für das Wohlbefinden der trauernden Person? War z. B. das Selbstwertgefühl der trauernden Person von der verstorbenen Person abhängig, ist mit einer schwierigen Trauerreaktion zu rechnen. In vielen Ehen werden die jeweiligen Sicherheitsbedürfnisse direkt von der Ehepartnerin oder dem Ehepartner befriedigt. Stirbt einer der beiden, bleiben die Bedürfnisse gleich, aber die Ressourcen sind verloren gegangen.
3. *Ambivalenz in der Beziehung.* In jeder engen Beziehung herrscht ein gewisses Maß an Ambivalenz. Grundsätzlich liebt man den anderen, gleichzeitig gibt es aber auch negative Gefühle. In der Regel machen die positiven Gefühle die negativen bei weitem wett, im Fall einer hochambivalenten Beziehung, in der negative und positive Gefühle einander die Waage halten oder die negativen gar überwiegen, wird die Trauerreaktion schwieriger ausfallen. Oft resultieren aus hochambivalenten Beziehungen starke Schuldgefühle («Habe ich auch genug für sie/ihn getan?») und große Wut darüber, vom anderen allein gelassen worden zu sein.
4. *Konflikte in der Beziehung.* Dabei geht es nicht nur um Konflikte kurz vor dem Todesfall, sondern auch um möglicherweise ungelöste Probleme aus früherer Zeit. Von besonderer Bedeutung sind Konflikte, die mit einem zurückliegenden körperlichen und/oder sexuellen Missbrauch zusammenhängen (Krupp, Genovese & Krupp, 1986). Bei konfliktreichen Beziehungen kann es immer sein,

dass Probleme ungeklärt blieben und nicht mehr gelöst werden konnten. Bei plötzlichen Todesfällen ist dies besonders wahrscheinlich. Sarah wohnte mit ihrem Ehemann und ihrer Mutter gemeinsam im gleichen Haus. Eines Morgens hatten Sarah und ihre Mutter einen heftigen Streit. Auf dem Weg zur Arbeit kollidierte dann ein großer LKW mit dem Auto der Mutter und die Mutter kam bei dem Unfall ums Leben. Sarah entwickelte große Schuldgefühle wegen des Streits, den sie mit der Mutter noch an deren Todestag gehabt hatte. Ihre Schuldgefühle erstreckten sich aber auch auf Konflikte, die schon vorher bestanden hatten. Sie nahm therapeutische Hilfe in Anspruch, um die Schuldgefühle aufzulösen und die ungeklärten Probleme mit der Mutter zu bearbeiten.

5. *Abhängigkeit in der Beziehung.* Bestand ein Abhängigkeitsverhältnis, kann dies die Anpassung an den Verlust und insbesondere die Erfüllung von Aufgabe III beeinträchtigen. War die trauernde Person bei der Bewältigung des Alltags (z. B. beim Bezahlen von Rechnungen, Autofahren oder Zubereiten von Mahlzeiten) von der verstorbenen Person abhängig, ist eine deutlich größere externe Anpassungsleistung notwendig.

Mediator 3: Wie die Person starb

Auch die genaueren Todesumstände lassen auf verschiedene Trauerreaktionen schließen. Traditionell werden Todesfälle nach den «NASH»-Kategorien als «**n**atural» (natürlich), «**a**ccidental» (Unfall), «**s**uicidal» (Suizid) und «**h**omicidal» (Mord) klassifiziert. Der Unfalltod eines Kindes wird mit Sicherheit anders betrauert als der natürliche Tod eines alten Menschen, mit dessen Ableben eher gerechnet wird. Ebenso löst der Suizid eines Vaters andere Trauerreaktionen aus als der unerwartete Tod einer jungen Mutter, die kleine Kinder hinterlässt. Verschiedene Forschungsergebnisse deuten darauf hin, dass vor allem nach einem Suizid der Umgang mit der Trauer enorm schwer fällt (siehe Kapitel 7). Weitere Aspekte der Todesumstände mit möglicher Relevanz für den Trauerprozess sind die folgenden:

Nähe

Wo starb die Person – weit weg von den Angehörigen oder in ihrer Nähe? In der Ferne eingetretene Todesfälle, sind oft mit einem Gefühl der Unwirklichkeit verbunden. Die Vorstellung, die verstorbene Person sei noch irgendwo da, liegt dann sehr viel näher, was die Bewältigung der Traueraufgaben beeinträchtigen kann. Zu der Frage, ob es die Trauer lindert oder eher verstärkt, wenn jemand zuhause verstirbt, gibt es widersprüchliche Forschungsergebnisse. Addington-Hall und Karlsen (2000) untersuchten Trauernde in Großbritannien, die ihre sterbenden Angehörigen zuhause gepflegt hatten, und stellten fest, dass diese psychisch stärker belastet waren, die Verstorbenen intensiver vermissten und größere Probleme damit hatten, sich an die veränderte Situation anzupassen. Im Rahmen des «Project Omega» am Massachusetts General Hospital interviewten Avery Weisman und ich Pflegende, deren Angehörige zuhause gestorben waren. Am Ende fragten wir sie, ob sie sich noch einmal für die häusliche Pflege entscheiden würden. Das Ergebnis lag bei 50 zu 50. Die Hälfte der Betroffenen würde es wieder tun. Sie hatten das Gefühl, dass sie dem sterbenden Angehörigen durch die häusliche Pflege besonders viel Aufmerksamkeit schenken konnten und ihre Kinder die Chance bekamen, den Tod als Teil des Lebens zu begreifen. Die andere Hälfte sagte: «Nie wieder!» Sie fühlten sich unsicher bei der Anwendung pflegerischer und medizinischer Verfahren und hatten ständig das Gefühl, dass sie eigentlich noch mehr für die sterbenden Angehörigen hätten tun müssen (Weisman & Worden, 1980). Inzwischen gibt es eine sehr viel größere Unterstützung pflegender Angehöriger durch ambulante Hospizdienste, so dass dieses Problem heutzutage möglicherweise keine ganz so große Rolle mehr spielt.

Plötzlichkeit

Gab es irgendeine Vorwarnung oder starb die Person völlig unerwartet? Einige Forschungsergebnisse lassen darauf schließen, dass plötzliche Todesfälle vor allem junge Trauernde ein und zwei Jahre nach dem Tod stärker belasten als Todesfälle, mit denen zu rechnen war (Parkes & Weiss, 1983). In der Harvard Child Bereavement Study beeinträchtigten plötzliche (4im Gegensatz zu erwarteten Todesfällen (60 %) sowohl die Anpassung der Kinder als auch die der anderen Angehörigen. Am deutlichsten war dies im ersten Trauerjahr. Im darauf folgenden Jahr traten andere Mediatoren stärker in den Vordergrund. Etwa die Hälfte der Kinder äußerten auch noch zwei Jahre nach dem Tod Ängste hinsichtlich der Sicherheit des überlebenden Elternteils, doch hing dies weniger mit der Plötzlichkeit des Todes als mit den Schwierigkeiten des überlebenden Elternteils bei der Bewältigung des Alltags zusammen. Plötzliche Todesfälle können auch mit Gewalt verbunden sein, so dass dieser Aspekt möglicherweise den größeren Einfluss hat. Insgesamt lässt sich sagen, dass die Anpassung umso unproblematischer ist, je länger die Betroffenen Zeit hatten, sich auf den Todesfall einzustellen. Doch geht es dabei nicht notwendigerweise um eine objektive Zeitspanne (z. B. Wochen oder Monate), sondern eher um die innere Erwartungshaltung, die in der Harvard-Studie zu Unterschieden bei der Anpassung führte. Donnelly, Field und Horowitz (2000) stellten dagegen fest, dass die objektive Voraussehbarkeit stärkeren Einfluss hatte als subjektive Erwartungshaltung. Zu dieser Frage sind offenbar weitere Forschungsarbeiten notwendig.

Trauma und Gewalt

Gewaltsame und traumatische Geschehnisse haben langwierige Auswirkungen und führen häufig zu komplizierter Trauer (auf die Folgen von Mord und Suizid werde ich in Kapitel 7 ausführlich eingehen). Die Bewältigung der Traueraufgaben kann durch gewaltsame und traumatische Geschehnisse stark beeinträchtigt werden. Erstens kann die eigene Kompetenzerwartung erschüttert und die Schritte zur internen Anpassung im Rahmen von Aufgabe III können erschwert sein. «Was hätte ich tun können, und das zu verhindern?», ist ein in diesem Zusammenhang häufig wiederkehrender Gedanke. Zweitens kann das Gefühl für die Welt stark beeinträchtigt sein, was die ebenfalls zu Aufgabe III gehörende Sinnfindung schwieriger macht. Drittens können die schwierigen Todesumstände Überlebende daran hindern, ihre Wut zum Ausdruck zu bringen (Aufgabe II). Dies gilt insbesondere in allen Fällen, in denen sie an der Gewalttat oder dem Unfall selbst beteiligt waren. Schuldgefühle spielen hier ganz sicherlich eine Schlüsselrolle. Viertens schließlich kann es nach traumatischen Todesfällen zu einer Posttraumatischen Belastungsstörung kommen.

Mehrere Todesfälle

Manche Menschen verlieren durch ein einziges tragisches Ereignis oder innerhalb relativ kurzer Zeit mehrere Angehörige. Ein Mann, den ich betreute, musste mit ansehen, wie seine gesamte Familie ums Leben kam, als ein Baukran auf sein Auto stürzte und seine Frau mit den zwei Kinder unter sich begrub. Bei solchen mehrfachen Verlusten kann es zu einer «Trauer-Überbelastung» kommen (Kastenbaum, 1969). Trauer und Schmerz sind so überwältigend, dass die Betroffenen den mit der zweiten Traueraufgabe zusammenhängenden Anforderungen nicht gewachsen sind. Therapeutische Interventionen sollten darauf abzielen, jeden

Verlust individuell zu betrachten, wobei man am besten mit dem am wenigsten komplizierten beginnt. So kann man sich nach und nach anschauen, was es zu betrauern gibt, und versuchen, ganz allmählich den Trauerprozess in Gang zu bringen. Für den Mann, der durch den oben beschriebenen, tragischen Unfall seine Frau und beide Kinder verlor, war es wichtig, die Beziehung zu jeder der drei Personen getrennt durchzuarbeiten, da die emotionale Konstellation jeweils eine ganz andere war.

Vermeidbare Todesfälle

War der zu betrauernde Tod möglicherweise vermeidbar, kommt es mit großer Sicherheit zu Schuldgefühlen, Schuldzuweisungen und Selbstvorwürfen, die als Teil von Aufgabe II unbedingt durchgearbeitet werden müssen. Vermeidbare Todesfälle ziehen häufig langwierige Gerichtsverfahren nach sich, was den Trauerprozess für die Beteiligten deutlich verlängern kann (Gamino, Sewell & Easterling, 2000). Bugen (1977) machte dieses Phänomen zum Gegenstand wissenschaftlicher Forschungen und konnte zeigen, dass es, zusammen mit dem Aspekt der emotionalen Nähe, auf die allgemeine Anpassung nach einem Todesfall tatsächlich Auswirkungen hat. Guarnaccia, Hayslip und Landry (1999) überprüften Bugens Modell mit Hilfe einer großen Gruppe von Erwachsenen und stellten fest, dass die gefühlte Vermeidbarkeit des Todesfalls ein sehr starker Mediator war, der sich auf die Bewältigung der Traueraufgaben direkt auswirkte.

Ungeklärte Todesfälle

Immer wieder gibt es Situationen, in denen die Überlebenden nicht sicher sein können, ob ihre Angehörigen leben oder tot sind. So war es z. B. auch während des Vietnamkriegs, als Soldaten von der US-Armee als vermisst gemeldet wurden, aber nicht klar war, ob sie noch lebten oder tatsächlich im Kampf umgekommen waren. Trauernde geraten durch solche Umstände in eine sehr schwierige Position, wissen sie doch nicht, ob sie an der Hoffnung festhalten oder der Trauer nachgeben sollen. Eine ähnlich zwiespältige Situation kann es auch nach einem Flugzeugunglück geben. 1983 betreute ich einige Familien nach dem Abschuss des Korean Airline-Fluges 007 westlich von Sachalin. Von den Passagieren dieses Fluges wurden keinerlei menschliche Überreste geborgen. Obgleich die Familien wussten, dass ihre Angehörigen in dem Flugzeug gesessen hatten, hielten sich manche noch lange Zeit an der Hoffnung fest, sie könnten den Abschuss irgendwie überlebt haben. Ein gewisser Schlusspunkt wurde erst gefunden, als die südkoreanische Regierung ein Denkmal mit den Namen aller Passagiere errichtete. Auch nach der Tragödie vom 11. September 2001 konnten etliche Leichen nicht geborgen werden, was viele die Hoffnung, ihre Angehörigen könnten irgendwann doch noch wieder auftauchen, zunächst nicht aufgeben ließ. Insgesamt müssen wir für diese Art von Verlusten noch sehr viel mehr Verständnis entwickeln. Eine Möglichkeit könnte darin bestehen, Berichte von Familien zu dokumentieren, denen es auch nach ungeklärten Todesfällen gelang, sich anzupassen und nach vorn zu sehen (Tubbs & Boss, 2000).

Stigmatisierte Todesfälle

Doka und andere berichteten über die «aberkannte» Trauer (Attig, 2004; Doka, 1989, 2002). Todesursachen wie Suizid oder Aids werden von der Gesellschaft stigmatisiert – mit der Folge, dass die Trauer der Angehörigen sozial häufig nicht anerkannt wird und die Unterstützung für die Trauernden unter Umständen äußerst gering ausfällt (Doka, 1989). Stigmatisierte Todesursachen sind mit «sozial negierten» und «sozial sprachlosen» Verlusten verbunden, auf die ich in Kapitel 7 noch genauer eingehen werde.

Mediator 4: Frühere Erfahrungen.

Um verstehen zu können, wie jemand trauert, ist es hilfreich zu wissen, wie er frühere Verluste verarbeitet hat. Hat er die Traueraufgaben hinreichend abgeschlossen oder gibt es Unerledigtes, das nun auf die aktuelle Situation Einfluss nimmt?

Auch die bisherige psychische Gesundheit könnte in diesem Zusammenhang wichtig sein – vor allem die Frage, ob es in der Vergangenheit depressive Episoden gab. Zisook, Paulus, Shuchter und Judd (1997) sind der Ansicht, dass eine schwere Depression in der Vorgeschichte ein erhöhtes Depressionsrisiko nach dem Tod der Ehepartnerin oder des Ehepartners nach sich ziehen kann. Byrne und Raphael (1999) konnten in ihrer Untersuchung bei verwitweten älteren Männern keinen solchen Zusammenhang belegen. Dieser Widerspruch bei den Forschungsergebnissen kann allerdings teilweise durch Unterschiede bei den Stichproben, zeitlichen Rahmenbedingungen und Messungen erklärt werden.

Darüber hinaus gibt es Hinweise darauf, dass nicht nur die individuelle, sondern auch die familiäre Vorgeschichte von Bedeutung sein kann. Ungelöste Trauerprobleme können sich über mehrere Generationen hinweg bemerkbar machen und auf den Verlauf eines aktuellen Trauerprozesses Einfluss nehmen (Paul & Grosser, 1965; Walsh & McGoldrick, 1991).

Mediator 5: Persönlichkeitsvariablen

Bowlby (1980) appelliert an Therapeutinnen und Therapeuten, bei dem Versuch, eine individuelle Reaktion auf einen schmerzlichen Verlust zu verstehen, die Persönlichkeitsstruktur trauernder Menschen mit einzubeziehen. Zu den relevanten Variablen gehören die folgenden:

Alter und Geschlecht

In den letzten Jahren gab es in der Forschung ein beachtliches Interesse an geschlechtsspezifischen Unterschieden bei der Fähigkeit zu trauern; vor allem die männliche Trauer hat viel Aufmerksamkeit erfahren (Martin & Doka, 1996). Mädchen und Jungen werden anders sozialisiert. Viele der Unterschiede bei der Bewältigung der Trauer bei Männern und Frauen könnten deshalb eher eine Folge dieser Sozialisation sein als tatsächlich intrinsisch genetisch bedingte Unterschiede. Es ist spekuliert worden, dass Frauen anders trauern und den Trauerprozess mit anderen Ergebnissen beenden, weil sie mehr soziale Unterstützung bekommen als Männer. Eine sehr sorgfältig durchgeführte Studie von Stroebe, Stroebe und Abakoumkin (1999) zeigt, dass dies nicht der Fall ist. Schut, Stroebe, de Keijser und van den Bout (1997) konnten bei der Wirksamkeit bestimmter therapeutischer Interventionen große geschlechtsspezifische Unterschiede nachweisen. Während Männer offenbar besser auf affektstimulierende Interventionen reagieren, sprechen Frauen eher auf problemlösende Interventionen an. Auffällig ist dabei, dass die wirksamen Interventionen eher für das Gegenteil der jeweiligen geschlechtsspezifisch vorherrschenden Verhaltensweisen stehen. In einer Untersuchung über Männer, die ihre Ehepartnerinnen verloren hatten, stellte Lund (2001) fest, dass Männer zwischen 50 und 60 ihre Trauer am besten bewältigten.

Bewältigungsstil

Wie verzweifelt man ist, wird u.a. von den eigenen Persönlichkeitsmerkmalen bestimmt – wie gehemmt man emotional ist, wie gut man mit der eigenen Angst umgehen kann und wie man stressreiche Situationen meistert. Lazarus und Folkman (1984) definieren «Bewältigung» als sich verändernde Gedanken und Handlungen, die ein Individuum einsetzt, um auf die externen oder internen Anforderungen stressreicher Situationen zu antworten. Der Tod eines geliebten Menschen stellt mit Sicherheit hohe Anforderungen dieser Art. Die jeweiligen Bewältigungsstile fallen jedoch von Person zu Person sehr unterschiedlich aus. Die Erforschung verschiedener Bewältigungsstrategien – ob bei Krebs, Trauer oder traumatischen Erlebnissen – machte schon immer einen wichtigen Teil meines beruflichen Lebens aus. Für das Verständnis der Bewältigung gibt es unterschiedliche Paradigmen. Eines davon habe ich sowohl in der Forschung als auch bei klinischen Interventionen als besonders hilfreich empfunden. Es ist ein problemlösendes Modell, das unter «Bewältigung» die Art und Weise versteht, wie man mit einem Problem umgeht, um sich Erleichterung zu verschaffen und eine Lösung herbeizuführen. Beides lässt sich in bestimmten Abständen messen und bewerten. Drei Hauptgruppen von Bewältigungsstilen lassen sich unterscheiden:

Problemlösender Bewältigungsstil

Die Fähigkeit, Probleme lösen zu können, ist individuell sehr unterschiedlich ausgeprägt. Wer auf diesem Gebiet wenig Kompetenz besitzt, verwendet mit Vorliebe unwirksame Strategien oder probiert nur eine Lösungsmöglichkeit aus und gibt rasch auf, wenn sie nicht funktioniert. Allerdings kann man Menschen mit Defiziten auf diesem Gebiet durchaus ein effektiveres Problemlösungsverhalten beibringen. Dies funktioniert zum Beispiel mit der von Sobel und mir entwickelten kognitiv-verhaltenstherapeutischen Intervention (Sobel & Worden, 1982).

Aktiv-emotionaler Bewältigungsstil

Die aktiv-emotionale Bewältigung ist die wirksamste Strategie für den Umgang mit Problemen und Stress. Vor allem die «Neudefinition» steht auf der Liste der wirksamen Methoden ganz oben. Es geht dabei um die Fähigkeit, auch in einer schlechten Situation etwas Positives oder Tröstliches zu finden. Die gesamte Vorstellung vom «Wachstum durch Trauer» baut auf den wirksamen Einsatz dieser Strategie. In Studien über Krebspatientinnen- und patienten und ihre trauernden Angehörigen war die emotionale Verzweiflung bei denen, die Situationen neue definieren und auch in der schwierigsten Lage etwas Positives finden konnten, am geringsten. Humor ist eine weitere Bewältigungsstrategie, die sich in diesem Zusammenhang als sehr effektiv erweisen kann. Humor erfordert eine gewisse Distanzierung von dem Problem, die auf kurze Sicht sehr hilfreich sein kann. Auch Gefühle offen herauszulassen, anstatt sie unter Verschluss zu halten, kann sehr nützlich sein. Den Gefühlen freien Lauf zu lassen hat den besten Effekt, wenn es positive ebenso wie negative Gefühle umfasst und nicht in einen Gefühlsausbruch umschlägt, der andere völlig an die Wand drückt. Die Fähigkeit, andere um Hilfe zu bitten und deren Hilfe auch anzunehmen, bildet eine weitere Dimension des aktiv-emotionalen Bewältigungsstils. Wer die Unterstützung anderer annimmt, muss sich nicht notwendigerweise weniger tüchtig fühlen. Im Gegenteil, auf Unterstützung zurückzugreifen ist eine Entscheidung des Trauernden, die seine Kompetenzerwartung ebenso wie seine Selbstachtung stärken kann.

Vermeidend-emotionaler Bewältigungsstil

Die vielleicht am wenigsten wirksame Strategie ist die des vermeidend-emotionalen Bewältigungsstils. Die Betroffenen mögen sich für kurze Zeit besser fühlen, haben aber hinsichtlich der Lösung ihres Problems nichts dazu gewonnen. Zu diesem Bewältigungsstil gehören: Schuldzuweisungen, die sich sowohl gegen die eigene Person als auch gegen andere richten können; Ablenkungen aller Art, die kurzfristig nützlich sein können, doch keine dauerhafte Lösung bieten; Leugnung, die vorübergehend vor einer schwierigen Realität schützen kann, aber nicht langfristig trägt; und sozialer Rückzug, der im Moment Erleichterung bringen mag, langfristig jedoch in die Einsamkeit führt. In die gleiche Kategorie fällt auch der Missbrauch von Alkohol, Drogen oder Medikamenten, der nicht nur keine Probleme löst, sondern auch zusätzliche iatrogene Folgen haben kann.

In der Harvard Child Bereavement Study schnitten diejenigen Eltern und Kinder am besten ab, die aktiv-emotionale Bewältigungsstrategien einsetzten, darunter besonders die Fähigkeit, Situationen neu zu definieren. Ein rein passives Verhalten (z. B. «Ich kann ja sowieso nichts daran ändern») erwies sich als am wenigsten wirksam (Worden, 1996). Schnider, Elhai und Gray (2007) stellten fest, dass aktive Bewältigungsstrategien nach einem dramatischen Verlust am ehesten zu positiven Ergebnissen führen und ein vermeidend-emotionaler Bewältigungsstil häufiger mit der Entwicklung einer Posttraumatischen Belastungsstörung und/oder komplizierter Trauer verbunden ist.

In diesem Zusammenhang stellt sich natürlich die Frage, ob Bewältigungsstile einer Person starr oder veränderbar sind. Folkman (2001) glaubt, dass einige Elemente wie die Neudefinition und die kognitive Vermeidung tendenziell eher beibehalten werden, während andere, wie das Problemlösungsverhalten oder das Zurückgreifen auf soziale Unterstützung, leichter verändert werden können. Auf der Grundlage meiner Forschungsergebnisse kann ich dem zustimmen. Bei dem Versuch, einer Gruppe von Menschen mit unzulänglichem Problemlöseverhalten mit Hilfe eines kognitiven-verhaltenstherapeutischen Ansatzes größere Kompetenzen auf diesem Gebiet zu vermitteln, hatten wir echten Erfolg (Sobel & Worden, 1982). Und wie wir wissen, können Trauernde durch die Teilnahme an Trauergruppen lernen, um soziale Unterstützung zu bitten und diese auch effektiv zu nutzen.

Bindungsstil

Ein weiterer wichtiger Mediator, der mit darüber bestimmt, wie man mit den verschiedenen Traueraufgaben umgeht, ist der eigene Bindungsstil. Bindungsstile entstehen schon früh im Leben infolge der ersten Eltern-Kind-Beziehung. Ziel aller damit verbundenen Verhaltensweisen ist es, die Nähe zu einer Bezugsperson, in der Regel zur Mutter, zu wahren oder neu herzustellen. Prägend ist, wie die Bezugsperson auf die emotionalen Bedürfnisse des Kindes reagiert, insbesondere unter Stress. Bindungsstile zählen zu den festen Merkmalen einer Persönlichkeit, die in bestimmten Situationen, z. B. bei traumatischen Ereignissen und im Rahmen einer Psychotherapie, zwar noch formbar, im Wesentlichen aber unverändert bleiben (Fraley, 2002). Die gefühlte Verfügbarkeit und emotionale Nähe der Bezugspersonen ist der entscheidende Faktor, der darüber bestimmt, ob man sich in deren Abwesenheit sicher oder verzweifelt fühlt. Bindungsstile entstehen zwar im frühen Lebensalter, doch gibt es auch zwischen Erwachsenen Bindungen, die sich in wichtigen Punkten von denen zwischen Eltern und Kindern unterscheiden, weil beide Partner wechselweise als Bezugspersonen fungieren können.

Geht die Beziehung zu einer Bezugsperson durch deren Tod zu Ende, kann die überlebende Person die Nähe zu ihr nicht mehr bewahren oder neu herstellen. Die in solchen Situationen entstehende Trennungsangst führt zu einem Suchverhalten, das darauf abzielt, die verlorene Beziehung wieder aufzunehmen, bis die Dauerhaftigkeit des Verlusts allmählich realisiert wird. Eine gesunde Anpassung an diese neue Realität besteht darin, die verstorbene Person so zu internalisieren und in das eigene Lebensschema zu integrieren, dass die psychische Nähe die vorherige körperliche Nähe ersetzt. Die mentale Repräsentation der verstorbenen Personen kann die trauernde Person auf diese Weise auch ohne die nicht länger mögliche körperliche Gegenwart emotional stützen. Interne Modelle oder Repräsentationen sind für verschiedene Bindungsstile beschrieben worden (Ainsworth, Blehar, Water & Wall, 1978; Main & Solomon, 1990; Mikulincer & Shaver, 2003).

Sicherer Bindungsstil

Durch ein positives Elternverhalten und andere gesunde frühe Beziehungen entwickeln viele Menschen das, was man als einen sicheren Bindungsstil bezeichnet. Menschen mit diesem Bindungsstil haben positivere mentale Vorstellungen davon, wertgeschätzt zu werden und der Unterstützung, Rücksichtnahme und Zuwendung anderer würdig zu sein. Nach dem Tod einer wichtigen Bezugsperson empfinden Menschen mit sicherem Bindungsstil tiefen Schmerz, sind aber in der Lage, ihre Trauer im Laufe der Zeit zu verarbeiten und eine gesunde fortbestehende Bindung an die verstorbene Person zu entwickeln. Die anfängliche intensive Trauer mit ihrer überwältigenden Sehnsucht und dem intensiven Suchverhalten verhindert letztlich nicht die Akzeptanz der Realität (Traueraufgabe I).

Unsichere Bindungsstile

Waren die Eltern-Kind-Beziehung und andere frühe Beziehungen problematisch, können die Betroffenen unsichere Bindungen entwickeln, bei denen ich vier Typen unterscheide: ängstlich-rückversichernde, ängstlich-ambivalente, vermeidend-abweisende und vermeidend-ängstliche Bindungen. (Andere Wissenschaftlerinnen und Wissenschaftler verwenden möglicherweise andere Begriffe für die gleichen Phänomene.) Diese Bindungsstile begleiten die Betroffenen durch ihr gesamtes Leben und sind beim Tod einer Bezugsperson wichtige Mediatoren im Trauerprozess. Weil sie die Bearbeitung der Traueraufgaben erschweren und zu der Entwicklung von komplizierter Trauer beitragen können, kommt ihnen eine besondere Bedeutung zu (Stroebe, Schut & Stroebe, 2006). Lassen Sie uns deshalb diese unsicheren Bindungsstile etwas genauer anschauen.

Ängstlich-rückversichernde Bindungen

Man findet sie in Beziehungen, in denen die Betroffenen sich häufig unwohl fühlen und auf vermeintliche Kränkungen und Vernachlässigungen überempfindlich reagieren. Es sind Menschen, die sich zusätzliche Kandidatinnen und Kandidaten in petto halten, falls es mit der jetzigen Beziehung letztlich doch nicht klappt. Sie sind tendenziell mit sich selbst unzufrieden und darauf angewiesen, dass die Bezugspersonen ihre Selbstachtung stärkt. Stirbt die Bezugsperson, fühlen Menschen mit diesem Bindungsstil oft eine große Verzweiflung, die lange Zeit anhalten und zu Komplikationen wie chronischer oder verlängerter Trauer führen kann. Sowohl bei der Regulation von Affekten als auch im Umgang mit Stress können ihre Fähigkeiten mangelhaft sein. Sie neigen dazu, endlos über den Verlust nachzugrübeln und allzu starkem Schmerz durch Vermeidungsverhalten aus dem Weg zu gehen. Die Betroffenen fühlen sich oft hilflos und unfähig, ohne die Bezugsperson zurechtzukommen. Ihre Kompetenzerwartung ist entsprechend gering. Anklammerndes und hilfesuchendes Verhalten ist ein typisches Merkmale dieses Bindungsstils. Das Ziel der therapeutischen Arbeit mit diesen Menschen ist es, ihnen zu helfen, von dem Versuch, die körperliche Nähe mit der verstorbenen Personen wieder herzustellen, schließlich abzulassen und stattdessen durch Internalisierung und psychische Nähe ein Gefühl der Sicherheit zu gewinnen (Field, Gao & Paderna, 2005).

Ängstlich-ambivalente Bindungen

In ambivalenten Beziehungen existieren Liebe und Hass nebeneinander. Menschen mit diesem Bindungsstil halten die Partnerin bzw. den Partner für unzuverlässig. Die Beziehungen können stürmisch sein; werden sie bedroht, kann große Wut zum Vorschein kommen. In meiner klinischen Arbeit spreche ich deshalb manchmal von «Wut-Bindungen». Im Laufe der Jahre habe ich mit einer ganzen Reihe von Paaren gearbeitet, bei denen einer der Partner nur für einige Tage oder Wochen aus legitimen geschäftlichen Gründen verreisen braucht, um bei dem anderen die wütendsten Reaktionen auszulösen. Macht man sich den Mechanismus bewusst, erkennt man, dass die Wut eine Möglichkeit ist, die Partnerin oder den Partner vom Reisen abzuhalten, ohne die eigene Ängstlichkeit, die diesem Bindungsstil zugrunde liegt, eingestehen zu müssen. Das Verhalten ähnelt dem lautstarken Protest des Kindes, das die körperliche Nähe zur Bezugsperson wiederherstellen will. Stirbt der Partner oder die Partnerin in einer solchen Beziehung, nehmen Wut und Angst überhand. Um die Stabilität zu wahren, kann es sein, dass sich die Trauernden ganz und gar auf die positiven Gefühle fixieren, also den Gegenpol zur Wut überbetonen. Das sind die Trauernden, die ihre verstorbenen Partnerinnen und Partner auf ein überlebensgroßes Podest stellen, um nicht den Untiefen ihrer Wut begegnen zu müssen. Sprechen sie über die verstorbene Person, bekommt man das Gefühl, dass es einen so tollen und großartigen Menschen gar nicht gegeben haben kann. Therapeutische Interventionen sollten auf den Ausdruck beider Arten von Gefühlen, den positiven wie den negativen, abzielen. Kann die Wut nicht zum Ausdruck kommen und in die liebevollen Gefühle integriert werden, können die Trauernden auf lange Sicht starke Depressionen entwickeln und der Trauerprozess kann sich erheblich verlängern.

Vermeidend-abweisende Bindungen

Die Betroffenen haben vermutlich Eltern gehabt, die nur wenig auf sie eingingen, und aus diesem Grund einen pseudo-selbstgenügsamen Bindungsstil entwickelt. Selbstständigkeit und Unabhängigkeit sind die zentralen Werte, an denen sie alle ihre Verhaltensweisen ausrichten. Bei anderen gelten sie häufig als unzuverlässig. Autonomie und Selbstständigkeit sind ihnen wichtiger als Verbindlichkeit und Loyalität. Im Trauerfall zeigen sie oft wenig Symptome und minimale emotionale Reaktionen, weil sie nur eine minimale Bindung eingegangen sind. Sie haben eine übertrieben positive Sicht von sich selbst und eine negative Meinung von anderen, an die sie sich mit geringerer Wahrscheinlichkeit mit der Bitte um Unterstützung wenden. Die Frage, ob Menschen mit diesem Bindungsstil, die anfänglich nur minimale emotionale Reaktionen zeigen, später eine verzögerte Trauerreaktion entwickeln, wird unter Fachleuten kontrovers diskutiert. Manche, wie z. B. Fraley und Bonanno (2004), bezweifeln dies eher. Dass die Betroffenen – entweder direkt nach dem Todesfall oder später durch unbewusste Sehnsüchte nach Distanzierung – verstärkt somatische Reaktionen zeigen, gilt jedoch als wahrscheinlich (Stroebe et al., 2006). Wegen ihrer defensiven Haltung können sie die Implikationen des Verlusts nicht verarbeiten und die Bewältigung von Aufgaben III kann sich als echtes Problem erweisen.

Vermeidend-ängstliche Bindungen

Menschen mit diesem Bindungsstil gelingt oft die unzureichendste Anpassung an den Verlust. Anders als Menschen mit vermeidend-abweisendem Bindungsstil, die vor allem ihre Selbstständigkeit betonen, sehnen Sie sich nach engen Bindungen, lassen sich aber nur äußerst vorsichtig auf Beziehungen ein, weil sie Angst haben, dass diese jederzeit wieder zerbrechen könnten. Tritt diese Befürchtung dann infolge eines Todesfalls ein, sind sie sehr anfällig für hochgradige Depressionen, die sie wiederum vor ihrer inneren Wut schützen können. Sozialer Rückzug ist das Verhalten, das in Trauersituationen bei diesen Menschen am häufigsten beobachtet wird und dem Selbstschutz dient.

Gesunde Bindungen, die durch einen Todesfall beendet werden, führen zu Gefühlen tiefer Trauer. Weniger gesunde Bindungen ziehen in der gleichen Situation Wut- und Schuldgefühle nach sich (Winnicott, 1953). Bindungsprobleme sind auch immer dann im Spiel, wenn jemand von einer anderen Person in hohem Maße abhängig ist oder Probleme damit hat, überhaupt Beziehungen einzugehen. Menschen, bei denen bestimmte Persönlichkeitsstörungen diagnostiziert wurden, können im Trauerfall ebenfalls große Schwierigkeiten haben. Dies gilt insbesondere für jene, bei denen eine Borderline-Persönlichkeitsstörung oder eine Narzisstische Persönlichkeitsstörung vorliegt. Weniger gesunde Bindungen können zu Trennungsstörungen führen, die im Mittelpunkt der aktuellen Forschung über die traumatische Trauer stehen (Jacobs, 1999).

Denkstil

Jeder Mensch hat außerdem einen unterschiedlichen Denkstil. Einige sind optimistischer als andere und beschreiben das berühmte Glas eher als halb voll und nicht als halb leer. Mit einem solchen optimistischen Stil verbunden ist die Fähigkeit, auch in einer schlechten Situation etwas Positives oder Tröstliches zu finden. Ein Krebspatient sagte mir: «Ich bin absolut nicht froh darüber, dass mir das passiert ist, aber immerhin gab es mir die Gelegenheit, mich mit meiner Mutter zu versöhnen.» In der Harvard Child Bereavement Study stellten wir fest, dass Optimismus und die Fähigkeit zur Neudefinition bei dem überlebenden Elternteil in den ersten zwei Jahren nach dem Todesfall mit einem geringeren Maß an Depressionen verbunden war (Worden, 1996). Ähnlich konnten Boelen und van den Bout (2002) zeigen, dass positives Denken zu geringerer Angst und traumatischer Trauersymptomatologie, besonders aber zu weniger Depressionen beitragen konnte. Dies sollte nicht überraschen, da sowohl Beck et al. (1979) als auch andere Depressionsforscherinnen und –forscher nachweisen konnten, dass depressive Menschen negative Ansichten von sich selbst, vom Leben, von der Welt und von der Zukunft haben. Diese pessimistische Einstellung depressiver Menschen führt häufig zu einem Denkstil, für den übertriebene Verallgemeinerungen kennzeichnend sind. «Ich werde *nie* darüber hinwegkommen» und «*Niemand* wird mich *jemals* wieder lieben», sind typische Beispiele für diese Art des Denkens.

Ein weiterer wichtiger Denkstil ist das Grübeln. Charakteristisch dafür ist das ständige gedankliche Kreisen um negative Emotionen, ohne etwas zur Veränderung der Situation zu unternehmen. Im Kontext der Trauer bedeutet dies die chronische und passive Konzentration auf trauerbezogene Symptome. Dieser Denkstil verlängert die Zeitphase, in der negative Gefühle erlebt werden, was die Bewältigung von Aufgabe II behindern und dazu beitragen kann, dass aus einer depressiven Verstimmung eine depressive Störung wird (Nolen-Hoeksema, 2001; Nolen-Hoeksema, McBride & Larson, 1997). Grübler konzentrieren sich vermutlich deshalb auf ihren Verlust, weil sie nach Sinn und Verständnis suchen; die Forschung zeigt jedoch, dass sie beides mit geringerer Wahrscheinlichkeit finden als Nichtgrübler. Eine mögliche Erklärung dafür, dass sich dieser Denkstil so hartnäckig hält, obwohl er doch so viel Schmerz mit sich bringt, lautet, dass dieser Schmerz die vielleicht letzte Verbindung zu der verstorbenen Person darstellt. Dennoch hat dieser Denkstil zwei negative Folgen: Erstens blockiert er problemlösende Verhaltensweisen, und zweitens schreckt er unter Umständen Menschen ab, die sonst ihre soziale Unterstützung angeboten hätten. Es gibt mehrere therapeutische Interventionen, die sich in der Arbeit mit zum Grübeln neigenden Menschen als nützlich erwiesen haben. Man kann Ihnen helfen, den Fokus auf problemlösende Verhaltensweisen zu richten und ihnen die dafür benötigten Fähigkeiten beibringen; man kann ihnen helfen, ihre sozialen Kontakte auf eine Art und Weise zu intensivieren, die andere Menschen nicht abschreckt; und man kann Ihnen helfen, angemessenere Möglichkeiten zu finden, Aufgabe IV zu bewältigen – also mit der verstorbenen Person verbunden zu bleiben, ohne den Schmerz zum Zentrum dieser Verbindung zu machen, und ihr Leben ohne die verstorbene Person aktiv weiterzuführen.

Ich-Stärke: Selbstachtung und Kompetenzerwartung

Einem Todesfall begegnen alle Menschen mit Einstellungen zu ihrem Selbstwert und ihrer Fähigkeit, auf das Einfluss zu nehmen, was in ihrem Leben geschieht. Es gibt Todesfälle, die die Selbstachtung der trauernden Person und deren Kompetenzerwartung infrage stellen und dadurch die internen Anpassungen im Rahmen von Aufgabe III erschweren (Reich & Zautra, 1991). Dies ist insbesondere immer dann der Fall, wenn seit langem bestehende negative Selbstbilder durch die Partnerin oder den Partner kompensiert wurden. Stirbt die Bezugsperson, kann der grundlegende Verlust latente negative Selbstbilder reaktivieren (Horowitz, Wilner, Marmar & Krupnick, 1980). Die Kompetenzerwartung bildet eine weitere Komponente der Ich-Stärke. Sie ist mit Rotters «locus of control» vergleichbar und beschreibt, in welchem Maße jemand meint, über das, was ihm im Leben geschieht, Kontrolle ausüben zu können. Angesichts des Todes, der viele Menschen besonders ohnmächtig fühlen lässt, wird dies zu einem wichtigen Thema. In einer entsprechenden Untersuchung stellten Benight, Flores und Tashiro (2001) fest, dass sich ältere Witwen, die eine stärkere Kompetenzerwartung hatten, emotional wohler fühlten und auch eine bessere körperliche Verfassung aufwiesen. In der Harvard Child Bereavement Study waren Selbstachtung und Kompetenzerwartung wichtige Stärken der Kinder, die nach dem Tod eines Elternteils am besten zurechtkamen (Worden, 1996). In ihrer Studie über trauernde Kinder in Arizona bestätigten Haine et al. (2003) «locus of control» und vor allem Selbstachtung als wichtige Stress-Mediatoren. Bauer und Bonanno (2001) stellten eine starke Verbindung zwischen Kompetenzerwartung und psychischer Gesundheit fest und wiesen eine direkte Auswirkung auf das Wohlergehen trauernder Witwen und Witwer nach. Besonders bei der Bewältigung von Aufgabe III, dem Finden von Sinn und neuer Identität, kann sich eine hohe Kompetenzerwartung offenbar als hilfreich erweisen.

Annahmen über die Welt: Überzeugungen und Wertvorstellungen

Jeder und von uns hegt grundsätzliche Überzeugungen und Wertvorstellungen zur Erklärung und Deutung der Welt (Schwartzberg & Janoff-Bulman, 1991). Ein Todesfall kann diese Überzeugungen gründlich erschüttern, zu einer inneren Krise führen und tiefgehende Zweifel daran schüren, was wahr und gut ist. Unter solchen Umständen werden die spirituellen Anpassungen im Rahmen von Aufgabe III schwieriger. Ich habe mit mehreren Müttern gearbeitet, deren im Vorgarten spielende Kinder von umherfahrenden Gangs willkürlich erschossen wurden. Der vollkommen sinnlose Tod ihrer Kinder führte bei diesen Müttern zu einer Glaubenskrise. Ihr grundsätzliches Vertrauen in die Welt und den Platz, den Gott darin einnimmt, war zutiefst erschüttert. In der Regel haben religiöse Überzeugungen jedoch eine schützende Funktion, da sie es erlauben, selbst schlimmste Tragödien in ein bestehendes Glaubenssystem einzubauen. Wer fest daran glaubt, dass alles, was geschieht, ein Teil von Gottes größerem Plan ist, ist nach dem Tod der Partnerin oder des Partners möglicherweise weniger verzweifelt als jemand, der dies nicht glaubt (Wortman & Silver, 2001). Auch die Vorstellung, in der Ewigkeit wieder mit den Toten vereint zu werden, kann eine ähnliche schützenden Funktion haben (Smith, Range & Ulmer, 1991–1992).

Mediator 6: Soziale Variablen

Trauer ist ein soziales Phänomen und das Bedürfnis, sie mit anderen zu teilen, kann sehr wichtig sein. Das Ausmaß der gefühlten emotionalen und sozialen Unterstützung – sowohl inner- als auch außerhalb der Familie – ist für den Trauerprozess bedeutsam. Mehrere Studien haben gezeigt, dass die gefühlte soziale Unterstützung die nachteiligen Auswirkungen von Stresserfahrungen, darunter auch der Trauererfahrung, lindern kann (Schwartzberg & Janoff-Bulman, 1991; Sherkat & Reed, 1992; Stroebe et al., 1999). Selbst Besitzerinnen und Besitzer von Haustieren zeigen weniger Symptome als Trauernde ohne Tiere (Akiyama, Holtzman & Britz, 1986). Darüber hinaus kommen die meisten Studien zu dem Ergebnis, dass Menschen, die mit der Trauer weniger gut zurechtkommen, eine nur unzulängliche oder von Konflikten belastete soziale Unterstützung erfahren. Das Hauptproblem mit der sozialen Unterstützung besteht jedoch darin, dass sie zwar in der Zeit rund um den Trauerfall reichlich vorhanden sein kann. Sechs Monate bis zu einem Jahr später aber, wenn vielen Trauernden erst richtig klar wird, was sie alles verloren haben, als die geliebte Person starb, sind die Menschen, die zu der Beerdigungen kamen, in der Regel nicht mehr zur Stelle – und wenn sie es sind, fordern sie die Trauernden eher auf, ihre Niedergeschlagenheit doch «endlich» zu überwinden und mit ihrem Leben fortzufahren.

Stroebe, Schut und Stroebe (2005) analysierten vier Langzeitstudien, die über einen Zeitraum von zwei Jahren die Beziehungen zwischen der sozialen Unterstützung nach einem Trauerfall und depressiven Störungen zum Thema hatten. Diese Studien waren: Die Tübingen Longitudinal Study of Bereavement (Stroebe, Stroebe, Abakoumkin & Schut, 1996), die Changing Lives of Older Couples Study (Carr, House, Kessler, Nesse, Sonnega & Wortman, 2000), eine Studie über Eltern, die ihre Kinder durch eine Gewalttat verloren hatten (Murphy, 2000) sowie eine Studie über grübelndes Verhalten bei Trauernden (Nolen-Hoeksema & Morrow, 1991). In allen vier Studien entwickelten die Menschen, die mehr soziale Unterstützung bekamen, weniger Depressionen. In keiner der Studien beschleunigte oder erleichterte jedoch die soziale Unterstützung die Anpassung an den Verlust.

Auch wenn die Gewissheit, sich auf die Unterstützung von Freunden und Angehörigen verlassen zu können, die Wucht des Verlusts durchaus abmildern konnte, beschleunigte sie nicht unbedingt den Trauerprozess.

Die folgenden Punkte erwiesen sich in diesem Zusammenhang als wichtige Faktoren:

1. *Zufriedenheit mit der Unterstützung.* Wichtiger als die bloße Verfügbarkeit von Unterstützung ist, wie die trauernde Person sie wahrnimmt und wie zufrieden sie damit ist. Die Forschung hat zahlreiche Beispiele gefunden, in denen zwar Unterstützung verfügbar war, die Betroffenen sie jedoch als wenig zufriedenstellend beschrieben. Die soziale Integration, also die Zeit, die mit andern verbracht wird, und die Intensität des Kontakts (z. B. in einem vertraulichen Gespräch) sind Aspekte, die zur Zufriedenheit mit der sozialen Unterstützung beitragen (Sherkat & Reed, 1992).
2. *Übernahme verschiedener sozialer Rollen.* Das Engagement in verschiedenen sozialen Rollen hat sich im Hinblick auf die Anpassung an einen schmerzlichen Verlust als förderlich erwiesen. Wer mehrere – und vor allem verschiedenartige – soziale Rollen ausfüllt, scheint besser zurechtzukommen als andere, die dies nicht tun. Die bisher in der Forschung berücksichtigen Rollen sind: aktiver Elternteil, Arbeitnehmer, Freund, Verwandter, Engagement in der Nachbarschaft, in der Kirchengemeinde und in politischen Gruppen (Hershberger & Walsh, 1990).
3. *Religiöse und kulturelle Normen.* Jeder von uns gehört verschiedenen sozialen, z. B. ethnischen und religiösen Subkulturen an. Diese Subkulturen bieten den Rahmen für Richtlinien und Rituale im Umgang mit verschiedenen Lebensereignissen. So trauern z. B. Menschen aus Irland anders als solche aus Schweden, Italien oder Griechenland, und in einem Land mit einer sehr vielschichtigen Einwanderungskultur wie den USA existieren viele verschiedene Trauerkulturen nebeneinander. In der jüdischen Glaubensgemeinschaft gibt es die unmittelbar nach der Bestattung eines Angehörigen beginnende Trauerwoche *Schiwa* («Sieben») – sieben Trauertage, an denen die Familie zuhause bleibt und ihre Freunde und Verwandten zu ihr kommen, um ihr in ihrem Schmerz beizustehen. Dem folgen andere Rituale wie z. B. der Gang zur Synagoge und die Enthüllung des Grabsteins ein Jahr später. Entsprechende Rituale gibt es in katholischen und protestantischen sowie in allen anderen Glaubensgemeinschaften. Um einschätzen zu können, wie jemand trauert, muss man daher etwas über seinen sozialen, kulturellen und religiösen Hintergrund wissen. Wie stark sich die Partizipation an kulturell und/oder religiös geprägten Ritualen auf die Anpassung an einen schmerzlichen Verlust auswirkt, ist noch unbekannt. In diesem Punkt bedarf es der weiteren Forschung.

Als letztes sollten wir bei den sozialen Variablen noch den möglichen sekundären Gewinn erwähnen. Die mit der sozialen Unterstützung verbundene Aufmerksamkeit könnte dazu verführen, länger als notwendig zu trauern. Allzu ausgedehntes Trauern wiederum kann auch eine gegenteilige Wirkung haben und das soziale Umfeld entfremden.

Mediator 7: Gleichzeitig auftretende Belastungen

Gleichzeitig auftretende Veränderungen und Krisen, wie sie nach einem Todesfall häufiger vorkommen können, haben eventuell auch Auswirkungen auf den Trauerprozess. Ein gewisses Maß an Veränderung ist unvermeidlich, doch gibt es Trauernde, die nach dem Tod eines nahe stehenden Menschen besonders viele sekundäre Verluste erleiden, darunter z. B. schwere finanzielle Einbrüche. In der Harvard Child Bereavement Study hatten diejenigen Elternteile, die nach dem Tod der Partnerin oder des Partners die (gemessen mit dem Family Inventory of Life Events) größte Anzahl lebensverändernder Ereignisse zu verkraften hatten, in den ersten zwei Jahren nach dem Verlust die meisten Depressionen, und ihre Kinder hatten mit den größten Schwierigkeiten zu kämpfen (Worden, 1996).

Vorsicht!

Lassen Sie mich an dieser Stelle jedoch zur Vorsicht mahnen. Was die Determinanten und Mediatoren der Trauer betrifft, gibt es eine Tendenz zum simplifizierenden Denken, besonders in der Forschung. So könnte man sich die Auswirkungen gewaltsamer Todesfälle auf mögliche Depressionen der Trauernden und dabei vielleicht auch noch die tatsächlich erhaltene oder gefühlte soziale Unterstützung anschauen. Bei einem solchen Ansatz übersieht man aber zwangsläufig andere wichtige Mediatoren wie die Bedeutung der Beziehung zu der verstorbenen Personen, die jeweilige Bindung, die persönlichen Bewältigungsstrategien, die Fähigkeit, auch schwierigen Situationen Sinn abzugewinnen und viele andere Dinge, die im Trauerprozess eine Rolle spielen. Das Trauerverhalten eines Menschen wird von vielen Faktoren bestimmt. In der Forschung ebenso wie in der therapeutischen Arbeit tun wir gut daran, uns dies ständig vor Augen zu führen.

Schon die Behauptung, jeder Verlust führe zu Depression und starker Verzweiflung, ist zu Recht hinterfragt worden (Wortman & Silver, 2000). Jede Therapeutin und jeder Therapeut mit Erfahrung weiß, dass dies auf einige Menschen zutrifft, auf andere nicht. Der Grad der Betroffenheit ist eindeutig durch die verschiedenen Mediatoren des Trauerns beeinflusst. Auch Wortman und Silver betonen deren Bedeutung:

> Es ist wichtig, die Faktoren zu benennen, die bei einigen Menschen dazu führen können, dass sie nach dem Tod einer nahe stehenden Personen negative Gefühle zum Ausdruck bringen. Erstens drücken Menschen mit größerer Wahrscheinlichkeit negative Gefühle aus, wenn sie mehr negative Gefühle erleben. Dass sie nach einem Verlust mehr leiden, kann viele Gründe haben, darunter eine besonders enge Bindung an die verstorbene Person, die näheren Umstände des Todes und das Ausmaß, in dem der Todesfall wichtige Überzeugungen und Vorstellungen erschüttert ... Auch scheinen bestimmte Verluste wie der von einem betrunkenen Autofahrer verursachte Unfalltod eines Kindes schwieriger zu verarbeiten zu sein als der Tod eines geliebten, aber schon alten und kranken Menschen (S. 423).

Wann geht die Trauer zu Ende?

Auf diese Frage gibt es keine allgemeingültige Antwort. Bowlby und Parkes sind übereinstimmend der Ansicht, der Trauerprozess sei zu Ende, wenn die trauernde Person die letzte Phase, d.h. die Phase der Reorganisation und Bewältigung, hinter sich gebracht habe (Bowlby, 1980; Parkes, 1972). Meines Erachtens ist die Trauer zu Ende, wenn alle Traueraufgaben bewältigt sind. Dafür lässt sich keine definitive Frist setzen, auch wenn dies in der einschlägigen Literatur immer wieder versucht wird – «vier Monate», «ein Jahr», «zwei Jahre», «nie». Wenn es um den Verlust eines nahestehenden Menschen geht, wäre ich bei jeder Prognose, die unter einem Jahr liegt, skeptisch; für viele Trauernde sind selbst zwei Jahre nicht zu lang bemessen.

Wenn der Gedanke an die verstorbene Person keinen akuten Schmerz mehr bereitet, ist dies ein relativ deutliches Anzeichen dafür, dass sich der Trauerprozess seinem Ende zuneigt. Natürlich wird man immer traurig sein, wenn man an jemanden denkt, der gestorben ist und den man geliebt hat, doch ist dies eine andere Art von Traurigkeit – der quälende Schmerz nimmt langsam ab. Man kann wieder ohne sofortige körperliche Reaktionen wie bittere Tränen oder Druck auf der Brust an die verstorbene Person denken. Zu Ende geht die Trauer auch, wenn sich die Gefühle wieder dem eigenen Leben und den Lebenden zuwenden können.

Allerdings gibt es immer wieder Menschen, deren Trauer nie zu enden scheint. Bowlby zitiert eine Witwe Mitte sechzig mit den Worten: «Das Trauern hört nie auf, mit der Zeit werden nur die heftigen Schübe seltener» (Bowlby, 1980, S. 101). Die meisten Untersuchungen zeigen, dass weniger als die Hälfte aller Frauen, die ihren Mann verlieren, am Ende des ersten Jahres ihr Leben wieder so meistern können wie vorher. Shuchter und Zisook (1986) kommen zu dem Schluss, dass etwa zwei Jahre vergehen, bis tatsächlich eine große Mehrheit von Witwen und Witwern «ein Fünkchen Stabilität ... gewonnen, eine neue Identität begründet und wieder eine Richtung in ihrem Leben gefunden hat» (S. 248). Parkes' (2001) Untersuchungen zeigen, dass Witwen unter Umständen drei oder vier Jahre brauchen, um in ihrem Leben wieder Stabilität zu finden (Parkes, 1972). Indem wir den Trauerprozess thematisieren und uns für die Trauertherapie engagieren, können wir jedenfalls eines bewirken: Wir können den Menschen bewusst machen, dass das Trauern ein langwieriger Prozess ist, an dessen Ende nicht herauskommt, dass alles so ist wie früher. Und wir können ein Bewusstsein dafür schaffen, dass dieser Prozess nicht auf lineare Weise vonstatten geht. Die Trauer kann immer einmal wieder aufbrechen und muss dann erneut verarbeitet werden. Eine Witwe, die außer ihrem Mann auch ihren erwachsenen Sohn verloren hatte, sagte mir nach einer sehr langwierigen, schmerzvollen Trauerzeit: «Was einem den Rest gibt, sind die eigenen Erwartungen! Ich weiß jetzt, dass der Schmerz niemals ganz weggeht. Er kommt immer wieder, aber mittlerweile kann ich mich an die Zeiten dazwischen besser erinnern.» Ich habe einen Freund, den der Verlust eines ihm wichtigen Menschen mit tiefem Schmerz erfüllte. Schmerz, vor allem im emotionalen Bereich, kann er jedoch nur schwer ertragen. Schon kurze Zeit nach dem Todesfall sagte er mir: «Ich werde froh sein, wenn erst einmal vier Wochen herum sind und das alles ausgestanden ist.» Es gehörte zu meinen Aufgaben, ihm die Augen dafür zu öffnen, dass der Schmerz nicht in vier Wochen, ja wahrscheinlich nicht einmal in vier Monaten vorüber sein würde. Häufig sagt man sogar, dass erst vier volle Jahreszeiten verstrichen sein müssen, ehe die tiefste Trauer sich legen kann. Nach Geoffrey Gorer (1965) ist an der Reaktion trauernder Menschen auf mündliche Beileidsbekundungen ungefähr zu erkennen, wo sie im Trauerprozess stehen. Nehmen sie die mitfühlenden Worte dankbar entgegen, so ist das eines der zuverlässigsten Anzeichen dafür, dass sie mit der Trauerarbeit zufriedenstellend vorankommen (Gorer, 1965, S. 93).

Erneutes Interesse am Leben, eine hoffnungsvollere Grundstimmung, ein Gefühl der Befriedigung über das Gelungene und die Anpassung an neue Rollen sind verheißungsvolle Anzeichen dafür, dass die Trauer zu Ende geht. Gleichzeitig hört sie aber doch niemals auf. Vielleicht finden Sie in diesem Zusammenhang das folgende Zitat von Sigmund Freud hilfreich. Freud schrieb am 12.4.1929 an seinen Freund Binswanger, dessen Sohn gestorben war:

> «Man weiß, dass die akute Trauer nach einem solchen Verlust ablaufen wird, aber man wird ungetröstet bleiben, nie einen Ersatz finden. Alles, was an die Stelle rückt, und wenn es sie auch ganz ausfüllen sollte, bleibt doch etwas anderes» (1961, S. 403).

4 Trauerberatung

Der Verlust eines nahestehenden Menschen löst eine große Bandbreite emotionaler Reaktionen aus, die, wie wir gesehen haben, nach einer so einschneidenden Erfahrung als völlig normal anzusehen sind. Die meisten Menschen schaffen es, dies zu verkraften, die vier Traueraufgaben eigenständig zu lösen und die nötige Anpassung an den Verlust vorzunehmen. Andere jedoch sind so verzweifelt, dass sie ohne Hilfe von außen nicht zurechtkommen. Da große anfängliche Verzweiflung ein Vorbote für spätere Komplikationen sein kann, besteht eine echte Chance, dass die Beratung zu einer guten Bewältigung der Traueraufgaben und einer gelungenen Anpassung an den Verlust beitragen kann (Stroebe, Schut & Stroebe, 2005).

Ich unterscheide bewusst zwischen Trauerberatung und Trauertherapie. Die Beratung hilft Trauernden, ihre normalen Trauerreaktionen so zu verarbeiten, dass die Traueraufgaben innerhalb eines vertretbaren Zeitrahmens bewältigt werden. Den Begriff *Trauertherapie* behalte ich mir für die im Kapitel 6 beschriebenen besonderen Techniken vor, die eingesetzt werden können, um Menschen mit unnormalen oder komplizierten Trauerreaktionen therapeutisch zu helfen.

Die Behauptung, dass eine Beratung notwendig sei, um Menschen zu helfen, mit ihren akuten Trauerreaktionen zurechtzukommen, mag manchem vermessen erscheinen. Freud (1917) sah in der Trauer einen natürlichen Prozess, auf den man nicht Einfluss zu nehmen versuchen sollte. Ein historischer Rückblick zeigt jedoch, dass Trauernde schon immer von Freunden und Angehörigen, religiösen Gemeinschaften, verschiedenen Bestattungsriten und anderen sozialen Ritualen unterstützt wurden. Heutzutage sehen wir, dass manche Menschen sich von den Traueraufgaben überwältigt fühlen und von sich aus Hilfe suchen, weil ihre schwierigen Gedanken, Gefühle und Verhaltensweisen sie zu sehr belasten. Andere, die nicht von sich aus zur Beratung kommen, nehmen Hilfsangebote gern an, wenn es ihnen schwerfällt, den Verlust aus eigener Kraft zu verarbeiten. Ich betrachte die Trauerberatung als wirksame Ergänzung zu anderen Unterstützungsangeboten, die manchen Menschen nicht weiterhelfen oder ihnen nicht zugänglich sind. Natürlich droht immer die Gefahr, dass eine an sich normale Trauerreaktion durch die Intervention einer «Expertin» oder eines «Experten» einen pathologischen Anstrich bekommt; eine auf profunder Fachkenntnis und Erfahrung beruhenden Beratung kann diesem Effekt jedoch gezielt entgegenwirken.

Ziele der Trauerberatung

Das übergeordnete Ziel der Trauerberatung besteht darin, Trauernden dabei zu helfen, den Verlust einer nahestehenden Person zu verarbeiten und sich an eine neue Realität ohne diese Person anzupassen. Um dies zu erreichen, beachtet man die folgenden, an den vier Traueraufgaben ausgerichteten Zielvorgaben: (1) die Realität des Verlusts ver deutlichen, (2) beim Umgang mit dem emotionalen und verhaltensbezogenen Schmerz helfen, (3) bei der Überwindung verschiedener Hindernisse bei der Neuanpassung unterstützend wirken und (4) die Betroffenen ermutigen, eine fortdauernde Bindungen an die verstorbene Person zu entwickeln und zugleich in die Neuausrichtung des eigenen Lebens emotional zu investieren.

Wer berät die Trauernden?

Diese Zielvorgaben lassen sich auf verschiedenen Wegen erreichen. In seinem Aufsatz «Bereavement Counseling: Does It Work?» umreißt Parkes (1980) drei Grundtypen der Trauerberatung. Zu der ersten gehören alle individuell oder in Gruppen durchgeführten Angebote von darauf spezialisierten Vertreterinnen und Vertretern der Medizin, Krankenpflege, Psychologie und Sozialpädagogik. Bei der zweiten werden Trauernde von ehrenamtlichen Laien beraten, die wiederum von Fachleuten ausgewählt, ausgebildet und unterstützt werden. Ein gutes Beispiel dafür sind die «Widow-to-Widow»-Programme in den USA, von denen eines der frühesten übrigens vom Harvard Laboratory for Community Psychiatry ins Leben gerufen wurde (Silverman, 1986). Der dritte Typ bezieht sich auf Selbsthilfegruppen, in denen Trauernde mit oder ohne fachliche Anleitung einander gegenseitig unterstützen.

Interessant ist, dass das Thema Trauer durch das Erstarken der Hospizbewegung in letzter Zeit sehr viel Aufmerksamkeit bekommen hat. Schaut man sich die Richtlinien für die Betreuung in Hospizen an, fällt sofort ins Auge, dass die Beratung und Betreuung der trauernden Angehörigen darin eine große Rolle spielen (Beresford, 1993). Ob auf Palliativstationen, in stationären Hospizen oder bei der ambulanten Betreuung im häuslichen Umfeld – unabhängig von der jeweiligen Organisationsstruktur stimmt man in der Hospizbewegung damit überein, dass eine umfassende Betreuung am Ende des Lebens auch die Arbeit mit den trauernden Angehörigen vor und nach dem Todesfall umfasst. Die meisten Hospizprogramme stützen sich auf eine Kombination von Fachleuten und Ehrenamtlichen bei der Trauerberatung.

Wann soll die Trauerberatung stattfinden?

In den meisten Fällen beginnt die Trauerberatung frühestens etwa eine Woche nach dem Begräbnis. Wenn nicht schon vor dem Todesfall Kontakt bestand, sollte man in den ersten 24 Stunden nicht auf die Trauernden zugehen. Sie stehen noch zu sehr unter Schock, um überhaupt einen klaren Gedanken fassen zu können. Wissen die Angehörigen, dass in der Familie ein Todesfall unmittelbar bevorsteht, kann es auch schon vorher zum Kontakt kommen. Nach dem Todesfall kann man sich dann noch einmal bei Ihnen melden und ein ausführlicheres Treffen etwa eine Woche nach der Trauerfeier anbieten. Doch gibt es für diesen Zeitrahmen keine festen Regeln und etwaige Empfehlungen sollten nicht allzu wörtlich genommen werden. Vieles hängt von den tatsächlichen Umständen und der Rolle ab, die die Trauerberatung bei der Betreuung der Angehörigen spielen soll.

Wo soll beraten werden?

Trauerberatung kann (muss aber nicht) in einem Büro oder einer Praxis stattfinden. Ich habe Trauernde schon in den Räumen eines Krankenhauses (und auch schon im Krankenhausgarten) sowie in vielen anderen informellen Umgebungen beraten. Ein guter Ort ist auch die häusliche Umgebung der Trauernden. Wer Hausbesuche macht, merkt oft, dass dies für Interventionen besonders günstig ist. Parkes (1980) stimmt dem zu, wenn er sagt: «Telefonkontakte und Gespräche im Büro können Hausbesuche nicht ersetzen» (S. 9). Auch wenn Rahmen, Umfang und Ziele der Trauerberatung offiziell abgesprochen werden müssen, bedeutet dies nicht, dass man auch an einem offiziellen Ort zusammenkommen muss. Bei der Trauertherapie dagegen sind Praxisräumlichkeiten günstiger als eine häusliche oder informelle Umgebung.

Wer wird beraten?

In der Trauerberatung gibt es drei Hauptansätze – man könnte sie auch Philosophien nennen. Der erste Ansatz will allen Menschen, die eine nahestehende Person verloren haben, insbesondere Familien, in denen ein Elternteil oder ein Kind gestorben ist, Beratung anbieten. Ausgangspunkt ist die Annahme, dass ein solcher Verlust für alle Betroffenen traumatisch ist und sie deshalb auf jeden Fall ein Beratungsangebot bekommen sollten. Der Standpunkt leuchtet ein, doch stehen die Kosten und andere Faktoren einer derart flächendeckenden Versorgung meist entgegen. Außerdem zeigt unsere Forschung, dass längst nicht alle Betroffenen hilfsbedürftig sind (Worden, 1996). Die meisten schaffen es auch ohne unsere Beratung. Parkes (1998) formuliert zugespitzt: «Es gibt keinen Beweis dafür, dass alle Trauernden von einer Beratung profitieren würden; dafür, Menschen standardmäßig zur Beratung zu schicken, bloß weil sie einen Todesfall zu beklagen haben, hat die Forschung jedenfalls keinen Nutzen nachweisen können» (S. 18).

Der zweite Ansatz geht davon aus, dass manche Betroffenen Hilfe benötigen, dies aber erst zum Tragen kommt, wenn sie in Schwierigkeiten geraten sind und erkennen, dass sie allein nicht zurechtkommen. Von den Kosten her ist dieser Weg vielleicht günstiger als der erste, erfordert aber, dass die Betroffenen erst einen relativ großen Leidensdruck verspüren müssen, ehe ihnen Hilfe zuteil wird. Allerdings gibt es in der Forschung Hinweise darauf, dass Menschen, die von sich aus zur Beratung kommen, ihre Trauer letztlich besser bewältigen als diejenigen, denen die Beratung unaufgefordert angeboten wurde (Stroebe, Hansson, Stroebe & Schut, 2001).

Der dritte Ansatz beruht auf einem Präventionsmodell. Wenn wir vorhersehen können, wer ein oder zwei Jahre nach einem Todesfall mit großer Wahrscheinlichkeit Probleme haben wird, können wir frühzeitig intervenieren, um eine unzureichende Bewältigung des Trauerprozesses vorbeugend abzuwenden. Dieser dritte Ansatz wurde in der Harvard Child Bereavement Study eingesetzt, um herauszufinden, welche der Teilnehmerinnen und Teilnehmer einem höheren Risiko unterliegen würden.

Die Witwen und Witwer wurden über einen Zeitraum von bis zu drei Jahren nach dem Tod der Partnerin oder des Partners in regelmäßigen Abständen untersucht. Dabei stellte man fest, dass es einer Gruppe der Betroffenen 13 und 24 Monate nach dem Tod nicht gut ging, und definierte anhand der zu früheren Zeitpunkten gesammelten Daten signifikante Merkmale der Risikogruppe, die im nächsten Abschnitt näher erläutert werden sollen. (Dass dabei vornehmlich von Witwen die Rede ist, liegt daran, dass es signifikant mehr Witwen als Witwer gibt

– in den USA beträgt das Verhältnis 5:1!) Auf keine einzige Teilnehmerin der Studie trafen sämtliche Risikofaktoren zu. Obgleich das Bild also ziemlich gemischt ist, vermittelt es doch eine Vorstellung davon, welche Frauen gefährdet sind und welche man früh herausfiltern und so beraten kann, dass sie den Trauerprozess hoffentlich zu einem positiveren Abschluss bringen können.

Die Risikogruppe

Frauen, die mit dem Tod des Partners weniger gut zurechtkommen, sind meist jung und haben noch kleine Kinder, aber keine in der Nähe wohnenden Verwandten, die ihre Unterstützung anbieten könnten. Sie sind tendenziell eher ängstlich, zeigen ein anklammerndes Verhalten und waren von ihrem Partner übermäßig abhängig – oder sie hegen ambivalente Gefühle für die Beziehung zu der verstorbenen Person und ihr kultureller und familiärer Hintergrund hindert sie daran, diese Gefühle zum Ausdruck zu bringen. Sie hatten schon vorher Probleme mit Trennungssituationen und möglicherweise auch eine depressive Erkrankung. Der Tod des Partners hat zusätzliche Stressfaktoren in ihr Leben gebracht – einen erheblichen Einkommensverlust, einen Umzug oder Schwierigkeiten mit den Kindern, die sich ebenfalls auf den Verlust einstellen müssen. Anfangs schienen sie gut zurechtzukommen, doch mit der Zeit gewinnen Niedergeschlagenheit, Selbstvorwürfe und/oder Wut die Oberhand. Diese Gefühle nehmen mit der Zeit nicht ab, sondern bleiben hartnäckig bestehen (Parkes & Weiss, 1983).

Den Ansatz, Risikofälle durch gezielte präventive Maßnahmen herauszufiltern, verfolgte auch Beverly Raphael in einer weiteren wegweisenden Studie zu diesem Thema. In ihrer Untersuchung über Witwen und Witwer in Australien kreiste sie vier Variablen als signifikante Risikofaktoren für Probleme im ersten bzw. zweiten Jahr nach dem Todesfall ein:

1. Ein starkes Gefühl, im sozialen Umfeld nicht genug Unterstützung zu finden
2. Ein mäßig starkes Gefühl, im sozialen Umfeld nicht genug Unterstützung zu finden, zusammen mit besonders «traumatischen» Todesumständen
3. Eine hochgradig ambivalente Beziehung zu der verstorbenen Person
4. Das Auftreten einer gleichzeitigen Lebenskrise

In einer Untersuchung mit 80 Witwen ermittelten Sheldon (1981) und sein Team vom Clark Institute in Toronto vier Hauptgruppen von Risikofaktoren: soziodemographische Variablen, Persönlichkeitsfaktoren, Variablen der sozialen Unterstützung und Bedeutung des Todesfalles, wobei die soziodemographischen Faktoren – geringes Alter und schwieriger sozio-ökonomischer Hintergrund – mit dem größten Risiko verbunden waren.

In der Harvard Child Bereavement Study untersuchten wir Witwen und Witwer, die noch Kinder im Schulalter hatten. Die meisten Probleme hatten ein Jahr nachdem Todesfall Frauen, für die der Tod des Partners völlig überraschend gekommen war und die in den ersten vier Monaten nach dem Todesfall besonders viel Stress und negative Gefühle erlebt hatten. Tendenziell waren dies Frauen, die mehrere Kinder unter 12 Jahren hatten und eine größere Anzahl von lebensverändernden Ereignissen verkraften mussten (Worden, 1996).

Der präventive Ansatz ist natürlich nicht nur auf Partnerinnen und Partner, sondern auch auf andere Angehörige anwendbar. Parkes und sein Team am St. Christopher's Hospice in Großbritannien bestimmten anhand einer sechs Variablen umfassenden Skala besonders hilfsbedürftige Familienmitglieder. Eine Intervention hielten sie für angebracht, wenn vier Wochen nach dem Todesfall mehrere der folgenden acht Risikofaktoren zutrafen:

1. Mehrere jüngere Kinder im Haus
2. Zugehörigkeit zu unteren sozialen Schichten
3. Arbeitslosigkeit oder geringfügige Beschäftigung
4. Große Wut
5. Große Traurigkeit
6. Große Selbstvorwürfe
7. Mangel an aktuellen Beziehungen
8. Gefühl der Hilflosigkeit angesichts der Traueraufgaben

Beckwith, Beckwith, Gray, Micsko, Holm, Plummer und Flaa (1990) maßen die gleichen acht Risikofaktoren in ihrem Hospiz in North Dakota, USA, und stellten fest, dass diejenigen, die im ersten Jahr nach dem Verlust der Partnerin oder des Partners einem erhöhten Risiko unterlagen, jünger waren sowie kleinere Kinder, einen geringeren sozioökonomischen Status und weniger soziale Beziehungen hatten und größere Einbußen beim monatlichen Einkommen hinnehmen mussten.

Gut wäre es, ein Set von Risikofaktoren zu haben, die für alle Trauernden gelten. Leider gibt es sie nicht. Zwar finden sich Überschneidungen, doch muss ein Risikofaktor, der auf die eine Gruppe zutrifft, nicht notwendigerweise auch für andere Gruppen relevant sein. Wer mit dem präventiven Ansatz arbeiten möchte, muss daher schon möglichst früh verschiedene Faktoren beobachten und mit Hilfe systematischer Nacherhebungen in ausgewählten Zeitabständen überprüfen, welche der zuvor festgehaltenen Merkmale tatsächlich mit späteren Schwierigkeiten verbunden sind. Bei der Auswahl der Risikofaktoren sollten die in Kapitel 3 erklärten Mediatoren der Trauer berücksichtigt werden.

Wir selbst nutzten den Ansatz in unserer Langzeitstudie über Schulkinder, bei denen ein Elternteil gestorben war. Dabei filterten wir die Kinder heraus, die zwei Jahre nach dem Todesfall mit der Situation immer noch nicht zurechtkamen. Mithilfe von Informationen, die wir über diese Kinder und ihre Familien kurze Zeit nach dem Todesfall gesammelt hatten, konnten wir eine ziemlich präzise Liste relevanter Risikofaktoren zusammenstellen, die in Zukunft frühzeitige Interventionen möglich macht (Worden, 1996).

Grundsätze und Verfahren der Trauerberatung

Welchen Ansatz man bei der Trauerberatung auch immer verfolgt – es gibt bestimmte Grundsätze und Verfahren, die zu ihrem Erfolg beitragen können. Die in den folgenden Absätzen aufgeführten Grundsätze haben sich bei dem Bemühen, Trauernden zu helfen, eine akute Trauersituation gut zu bewältigen und zu einer tragfähigen Anpassung an die veränderte Situation zu kommen, besonders bewährt.

Grundsatz 1: Trauernden helfen, den Verlust zu realisieren

Eine wichtige Bezugsperson zu verlieren hat immer etwas Unwirkliches. Auch wenn der Todesfall nicht unerwartet kam, ist er letztlich so unfassbar, dass das Gefühl vorherrscht, er sei nicht wirklich geschehen. Daher besteht die erste Traueraufgabe darin, sich voll und ganz bewusst zu machen: Der Verlust hat tatsächlich stattgefunden, die Person ist tot und wird nicht wiederkehren. Trauernde müssen diese Realität akzeptieren, um die emotionalen Auswirkungen des Verlusts bewältigen zu können.

Wie unterstützt man jemanden beim Realisieren eines unwiederbringlichen Verlusts? Nach unserer Erfahrung am besten dadurch, dass man ihm dabei hilft, über den Verlust zu sprechen. In der Regel braucht man dafür nur die richtigen Fragen zu stellen: «Wo ist die Person gestorben?» «Wie ist es dazu gekommen?» «Wie haben Sie davon erfahren?» «Wo waren Sie, als Sie die Nachricht erhielten?» «Wie war die Trauerfeier?» «Was wurde in den Gedenkreden gesagt?» Alle diese Fragen sollen die betreffende Person ermuntern, ausführlich über alles im Zusammenhang mit dem Todesfall Erlebte zu sprechen. Viele müssen den genauen Hergang der Ereignisse immer wieder durchgehen, bis sie wirklich begreifen, dass es geschehen ist. Dies kann einige Zeit dauern. Viele Witwen sagten uns, sie hätten bis zu drei Monaten gebraucht, bis sie tatsächlich geglaubt hätten, dass ihr Partner tot sei und nicht wiederkommen werde. Wie wichtig es ist, über einen Verlust zu sprechen, wusste schon Shakespeare, der uns mit Macbeth ermahnt:

> Gebt Worte eurem Weh: Schmerz, der nicht spricht,
> Raunt ins beschwerte Herz sich, dass es bricht.

Das Grab (oder den Ort, an dem die sterblichen Überreste bestattet oder verstreut wurden) zu besuchen, kann ebenfalls dazu beitragen, die Realität des Verlusts vor Augen führen. Fragen Sie Trauernde, ob sie jemals zum Grab gehen und was dies für sie bedeutet. Falls sie das Grab nicht besuchen, fragen Sie, welche Gedanken und Gefühle sie davon abhalten. Besuche am Grab haben ihre Wurzeln in kulturellen Erwartungen und Ritualen. Gleichzeitig können sie Hinweise darauf geben, wo jemand im Hinblick auf die mit Traueraufgabe I verbundenen Aspekte der Trauer steht. Manche Betroffenen müssen ermutigt werden, zum Grab zu gehen und dies als Teil der Trauerarbeit zu begreifen. Man sollte das Thema vorsichtig und sensibel ansprechen und dabei vor allem auf das richtige Timing achten.

Die Hauptaufgabe besteht darin, eine geduldige Zuhörerin oder ein geduldiger Zuhörer zu sein und die Trauernden immer wieder zu ermuntern, über den Verlust zu sprechen. Von vielen Angehörigen bekommen sie, wenn sie über den Todesfall sprechen wollen, nämlich zu hören: «Erzähl mir das nicht schon wieder, ich weiß das doch alles. Warum quälst du dich, indem du immer wieder davon anfängt?» Den Angehörigen ist nicht klar, dass Trauernde stets aufs Neue über das Erlebte sprechen müssen, weil es ihnen hilft, die Realität des Todes zu begreifen. Da es für Beraterinnen oder Berater als Unbeteiligte keinen Anlass gibt, sich dagegen zu sperren, können Sie das wachsende Bewusstsein für die Realität des Verlusts fördern, indem Sie Ihr Gegenüber ermuntern, sich auszusprechen. Dabei können selbstverständlich auch andere Erinnerungen an die verstorbene Person einbezogen werden.

Grundsatz 2: Trauernden helfen, Gefühle zu benennen und zuzulassen

Im vorigen Kapitel bin ich auf einige der Gefühle eingegangen, mit denen trauernde Menschen zu kämpfen haben; ihre allgemeine Gefühlslage lässt sich als «dysphorisch» bezeichnen. Die damit verbundenen unangenehmen Gefühle werden häufig nicht erkannt bzw. nicht in dem Grade zugelassen, der für eine umfassende Bewältigung der Traueraufgaben günstig wäre.

Viele Trauernde kommen zu uns, weil sie sich eine sofortige Erlösung von ihrem Schmerz wünschen. Am liebsten wäre ihnen eine Pille, die sie einnehmen könnten, um den Schmerz aus der Welt zu schaffen. Ihnen dabei zu helfen, den Schmerz anzunehmen und durchzuarbeiten ist ein wichtiger Teil unserer Intervention. Für Trauernde besonders problematische Gefühle sind: Wut, Schuld, Angst, Hilflosigkeit und Einsamkeit.

Wut

Der Tod eines geliebten Menschen ruft bei den Hinterbliebenen oft Wut hervor. «Was mir am meisten geholfen hat, waren Menschen, die sich um mich gekümmert und sich mein Schimpfen und Toben angehört haben», sagte ein junger Mann, dessen Frau gestorben war. An früherer Stelle habe ich bereits angemerkt, dass Wut wahrscheinlich zwei Quellen hat: Frustration und regressive Hilflosigkeit. Woher sie auch immer rühren mag, viele Menschen verspüren große Wut, verstehen sie aber nicht immer als Wut gegen die verstorbene Person. Jedenfalls ist diese Wut real und muss ein Ventil finden; kann sie sich nicht gegen das eigentliche Ziel, die verstorbene Person, richten, wird sie häufig auf andere umgelenkt, z. B. auf die Ärztin oder den Arzt, das Krankenhauspersonal, das Bestattungsunternehmen, einen Geistlichen oder ein anderes Familienmitglied.

Wird die Wut weder auf die verstorbene Person noch auf andere gelenkt, richtet sie sich meist nach innen und macht sich dann in Form von Depressionen, Schuldgefühlen oder geringer Selbstachtung bemerkbar. In extremen Fällen kann die Wut zu Suizidgedanken oder gar -versuchen führen. In der Trauerberatung sollte man deshalb immer auch nach Suizidgedanken fragen. Eine einfache Frage wie: «War es so schlimm, dass Sie daran gedacht haben, sich etwas anzutun?», kann hier sehr rasch Aufschluss geben. Nicht immer stehen Suizidgedanken jedoch für nach innen gerichtete Wut. Sie können auch vom Wunsch nach Wiedervereinigung mit der verstorbenen Person herrühren.

Zum Teil wurzeln die wütenden Gefühle in dem intensiven Schmerzerleben. In der Beratung können wir den Betroffenen helfen, damit Fühlung aufzunehmen. Das Thema Wut direkt anzugehen bringt dagegen in der Regel wenig. Auf die Frage: «Sind Sie wütend, weil Ihr Mann gestorben ist?», bekommt man eher Antworten wie: «Wie könnte ich deshalb wütend sein? Er wollte ja nicht sterben. Er hatte einen Herzinfarkt.» Eine Witwe sagte mir: «Wie könnte ich auf ihn wütend sein? Er war ein gläubiger Christ, hat immer fest an ein Leben nach dem Tod geglaubt. Er ist jetzt viel besser dran.» Die Tatsache aber war, dass es *ihr* schlechter ging. Wir brauchten gar nicht tief unter der Oberfläche zu bohren, um auf eine starke Quelle der Wut zu stoßen: Sie war wütend auf ihn, weil er gestorben war und sie mit vielen Schwierigkeiten, Sorgen und Nöten allein gelassen hatte.

Werden sie direkt gefragt, gestehen viele Menschen ihre Wut nicht ein – entweder weil sie sich dieser Gefühle nicht bewusst sind oder weil sie sich an die kulturell tradierte Vorgabe halten, von einem Toten nicht schlecht sprechen zu dürfen. Eine indirekte Methode, die nach meiner Erfahrung sehr nützlich sein kann, arbeitet mit dem neutraleren Wort «fehlen». Ich frage die Trauernden: «In welcher Hinsicht fehlt Ihnen die verstorbene Person?», worauf sie mit einer ganzen Liste antworten, die oft Traurigkeit und Tränen auslöst. Nach einer Weile frage ich dann: «Und in welcher Hinsicht fehlt sie Ihnen *nicht?*» Darauf folgt meist erstauntes Schweigen und nach einer Weile etwas wie: «Hm, darüber habe ich noch nie nachgedacht. Aber jetzt, wo Sie es erwähnen, ... Tja, was mir nicht fehlt, sind die überall auf dem Fußboden verstreuten Kleidungsstücke, das ewige Zuspätkommen...» und vieles andere. Allmählich kommen so auch einige negativere Gefühle zur Sprache. Wichtig ist, dass man die Trauernden mit diesen negativen Gefühlen nicht allein lässt, sondern ihnen hilft, ein besseres Gleichgewicht zwischen negativen und positiven Gefühlen zu gewinnen und zu erkennen, dass die einen die anderen nicht außer Kraft setzen. Bei dem Erreichen dieses Ziels spielt die Beraterin oder der Berater eine aktive Rolle.

Ein weiteres nützliches Wort ist «Enttäuschung». Ich frage: «Wie hat die Person Sie enttäuscht?» Dass eine enge Beziehung ganz ohne Enttäuschungen auskommt, ist äußerst selten. Auch das Wort «unfair» kann sich in diesem Zusammenhang als nützlich erweisen.

In manchen Fällen stehen die negativen Gefühle so im Vordergrund, dass man den Betroffenen helfen muss, Kontakt zu den ebenfalls vorhandenen positiven Gefühlen zu bekommen, auch wenn es vielleicht nur wenige sind. Nur negative Gefühle zuzulassen birgt womöglich die Chance, der Traurigkeit aus dem Weg zu gehen, die man unweigerlich spüren würde, wenn man sich die Bedeutung des Verlusts eingesteht. Positive Gefühle zuzulassen ist für eine gute Bewältigung des Trauerprozesses notwendig. Das Problem besteht hier nicht im Ausblenden unangenehmer Empfindungen, sondern im Verdrängen von Liebe und Zuneigung.

Mike war 23 Jahre alt, als sein alkoholkranker Vater starb. Mike hatte sich von ihm schlecht behandelt gefühlt. «Jahrelang habe ich mir nichts sehnlicher gewünscht als seine Unterstützung. Doch so oft ich mich auch an ihn wendete, nie bekam ich von ihm, was ich brauchte. Nach seinem Tod habe ich für ihn nichts als Wut verspürt.» Drei Jahre nach dem Tod des Vaters begann Mike sich mit einem älteren Mann anzufreunden. Eines Tages umarmte ihn dieser Mann zum Abschied so, wie sein Vater es vor Jahren getan hatte, wenn er Mike ins Bett brachte. Diese Berührung löste in Mike sehr lebhafte Erinnerungen an den tot im Sarg liegenden Vater und dessen Beerdigung aus. Begleitet wurden diese Bilder von einem intensiven Gefühl der Traurigkeit, und Mike merkte, wie sehr ihm die Liebe seines Vaters fehlte. Er versuchte, das Gefühl abzuwehren, indem er sich sagte, der Mann, den er im Sarg liegen sah, sei gar nicht sein Vater gewesen – aber das half ihm nichts. Die Traurigkeit behielt die Oberhand. «Wie kann mir die Liebe meines Vaters fehlen, obwohl ich sie nie gespürt habe?», fragte er mich, als er zur Therapie kam. Durch unsere Arbeit entwickelte er eine ausgewogenere Einstellung zu seinen Gefühlen. Nach und nach fasste er Mut und fand Erleichterung in dem Gedanken: «Ich habe ihn geliebt, auch wenn er oft unausstehlich war und mir aufgrund seiner eigenen Erziehung seine Liebe nicht zeigen konnte.»

Sich stark auf Negatives zu konzentrieren kann das Risiko für Komplikationen bei der Anpassung an den Verlust erhöhen, so dass irgendwann eine therapeutische Intervention nötig wird (Neimeyer, 2000). Dass ein ausgewogenes Gleichgewicht der Gefühle am gesündesten ist, steht außer Frage. Eine erfahrene Beraterin oder ein erfahrener Berater kann viel dazu beitragen. In der therapeutischen Ausbildung lernen wir, dass dem Timing dabei eine herausragende Rolle zukommt. Wer einen auf das Negative fixierten Trauernden auffordert, in dem Verlust auch Positives und die Chance zum Wachstum zu sehen, muss sehr sensibel vorgehen. Spricht man das Thema zu früh an, kann es vorkommen, dass der Trauernde sich nicht ernst genommen fühlt und befürchtet, seine schmerzliche Verlusterfahrung solle «klein geredet» werden (Gamino & Sewell, 2004).

Schuld

Nach einem Todesfall können aus mancherlei Gründen Schuldgefühle entstehen. Typische Beispiele sind Selbstvorwürfe: Man hätte für eine bessere ärztliche Betreuung sorgen, der Operation nicht zustimmen, früher einen Arzt hinzuziehen oder ein anderes Krankenhaus wählen sollen ... Trauernde Eltern sind besonders anfällig für Schuldgefühle, die oft darum kreisen, dass sie ihr Kind nicht von seinen Schmerzen befreien oder seinen Tod nicht verhindern konnten. Manche Trauernde haben auch Schuldgefühle, weil sie meinen, sie seien nicht traurig genug oder könnten nicht genug weinen. Was auch immer die Gründe sein mögen – die meisten Schuldgefühle sind irrational und eng mit den näheren Todesumständen verbunden. Da sich irrationale Schuldgefühle durch einen Realitätstest sehr gut entkräften lassen, können Beraterinnen und Berater hier gut helfend eingreifen. Sagt z. B. jemand: «Ich habe nicht genug getan», frage ich: «Was haben Sie denn getan?». Zählt er oder sie daraufhin verschiedene Dinge auf, frage ich weiter: «Und was haben Sie noch getan?» Meist folgt eine weitere Aufzählung. «Und was noch?» Auch auf diese Frage fällt ihm oder ihr in der Regel noch dieses oder jenes ein und nach einer Weile gelangt er oder sie zu dem Schluss: «Vielleicht habe ich ja wirklich alles getan, was mir unter den gegebenen Umständen möglich war.»

Natürlich gibt es darüber hinaus aber auch so etwas wie wirkliche Schuld, der viel schwerer beizukommen ist. Gelegentlich habe ich in Gruppentherapie-Sitzungen Psychodrama-Techniken angewandt, um der Person bei der Durcharbeitung der damit verbundenen Emotionen zu helfen. In einer dieser Gruppen bekannte Vickie, eine junge Frau, sie sei in der Nacht, in der ihr Vater starb, nicht daheim bei ihrer Familie gewesen, sondern habe sich entschlossen, bei ihrem Freund zu bleiben. Dem eigenen Gefühl nach hatte sie damit ihrem Vater, ihrer Mutter, ihrem Bruder und sich selbst unrecht getan. Ich ließ Vickie Gruppenmitglieder auswählen, die einzelne Mitglieder ihrer Familie und sie selbst verkörpern sollten. Dann ließ ich sie mit jeder dieser Personen interagieren, wobei Vickie ihr schlechtes Gewissen artikulierte und sich ihrerseits anhörte, was die Hauptpersonen in dem Drama darauf erwiderten. Die Sitzung war sehr bewegend, der wohl ergreifendste Moment kam jedoch zum Schluss, als Vickie die Person umarmte, die sie selbst darstellte. Vickie war bereit, sich mit sich selbst auszusöhnen. Das brachte einen umfassenden Heilungsprozess in Gang.

Angst und Hilflosigkeit

Trauernde sind oft sehr ängstlich. Ein großer Teil ihrer Angst hängt mit einem Gefühl der Hilflosigkeit zusammen – sie fürchten, das Leben allein nicht meistern zu können. Es handelt sich um eine regressive Reaktion, die in der Regel mit der Zeit abnimmt, sobald sich erweist, dass das Weiterleben ohne die verstorbene Person zwar schwer, aber nicht unmöglich ist. Beraterinnen und Berater können Trauernden helfen, sich klar zu machen, in welchen Bereichen sie bereits vor dem Verlust selbstständig gehandelt haben. Diese Sichtweise macht es ihnen leichter, die eigene Ängstlichkeit in Relation zu sehen.

Eine zweite Quelle der Angst ist das geschärfte Bewusstsein für die eigene Sterblichkeit (Worden, 1976). Dabei geht es nicht um den Tod im Allgemeinen oder den Tod eines anderen Menschen, sondern um die unabwendbare Erkenntnis, selbst eines Tages sterben zu müssen. Wir alle kennen dieses Gefühl, das sozusagen ständig in unserem Hinterkopf lauert. Von Zeit zu Zeit dringt es hervor und nimmt Gestalt an, z. B. wenn wir ein Gleichaltriger stirbt oder wenn wir bei einem schweren Verkehrsunfall nur knapp mit dem Leben davonkommen.

Das Bewusstsein für die eigene Sterblichkeit ist bei den meisten von uns auf einer sehr tiefen Ebene angesiedelt. Verlieren wir eine wichtige Bezugsperson, vielleicht einen engen Freund oder ein Familienmitglied, rückt sie umso schmerzlicher in unser Bewusstsein und ruft existenzielle Ängste wach. Je nach konkreter Sachlage können Trauerberaterinnen und -berater hier verschiedene Wege gehen. Manchmal ist es besser, das Thema nicht von sich aus anzuschneiden, sondern abzuwarten, weil man annimmt, dass es sich nach einer Weile von selbst geben wird. In anderen Fällen dagegen wiederum empfiehlt es sich, es direkt anzusprechen, um den Trauernden Gelegenheit zu geben, ihren Ängsten und Besorgnissen auszudrücken, da die offene Aussprache spürbare Erleichterung verschafft. Die Beraterin oder der Berater sollte nach bestem Ermessen entscheiden, welcher Weg im Einzelfall der geeignetste ist.

Traurigkeit

Es gibt Situationen, in denen es sinnvoll sein kann, traurige Gefühle bis hin zum Weinen in der Beratung behutsam zu provozieren. Viele Menschen trauen sich nicht, in Gegenwart anderer zu weinen, weil sie fürchten, es könnte die Beziehung belasten oder gar zerstören, was für sie einen weiteren Verlust bedeuten würde. Manche unterdrücken ihre Tränen auch aus Angst vor Kritik. Eine Witwe hörte zufällig, wie eine ihrer Bekannten zu einer anderen sagte: «Das Ganze ist jetzt drei Monate her. Sie sollte sich wirklich zusammenreißen und aufhören mit diesem Selbstmitleid.» Selbstverständlich war diese Bemerkung für die Witwe weder tröstlich noch hilfreich.

Einige Menschen glauben, das Weinen in Gegenwart anderer sei würdelos oder für die anderen peinlich. Stella verlor ganz unerwartet ihre vierjährige Tochter. Die Trauerfeier fand im Haus der eher steifen Familie ihres Mannes weit entfernt vom Sterbeort des Kindes statt. Stella war es gewohnt, ihren Kummer offen zu zeigen, doch die stoische Haltung ihrer Schwiegermutter bei der Feier schüchterte sie dermaßen ein, dass sie nicht nur ihre eigene Traurigkeit unterdrückte, sondern dies auch von ihrer betagten Mutter verlangte, um der Familie ihres Mannes Peinlichkeiten zu ersparen. Durch die Beratung kam Stella zu einer angemesseneren

Betrachtungsweise und wurde ermutigt, die Tränen zu weinen, die sich in ihr angestaut hatten und die herauszulassen sie sich bislang versagt hatte.

Allein zu weinen kann helfen, doch oft ist es tröstlicher, wenn man sich bei einem anderen Menschen ausweinen und Beistand finden kann. «Nur zu weinen reicht allerdings nicht aus. Trauernde brauchen Hilfe dabei, die Bedeutung der Tränen zu erkennen, und diese Bedeutung wird sich ... im Laufe der Trauerarbeit wandeln» (Simos, 1979, S. 89).

Es ist wichtig, sich in der Beratung nicht einfach damit zufrieden zu geben, dass starke Emotionen ausgedrückt werden. Der Schwerpunkt der Aufgabe besteht darin, die Emotionen nicht nur zu *zeigen*, sondern auch zu *erfahren*. Wer in den ersten Monaten emotional am heftigsten reagiert, zeigt seine Emotionen auch noch ein Jahr später sehr stark (Parkes, 2001; Wortman & Silver, 1989). Das Wesentliche aber ist der Fokus. Traurigkeit muss von dem Bewusstsein darüber begleitet sein, was man verloren hat, Wut muss sich auf das richtige Ziel richten, Schuldgefühle müssen analysiert und aufgelöst und Ängste müssen benannt und angegangen werden. Ohne diesen Fokus ist die Beratung nicht effektiv, und zwar unabhängig von der Menge oder der Heftigkeit der zum Ausdruck gebrachten Gefühle (van der Hart, 1988).

> Zu dem nötigen Fokus gehört zugleich ein sorgfältig austariertes Gleichgewicht, das es den Trauernden erlaubt, ihren Schmerz, ihr Verlustgefühl, ihre Einsamkeit, Angst, Wut, Schuldgefühle und Traurigkeit zu spüren, den Schmerz zuzulassen und zum Ausdruck zu bringen, im Innersten ihrer Seele zu spüren und zu wissen, was ihnen geschehen ist – und das alles in genau der richtigen Dosis, damit sie von solchen Gefühlen nicht überwältigt werden. (Schwartz-Borden, 1986, S. 500)

Grundsatz 3: Trauernden helfen, ohne die verstorbene Person weiterzuleben

Hier geht es darum, Menschen bei der Anpassung an einen schmerzlichen Verlust zu unterstützen, indem man ihre Fähigkeit fördert, ohne die verstorbene Person weiterzuleben und selbstständig Entscheidungen zu treffen. Mit Hilfe von Problemlösungstechniken lässt sich klären, worin die Schwierigkeiten des Hinterbliebenen bestehen und wie sie zu überwinden sind. Problemlösendes Verhalten gehört zu den in Kapitel 3 erwähnten Bewältigungsstrategien und ist individuell sehr unterschiedlich ausgeprägt. Wie bereits erwähnt, hatte der Verstorbene im Leben der trauernden Person meist verschiedene Rollen ausgefüllt. Welche Rollen dies waren, ist teilweise richtungsweisend dafür, wie sich die verstorbene Person an den Verlust anzupassen vermag. Wichtig ist in Familien z. B. die Rolle des Entscheiders – eine Rolle, die sich besonders nach dem Verlust einer Partnerin oder eines Partners als problematisch erweisen kann. In vielen Beziehungen trifft primär einer der beiden Beteiligten die Entscheidungen, und zwar häufig der Mann. Infolgedessen fühlen sich viele Frauen nach dem Tode des Partners von Entscheidungssituationen völlig überfordert. In der Trauerberatung können Witwen wirksame Bewältigungsstrategien und Fähigkeiten zur Entscheidungsfindung erlernen, sodass es ihnen letztlich gelingt, die zuvor von ihrem Partner ausgefüllte Rolle selbst zu übernehmen und ihre emotionale Belastung dadurch zu reduzieren.

Eine weitere wichtige Rolle, die bei einem Verlust in einer Paarbeziehung immer angesprochen werden sollte, ist die der Sexualpartnerin oder des Sexualpartners. Manche Beraterinnen und Berater zögern, diesen wichtigen Aspekt zu thematisieren, andere wiederum behandeln ihn mit solchem Nachdruck, dass es den Betroffenen unangenehm werden kann. Rita, eine 60-jährige Hausfrau, wurde nach dem plötzlichen Tod ihres Ehemannes aufgefordert, sich einer Witwengruppe anzuschließen. Ein wohlmeinender, doch ungeschickter Berater sagte ihr, die Gruppe würde ihr sicherlich auch helfen, neue Beziehungen anzuknüpfen und ihre sexuellen Bedürfnisse zu befriedigen. Genau das aber wollte die eher zurückhaltende, katholische Dame mittleren Alters nicht hören. Auf die falsche Weise angesprochen, lehnte sie erschrocken ab und verzichtete damit auf eine Gruppenerfahrung, die ihr, geschickter angeboten, möglicherweise viel Unterstützung eingebracht hätte. Über die eigenen sexuellen Gefühle und das Bedürfnis nach Zärtlichkeit sprechen zu können, ist äußerst wichtig. Die Beraterin oder der Berater kann Vorschläge machen, wie sich diese Bedürfnisse möglicherweise stillen ließen; allerdings sollten diese Vorschläge zu der Persönlichkeit und den Wertvorstellungen der Betroffenen passen. Es gibt Menschen, die außer der verstorbenen Person noch keine Partnerin bzw. keinen Partner hatten, so dass auch mögliche Ängste vor neuen Erfahrungen angesprochen werden sollten.

Generell sollte man allen, die gerade erst einen schmerzlichen Verlust erlitten haben, davon abraten, allzu schnell lebensverändernde Entscheidungen zu treffen, also z. B. Eigentum zu veräußern, die Arbeitsstelle oder den Beruf zu wechseln, Kinder zu adoptieren usw. Da während der akuten Trauer die Urteilsfähigkeit oft getrübt ist, sind Reaktionen möglich, die die Anpassung an die veränderte Situation erschweren. «Bloß nicht sofort umziehen oder Sachen verkaufen, damit versucht man nur, den eigenen Problemen davonzulaufen. Lieber den Schmerz in der vertrauten Umgebung durcharbeiten», lautete der Rat einer Witwe in unserer Witwengruppe.

Eine andere Witwe zog kurze Zeit nach dem Suizid ihres Mannes von New York nach Boston um. «Ich dachte, ich würde ihn dort weniger vermissen», erklärte sie mir. Nach einem Jahr in Boston stellte sie fest, dass dies so nicht funktionierte, und kam zu mir in Therapie. Ein Aspekt, den sie nicht ausreichend bedacht hatte, war ihr soziales Netz, das in New York groß, in Boston aber noch kaum entwickelt war. Beim Abraten von allzu frühen Entscheidungen sollte man allerdings stets darauf achten, dass man nicht ungewollt ein Gefühl der Hilflosigkeit fördert. Man sollte deshalb stets betonen, dass die trauernde Person nach einer gewissen Zeit sehr wohl in der Lage sein wird, auch größere Entscheidungen zu treffen und Veränderungen einzuleiten, sobald sie dazu bereit ist, es aber jetzt erst einmal darum geht, keine einschneidenden Maßnahmen «übers Knie zu brechen», nur weil man meint, damit den Schmerz lindern zu können.

Grundsatz 4: Trauernden helfen, Sinn neu zu formulieren

Eines der Ziele der Trauerberatung besteht darin, Trauernden dabei zu helfen, in einer schwierigen Situation Sinn zu finden. Die Suche kann dabei ebenso wichtig sein wie der schließlich gefundene Sinn. Schwartzberg und Halgin (1991) meinen:

> Wie jemand Sinn findet – also Erklärungen formuliert wie: «Im Universum gibt es eine höhere Kraft», «An dem Tag hat sie einfach zu viel getrunken», oder «Ich hatte im Leben wohl noch etwas zu lernen» – kann weniger Gewicht haben als der Weg dorthin. Mit anderen Worten: Die Fähigkeit, einer veränderten Welt neuen Sinn zuzuschreiben, kann bedeutender sein als der spezifische Inhalt, der dieses Bedürfnis stillt (S. 245).

Manche, die nach dem Tod eines geliebten Menschen auf die Frage «Warum?» keine Antwort finden, engagieren sich in sozialen oder politischen Bereichen, die häufig mit den näheren Umständen des Todesfalls zusammenhängen. So richtete z. B. ein Elternpaar, dessen Sohn in seiner Studentenbude bei einem Hausbrand ums Leben gekommen war, zu seinen Ehren eine Gedenk-Website ein, stiftete unter seinem Namen ein Stipendium für bedürftige Studenten und engagierte sich für die verpflichtende Installation von Feuermeldern in privaten Wohnhäusern. Angesichts des von ihnen als völlig sinnlos und unnötig empfundenen Unglücks halfen ihnen all diese Aktivitäten letztlich doch zu glauben, dass der Tod ihres Sohnes nicht ganz vergeblich war.

Durch einen Verlust neuen Sinn zu finden, bedeutet nicht nur, mit der Frage zu kämpfen, warum etwas geschah, sondern sich auch zu fragen, warum es ausgerechnet einen selbst getroffen hat? Wie verändert man sich durch den Verlust? Auf einige wirkt er wie ein direkter Angriff auf das Selbstwertgefühl, vor allem wenn es sich um einen als traumatisch erlebten Verlust handelte. Eine angeschlagene Selbstachtung geht jedoch oft mit einer niedrigen Kompetenzerwartung einher. Die beste Intervention besteht deshalb darin, den Betroffenen dabei zu helfen, ein Gefühl der Kontrolle wiederzugewinnen das Bewusstsein für die Bereiche zu schärfen, in denen ihre Versuche, Kontrolle auszuüben, erfolgreich waren.

Grundsatz 5: Trauernden helfen, die verstorbene Person emotional neu zu «verorten»

Die Beratung kann Trauernden dabei helfen, für die verstorbene Person in ihrem Leben einen neuen Platz zu finden – einen Platz, der es ihnen ermöglicht, sich in ihrem eigenen Leben weiter zu entwickeln und neue Beziehungen anzuknüpfen. Sich bewusst zu erinnern ist eine Möglichkeit, die mit der verstorbenen Person unlösbar verbundene emotionale Energie allmählich zu absorbieren und umzulenken. Manche Menschen bedürfen in dieser Hinsicht keiner Ermunterung, viele aber brauchen sie, insbesondere nach dem Verlust des Partners oder der Partnerin. Sie scheuen neue Bindungen, weil sie meinen, damit das Andenken der verstorbenen Person zu missachten. Andere zögern, weil sie das Gefühl haben, dass die verstorbene Person für sie letztlich unersetzlich ist. In gewisser Hinsicht stimmt dies ja auch, doch kann die Beraterin oder der Berater hier der Einsicht den Boden bereiten, dass bei aller Unersetzlichkeit des Vergangenen nichts dagegen einzuwenden ist, die entstandene Lücke mit einer neuen Beziehung zu füllen.

Auf der anderen Seite gibt es Trauernde, die sich kopfüber in neue Beziehungen stürzen. Die Beraterin oder der Berater kann ihnen helfen darüber nachzudenken, wie sinnvoll dieses Verhalten ist. «Wenn ich bloß wieder heiraten könnte, dann wäre alles in Ordnung», sagte eine Witwe kurz nach dem Tod ihres Mannes. Oft ist aber gerade dies nicht die Lösung aller Probleme, weil es die ausreichende Aufarbeitung der Trauer behindern würde, die neue Beziehung von den ungelösten Traueraufgaben belastet wäre und es im schlimmsten Fall zu einer Scheidung käme – und damit zu einem erneuten Verlust. Einmal lernte ich einen Mann kennen, der schon beim Begräbnis seiner Frau die nächste Partnerin ausgespäht hatte. Er bemühte sich intensiv um sie und bald hatte sie den Platz seiner verstorbenen Frau eingenommen. Wer sich so rasch «Ersatz» verschafft, mag für eine Weile Auftrieb bekommen, wird aber zugleich daran gehindert, die ganze Intensität und Tiefe des Verlusts zu erfahren. Ohne diese Erfahrung wiederum ist Trauerarbeit nicht zum Abschluss zu bringen. Und die neue Beziehung kann letztlich nur gelingen, wenn die betreffende Person um ihrer selbst willen anerkannt und wertgeschätzt wird.

Grundsatz 6: Trauernden helfen, der Trauer Zeit zu geben

Trauern braucht seine Zeit. Es ist ein Prozess der Anpassung an eine Welt ohne die verstorbene Person, und dieser Prozess muss nach und nach vonstattengehen. Erschwert werden kann dies von Familienmitgliedern, die den Schmerz rasch hinter sich bringen wollen, damit möglichst bald alles wieder seinen gewohnten Gang gehen kann. Manche Kinder sagen zu ihren Müttern: «Komm schon, lass endlich gut sein! Du musst zurück ins Leben finden. Vater würde nicht wollen, dass du unentwegt Trübsal bläst.» Ihnen ist nicht klar, dass die Mutter Zeit braucht, um sich an den Verlust und seine vielfältigen Folgen anzupassen. Die Beraterin oder der Berater kann es ihnen erklären; so naheliegend es erscheinen mag, wird es von den Angehörigen leider nicht immer gesehen.

Nach meiner Erfahrung treten zu bestimmten Zeitpunkten besondere Schwierigkeiten auf. Ich empfehle allen in der Trauerberatung Tätigen, diese kritischen Zeiten zu beachten und rechtzeitig mit den Trauernden Kontakt aufzunehmen, falls keine regelmäßige Betreuung erfolgt. Oft ist ein solcher kritischer Zeitpunkt nach Ablauf der ersten drei Monate erreicht. Einmal betreute ich monatelang eine Familie mit einem schwer krebskranken Vater. Nach seinem Tod nahm ich an der Beerdigung teil. Der Vater war Geistlicher, und die Witwe und ihre drei Kinder bekamen bei und nach der Bestattung so viel Unterstützung, wie man sie sich in einer solchen Situation nur wünschen kann. Als ich mich drei Monaten später jedoch wieder mit der Witwe in Verbindung setzte, war sie sehr aufgebracht, weil sich niemand mehr bei ihr meldete und sie sich gemieden fühlte. Ihr Hauptzorn richtete sich auf den Amtsnachfolger ihres Mannes, den neuen Pfarrer der Gemeinde.

Ein weiterer kritischer Zeitpunkt naht, sobald sich der Todestag zum ersten Male jährt. Auch jetzt sollte die Beraterin oder der Berater die Trauernden von sich aus kontaktieren, falls es nicht ohnehin regelmäßige Treffen gibt. Da in dieser Zeit alle möglichen Gedanken und Gefühle auf sie einstürzen, brauchen sie zusätzliche Unterstützung. Es empfiehlt sich, solche Jahrestage langfristig im Kalender zu notieren, um rechtzeitig vorher Termine vereinbaren zu können. Für viele Trauernde sind Feiertage besonders kritisch. Eine bewährte Intervention besteht darin, den Betroffenen dabei zu helfen, sich auf diese Tage rechtzeitig einzustellen und vorzubereiten. «Mir hat es sehr geholfen, dass ich das Weihnachtsfest gedanklich schon durchgegangen bin, bevor es soweit war», sagte eine junge, verwitwete Mutter.

Wie häufig man Kontakt aufnimmt, richtet sich nach der jeweiligen Beziehung zu den Trauernden und den zum Beratungsverhältnis getroffenen Vereinbarungen. In jedem Fall aber gilt auch hier: Trauern braucht seine Zeit – und das heißt auch, dass die Beraterin oder der Berater seine Rolle über einen längeren Zeitraum ausfüllen und sinnvolle Interventionen einleiten muss. auch wenn seit einiger Zeit schon kein regelmäßiger Kontakt mehr besteht.

Grundsatz 7: Über das «normale» Trauerverhalten informieren

Aufgrund ihrer fachlichen Erfahrung kennen Trauerberaterinnen und –berater das normale Trauerverhalten. Nach einem schweren Verlust glauben viele Menschen, verrückt zu werden. Verschärfend wirkt, dass sie verstört sind und an sich selbst Verhaltensweisen entdecken, die sie sonst von sich noch gar nicht kennen. Wer genau weiß, was normales Trauerverhalten ist, kann Trauernde im Hinblick auf ihr eigenes, oftmals als fremd erlebtes Verhalten beruhigen. Dass jemand infolge eines Verlusts tatsächlich dekompensiert und psychotisch wird, ist selten, doch gibt es Ausnahmen, und zwar vor allem dann, wenn jemand früher schon psychotische Episoden hatte oder wenn eine Borderline-Persönlichkeitsstörung besteht. Trotzdem kommt es ziemlich häufig vor, dass Trauernde glauben, den Verstand zu verlieren, vor allem wenn sie bis dahin noch keinen größeren Verlust erlitten haben. Beraterinnen und Berater, die z. B. wissen, dass Halluzinationen, größere Ablenkbarkeit oder die ständige gedankliche Beschäftigung mit der verstorbenen Person zu den normalen Verhaltensweisen trauernder Menschen gehören, können die Betreffenden in dieser Hinsicht beruhigen (Parkes, 1972). Eine Beschreibung normaler Trauerreaktionen finden Sie in Kapitel 1.

Grundsatz 8: Individuelle Unterschiede berücksichtigen

Wie Menschen auf einen Todesfall reagieren, kann individuell sehr unterschiedlich ausfallen. Ebenso wenig, wie man erwarten kann, dass alle Todkranken auf dieselbe Weise sterben, kann man erwarten, dass alle Hinterbliebenen auf dieselbe Weise trauern. Die Trauer ist ein Phänomen mit enormer individueller Variationsbreite und großen Unterschieden bei der Intensität der affektiven Reaktionen, dem Ausmaß der Beeinträchtigung im täglichen Leben und der Länge der Zeit, in der schmerzliche Verlustgefühle ganz im Vordergrund des persönlichen Erlebens stehen (Schwartzberg & Halgin, 1991). Für die Angehörigen ist dies manchmal schwer zu verstehen. Es irritiert sie, wenn ein Familienmitglied sich anders verhält als die anderen; umgekehrt kommt es vor, dass jemand, der anders reagiert als die übrige Familie, sich deswegen Sorgen macht. Beraterinnen und Berater können Familien, die erwarten, dass alle ihre Mitglieder auf die gleiche Weise trauern, diese natürliche Variationsbreite erklären und so Verständnis schaffen.

Im Mittleren Westen der USA kam einmal nach einem meiner Vorträge eine junge Frau zu mir, um über ihre Familie zu sprechen. Ihren Eltern sei vor kurzem ein Kleinkind gestorben. Die Mutter trauere ebenso stark wie sie, die ältere Schwester des Kindes, doch bezweifle sie sehr, dass der Vater richtig trauern würde. Sie fürchte, er lasse die Trauer nicht zu, was sich später einmal rächen könnte. Im weiteren Verlauf des Gesprächs erfuhr ich, dass der Vater darauf bestanden hatte, den kleinen Sarg nach dem Trauergottesdienst den ganzen Weg von der Kirche durch den kleinen Ort bis zum Friedhof auf seinen Schultern zu tragen. Außerdem hatte der Farmer seit dem Tod des Kindes Stunde um Stunde allein auf seinem Traktor draußen auf den Feldern zugebracht. Aus alledem schien mir hervorzugehen, dass der Vater sehr wohl trauerte, nur eben auf seine Weise. Die Richtigkeit meiner Mutmaßung bestätigte mir die Tochter später in einem Brief.

Grundsatz 9: Bewältigungsstile hinterfragen

Beraterinnen und Berater sollten Trauernden außerdem dabei helfen, ihre persönlichen Bewältigungsstile kritisch zu beleuchten, zumal diese durch einen schmerzlichen Verlust in der Regel noch verstärkt werden. (Eine Beschreibung verschiedener Bewältigungsstile findet sich in Kapitel 3.) Am leichtesten geht das, wenn sich in der Beratung bereits ein Vertrauensverhältnis entwickelt hat; die Betroffenen sind dann eher bereit, das eigene Verhalten zu hinterfragen. Manche Bewältigungsstile deuten auf kompetentes Verhalten hin, andere nicht. Wenn jemand einen Verlust z. B. durch exzessiven Alkohol- oder Drogenkonsum zu bewältigen sucht, ist eine adäquate Anpassung an die veränderte Situation eher unwahrscheinlich.

> Schon der Einsatz kleiner Mengen an Alkohol zur Förderung des Schlafes, zum Dämpfen von Angstgefühlen und zum Abblocken grüblerischer Gedanken prädisponiert Trauernde dazu, Trost im Trinken zu finden, was zu einer graduellen Eskalation und schließlich zu einem unkontrollierten oder gewohnheitsmäßigen Alkoholkonsum führen kann. Dem größten Risiko unterliegen Trauernde, die schon einmal alkoholkrank waren oder in deren Familie Alkoholismus eine große Rolle spielt. (Shuchter & Zisook, 1987, S. 184).

Hier gilt es wachsam zu sein und nach dem Konsum von Alkohol, Medikamenten oder Drogen zu fragen. Ein starker Konsum solcher Substanzen kann die Gefühle von Trauer und Depression verstärken und den Trauerprozess behindern. Besteht ein solches Problem oder wird es vermutet, tut man gut daran, eine konsequente Behandlung einzuleiten und dabei Selbsthilfegruppen wie die Anonymen Alkoholiker und lokale Therapieangebote einzubeziehen.

Insgesamt scheint der aktiv-emotionale Bewältigungsstil am effektivsten zu sein, wenn es darum geht, mit Problemen wie z. B. der akuten Trauer fertig zu werden. Dazu gehören auch ein gewisser Humor sowie die Fähigkeit, eine schwierige Situation neu zu definieren, Emotionen adäquat zu regulieren und die angebotene soziale Unterstützung auch anzunehmen. Der vermeidend-emotionale Bewältigungsstil dagegen ist am wenigsten geeignet. Schuldzuweisungen, Ablenkung, Leugnung, sozialer Rückzug und Substanzmissbrauch mögen der Person kurzfristig Auftrieb geben, stellen jedoch keine effektiven Strategien der Problemlösung dar.

Wenn Trauernde sich zurückziehen und weder Fotos von der verstorbenen Person betrachten noch sonst irgendetwas um sich dulden wollen, was an sie erinnert, könnte ein ungesunder Bewältigungsstil vorliegen. Trauerberaterinnen und -berater können diese Bewältigungsstile herausarbeiten und Trauernde bei einer realistischen Einschätzung der eigenen Strategien unterstützen. Anschließend lassen sich gemeinsam andere Möglichkeiten erkunden, mit deren Hilfe es vielleicht besser gelingt, die seelische Not zu lindern und Probleme zu lösen.

Grundsatz 10: Pathologische Entwicklungen erkennen und für eine adäquate Behandlung sorgen

Der zehnte und letzte Grundsatz besagt, dass Trauerberaterinnen und -berater erkennen müssen, wann eine gezielte Behandlung notwendig ist und andere Fachleute hinzuziehen sind. Zeigen sich infolge des Todesfalls und der darauf folgenden Trauer pathologische Prozesse, stellt sich die Aufgabe, eine adäquate Behandlung anzuregen und die Betroffenen an die entsprechenden Anlaufstellen zu vermitteln. Trauerberaterinnen und –berater erfüllen hier eine gewisse Wegweiserfunktion.

Bei manchen Menschen reicht die Trauerberatung als Hilfestellung nicht aus und es kommt durch ihren Umgang mit dem Verlust zu schwierigeren Problemen. Eine kleine Untergruppe (10–15 %) entwickelt Merkmale der komplizierten Trauer wie z. B. eine chronische oder verlängerte Trauerreaktion, was besondere Interventionen erforderlich macht. (In Kapitel 5 zur Trauertherapie werden solche Interventionen näher besprochen). Da dies den Einsatz spezieller Techniken und ein grundlegendes Verständnis der Psychodynamik voraussetzt, übersteigt es meist das Betätigungsfeld der Trauerberatung. Für Trauerberaterinnen und –berater ist es wichtig, ihre Grenzen zu kennen und zu wissen, wann im Einzelfall die Vermittlung einer regelrechten Trauertherapie oder einer anderen Art von Psychotherapie angezeigt ist.

Ehe ich den Abschnitt über die Grundsätze und Verfahren der Trauerberatung abschließe, möchte ich auf einige Platitüden hinweisen, die Trauernde leider immer noch von wohlmeinenden Bekannten und gelegentlich auch von einer Beraterin oder einem Berater zu hören bekommen. Meist sind solche Gemeinplätze alles andere als hilfreich. Viele der von uns im Rahmen der Harvard Child Bereavement Study befragten Frauen erklärten: «Wenn jemand auf mich zukam und sagte: ‹Ich weiß, wie Ihnen zumute ist›, hätte ich ihn am liebsten angeschrien: ‹Sie wissen überhaupt nicht, wie mir zumute ist! Sie können es gar nicht wissen! Sie haben ja selbst noch nie den Ehemann verloren!›» Bemerkungen wie: «Nun sei ein tapferer kleiner Junge», «Das Leben geht weiter», «Das wird schon bald vorübergehen», «Sie halten sich aber sehr wacker», «In einem Jahr ist es vorbei», «Das wird schon werden», «Nur nicht unterkriegen lassen» usw. helfen leider so gut wie gar nicht. Sogar ein «Das tut mir aber leid» kann jedes weitere Gespräch abwürgen. Und dann gibt es noch jene, die Trauernde dadurch aufmuntern wollen, dass sie ihnen von all den Unglücksfällen in ihrem Leben erzählen – offenbar ohne zu wissen, dass der Vergleich persönlicher Tragödien nun wirklich gar nichts bringt. Angesichts eines Menschen, der großen Kummer hat, fühlen wir uns oft hilflos. Nichts spricht dagegen, dieser Hilflosigkeit mit schlichten Worten Ausdruck zu geben, z. B. mit einem aufrichtigen: «Ich weiß nicht, was ich Ihnen sagen soll.»

Nützliche Techniken

Jede Beratung oder Therapie sollte auf einem soliden theoretischen Verständnis der menschlichen Persönlichkeit und ihrer Verhaltensweisen, nicht nur auf der

Kenntnis einer Reihe von Techniken beruhen. Dennoch gibt es Techniken, die sich meiner Erfahrung nach in der Trauerberatung als besonders nützlich erwiesen haben, und diese möchte ich hier kurz erwähnen.

A. Evokative Sprache

Beraterinnen und Berater können eine deutliche Sprache sprechen, die Gefühle wachruft, z. B.: «Ihr Sohn ist gestorben», statt: «Sie haben Ihren Sohn verloren.» Dies unterstützt die Realisierung des Verlusts und stimuliert einige der schmerzlichen Gefühle, die es zu durchleben gilt. Auch von dem Toten in der Vergangenheitsform zu sprechen («Ihr Mann war ...») kann hilfreich sein.

B. Symbole einsetzen

Lassen Sie Trauernde Fotos von der verstorbenen Person mit in die Beratungssitzung bringen. Dies hilft nicht nur der Beraterin oder dem Berater, ein deutlicheres Gefühl für die verstorbene Person zu gewinnen, sondern schafft auch ein Gefühl der Direktheit und bietet die Gelegenheit dafür, zu der toten Person zu sprechen anstatt immer nur über sie. Andere Symbole, die sich in diesem Zusammenhang bewährt haben, sind Briefe, Audio- oder Videoaufnahmen sowie Kleidungs- und Schmuckstücke der verstorbenen Person.

C. Schreiben

Lassen Sie Trauernde einen oder mehrere Briefe schreiben, in denen sie der verstorbenen Person gegenüber ihre Gedanken und Gefühle ausdrücken können. Dies kann helfen, ungelöste Probleme zu klären und Ungesagtes doch noch in Worte zu fassen. Ich ermutige stets zu ausgiebigem Schreiben von Briefen, auch zum Schreiben eines Abschiedsbriefes an die verstorbene Person. Innere Erfahrungen in Sprache zu übersetzen und eine zusammenhängende Erzählung des Geschehenen zu konstruieren, sorgt dafür, zunächst vielleicht chaotisch erscheinende Gedanken und Gefühle in ein großes Ganzes zu integrieren und so zu einem Gefühl der Lösung und zu weniger negativen Empfindungen zu kommen (O'Connor, Nikoletti, Kristjanson, Loh & Willcock, 2003). Über die eigene Trauererfahrung ein Tagebuch zu führen oder Gedichte zu schreiben kann ebenfalls dazu beitragen, innere Gefühle nach außen zu tragen und dem Verlust eine persönliche Bedeutung zu geben. Lattanzi und Hale (1984) verfassten einen lesenswerten Beitrag über die verschiedenen Einsatzmöglichkeiten des Schreibens in der Trauerarbeit.

D. Zeichnen und Malen

Ebenso wie das Schreiben kann auch das Zeichnen und Malen von Bildern, die eigene Gefühle oder Erfahrungen mit der verstorbenen Person wiedergeben, hilfreich sein. Es ist eine Technik, die sich sehr gut mit trauernden Kindern umsetzen lässt, mit Erwachsenen jedoch ebenso gut funktioniert. Bilder sind für Abwehr und Verzerrung weniger anfällig als das gesprochene Wort. Irwin (1991) benannte vier Vorteile für den Einsatz künstlerischer Mittel in der Trauerberatung: Sie befördern Gefühle leichter an die Oberfläche, lassen eventuell unbewusste Konflikte besser erkennen, schärfen das Bewusstsein dafür, was die Person verloren hat, und zeigen auf, wo sie sich im Trauerprozess gerade befindet.

Schut, de Keijser, van den Bout und Stroebe (1996), die in der Trauertherapie mit ambulanten Gruppen in den Niederlanden selbstgemalte Bilder einsetzen, konnten ihre Wirksamkeit nachweisen. Sie nutzen musikgeleitete Visualisierungen von Fantasien, um Gefühle zu stimulieren, und lassen die Patientinnen und Patienten dann malen, was sie fühlen. Allerdings ist dies nur ein Teil der vielfältigen Techniken, die in diesen Gruppen eingesetzt werden.

Turetsky und Hays (2003) entwickelten ein Kunsttherapiemodell für die Prävention und Behandlung ungelöster Trauer im mittleren Lebensalter. Obgleich es sich dabei grundsätzlich um eine psychotherapeutische Intervention handelt, hat sich erwiesen, dass sie Menschen sehr gut dabei helfen kann, ungelöste Verluste aus früheren Lebensabschnitten, die sie bis heute beeinträchtigen, zu erkennen und lösungsorientiert zu bearbeiten.

E. Rollenspiel

Das Durchspielen verschiedener Situationen, die Trauernde fürchten oder die ihnen unangenehm sind, hilft, neue Fähigkeiten aufzubauen, was für die Bewältigung von Traueraufgabe III äußerst nützlich ist. Beraterinnen und Berater können am Rollenspiel teilnehmen, indem sie sich als Gegenüber zur Verfügung stellen oder als Modell für mögliche neue Verhaltensweisen dienen.

F. Kognitive Umstrukturierung

Eine kognitive Umstrukturierung kann notwendig sein, weil unsere Gedanken und Denkweisen unsere Gefühle beeinflussen. Indem wir Trauernden dazu anleiten, weniger hilfreiche (z. B. dysfunktionale oder irrationale) Gedanken zu erkennen und sie einem Realitätstest zu unterziehen, können wir ihnen helfen, ihre dysphorischen Gefühle zu vermindern, die z. B. von Verallgemeinerungen ausgelöst werden wie: «Niemand wird mich je wieder lieben» – ein Gedanke, der in der Gegenwart mit Sicherheit nicht beweisbar ist. Weitere Erläuterungen zu diesem Ansatz finden sich in Greenberger und Padesky (1995).

G. Erinnerungsbücher

Ein Erinnerungsbuch über das verstorbene Familienmitglied anzulegen ist ein Projekt, das sich Angehörige sehr gut zusammen vornehmen können. Ein solches Buch kann Geschichten über gemeinsame Erlebnisse, Andenken, Schnappschüsse und andere Fotografien, Gedichte und Zeichnungen oder gemalte Bilder umfassen, die verschiedene Familienmitglieder, darunter auch die Kinder, beisteuern können. Das gemeinsame Projekt kann der Familie helfen, sich bewusst zu erinnern und ein realistisches Bild der verstorbenen Person zu betrauern. Vor allem Kindern hilft es erfahrungsgemäß später, den Verlust in ihr sich veränderndes Leben zu integrieren, wenn sie das Erinnerungsbuch ganz nach ihren jeweiligen Bedürfnissen immer wieder einmal aufschlagen können.

H. Gezieltes Visualisieren

Trauernden zu helfen, sich die verstorbene Person entweder mit geschlossenen Augen vorzustellen oder ihre Gegenwart in einem leeren Stuhl zu visualisieren und ihr dann zu sagen, was sie ihr sagen möchten, kann eine sehr wirksame Technik sein. Ihre Wirkkraft erwächst nicht nur aus den Bildern, sondern auch aus der Gelegenheit, in der vorgestellten Gegenwart der Person *mit ihr* anstatt immer nur *über sie* zu sprechen. Brown (1990) bietet eine gute Einführung in den Einsatz dieser Technik bei der Arbeit mit trauernden Menschen.

I. Metaphern

Eine weitere Technik, die in der Trauerberatung sehr nützlich sein kann, ist der Einsatz von Metaphern als visuelle Hilfestellung. Schwartz-Borden (1992) bezeichnet Metaphern als nützliche Werkzeuge zur Verringerung des Widerstands gegen den Trauerschmerz, wenn die Betroffenen sich nicht direkt mit ihren Gefühlen konfrontieren können. Sie bieten eine akzeptable symbolische Repräsentation, die Trauernden helfen kann, weil sie sich auf ein Bild konzentrieren können, das ihre Erfahrung auf akzeptablere und weniger schmerzhafte Weise symbolisiert. Einen solches Bild, das sich laut Schwartz-Borden besonders bewährt hat, ist das von einer Amputation und dem darauf folgenden Phantomschmerz.

Zweck all dieser Techniken ist es, Trauernde dazu anzuleiten, möglichst viele ihrer im Zusammenhang mit dem Verlust entstandenen Gedanken und Gefühle, darunter auch Bedauern und Enttäuschungen, zum Ausdruck zu bringen. Zusätzliche Techniken und Trauerrituale sowie deren Bewertung durch die Trauernden selbst finden sich bei Castle und Phillips (2003).

Der Einsatz von Medikamenten

Über den Einsatz von Medikamenten im Umgang mit der akuten, normalen Trauer ist viel diskutiert worden. Konsens ist, dass Medikamente sparsam angewendet werden sollten und dabei das Lindern von Ängsten oder Schlafproblemen eher im Vordergrund stehen sollte als die Bekämpfung depressiver Symptome. Der inzwischen verstorbene Thomas P. Hackett, früherer Chef der Psychiatrie am Massachusetts General Hospital, hat beträchtliche Erfahrungen mit der Behandlung trauernder Menschen sammeln können. Er setzte angstlösende Mittel ein, um damit sowohl Ängste als auch Schlafprobleme zu behandeln (Hackett, 1974), wies aber auch darauf hin, dass unbedingt darauf zu achten sei, dass Menschen, die mitten in einer akuten Trauerreaktion stecken, solche Arzneimitteln nicht in potenziell tödlich wirkenden Mengen selbst in die Hände bekommen.

Die Verschreibung von Antidepressiva im Zusammenhang mit einer akuten Trauerreaktion ist in der Regel nicht ratsam. Antidepressiva brauchen lange, bis sie wirken, beheben also normale Trauersymptome selten, können dagegen aber der Beobachtung nach abnormen Trauerreaktionen Vorschub leisten, auch wenn dies erst noch in kontrollierten Studien nachgewiesen werden muss. Ausnahmen wären Fälle von schweren depressiven Episoden.

Raphael, Minkov und Dobson (2001) bestätigen, dass sich unser psychologisches Verständnis der Trauer zwar verbessert hat, eine ausreichende Basis für biologische Interventionen jedoch noch nicht gegeben ist. Pharmakologische Behandlungsansätze sollten deshalb im Regelfall nur dort angeboten werden, wo die gesicherte Diagnose einer Störung vorliegt, bei der die fraglichen Medikamente indiziert sind. Ich würde dem zustimmen. Psychiatrische Störungen, die durch einen Todesfall verstärkt oder in ihrer Entwicklung beschleunigt werden, bedürfen häufig der pharmakologischen Intervention. Im Abschnitt über «übertriebene Trauerreaktionen» in Kapitel 5 werde ich darauf noch genauer eingehen.

Trauerberatung in der Gruppe

Trauerberatung kann in Gruppen stattfinden. Diese Form der Beratung ist nicht nur sehr effizient, sondern kann den Betroffenen auch die emotionale Unterstützung zu geben, nach der sie so dringlich suchen. Hier einige Empfehlungen für den Aufbau einer Gruppe und eine effektive Gruppenarbeit.

Wahl der Rahmenbedingungen

Ehe eine Gruppe zusammengestellt wird, müssen einige Entscheidungen bezüglich der Gruppenstruktur und Zielsetzung der Gruppe getroffen werden. Was ist das Ziel der Gruppe? Trauergruppen bilden sich in den meisten Fällen aus einem der folgenden Gründe: Sie bieten emotionale Unterstützung, sie dienen der Information und dem Gedankenaustausch und sie erfüllen einen sozialen Zweck. Manche Gruppen beginnen mit einer bestimmten Vorgabe, laufen eine Weile in der gleichen Zusammensetzung weiter und entwickeln dann im Verlauf ihrer Arbeit andere Zielsetzungen. So können sich z. B. Gruppen, in denen anfangs die emotionale Unterstützung im Vordergrund stand, mit der Zeit eher sozial orientieren, wobei die emotionale Unterstützung weiter bestehen bleibt. Auch wenn der Wert aller genannten Gründe unbestritten ist, befürworte ich persönlich sehr stark solche Gruppen, die sich bilden, um emotionale Unterstützung zu leisten.

Welche Struktur soll die Gruppe besitzen? Es gibt feste Gruppen mit einer begrenzten Anzahl von Treffen, die für alle Teilnehmerinnen und Teilnehmer zur gleichen Zeit beginnen und nach einer gewissen Anzahl von Sitzungen auch wieder aufhören. Fortlaufende Gruppen haben eine eher offene Struktur, bei der die Teilnehmerinnen und Teilnehmer je nach ihren persönlichen Bedürfnissen kommen und gehen. Jede dieser beiden Gruppenformen hat ihre Vor- und Nachteile. In fortlaufenden Gruppen ist es schwieriger, Neuankömmlinge zu integrieren, da sie die Geschichten der anderen Teilnehmerinnen und Teilnehmer sowie wichtige Ereignisse in der Geschichte der bereits bestehenden Gruppe nicht kennen. Außerdem muss bei jedem Dazukommen neuer Personen erneut eine Vertrauensbasis innerhalb der Gruppe geschaffen werden.

Wie soll die Gruppe organisiert werden? Hier geht es um die Anzahl und die Länge der einzelnen Sitzungen, die Größe der Gruppe, den Ort der Zusammenkünfte sowie die Bezahlung der Kosten. In unserem Zentrum am «Hospice of Pasadena» haben wir feste Gruppen mit acht bis zehn Teilnehmerinnen und Teilnehmern. Die Schwerpunkte der Gruppenarbeit liegen auf der gegenseitigen emotionalen Unterstützung sowie der Information und dem Gedankenaustausch. Die Gruppen werden angeleitet und treffen sich wöchentlich für anderthalb Stunden. Insgesamt laufen sie über acht Sitzungen. Die Teilnehmerinnen und Teilnehmer werden gebeten, sich an den Kosten zu beteiligen. Dies geschieht in der Überzeugung, dass dadurch eine regelmäßige Teilnahme und die Motivation zur intensiven Nutzung des Angebots gefördert werden.

Auswahl der Teilnehmerinnen und Teilnehmer

Eine wichtige Voraussetzung für die gute Zusammenarbeit innerhalb einer Gruppe ist eine vorteilhafte Zusammensetzung der Gruppenmitglieder. Dabei spricht viel für homogene Trauergruppen, in denen Menschen mit ähnlichen Verlusterlebnissen, z. B. trauernde Witwen, trauernde Witwer oder trauernde Eltern zusammenkommen. Oft gibt es nicht genug Angebote, um homogene Gruppe bilden zu können, oder das Einzugsgebiet deckt eine Region ab, in der nicht so viele Personen mit ähnlichen Trauererfahrungen zu finden sind. In einem solchen Fall sollte darauf geachtet werden, dass mindestens zwei Teilnehmerinnen oder Teilnehmer vergleichbare Verlusterfahrungen haben. Soll also z. B. ein verwitweter Mann in eine Gruppe von Witwen kommen, sollte ein weiterer Mann in die Gruppe integriert werden, damit sich der Mann nicht als «Sonderfall» oder «Außenseiter» fühlt. Auch bei anderen Arten von Verlusterfahrungen sollte darauf geachtet werden, dass mindestens zwei Menschen mit vergleichbaren Erlebnissen an der Gruppe teilnehmen.

Ein weiterer Faktor ist die seit dem Todesfall verstrichene Zeit. Es ist wichtig, keine Personen aufzunehmen, deren Verlust erst sechs Wochen oder gar noch kürzer zurückliegt. Die meisten Menschen sind in dieser frühen Phase des Trauerprozesses zur Teilnahme an einer Gruppe einfach noch nicht in der Lage. Manche Trauergruppen nehmen neue Mitglieder sogar erst sechs Monate nach dem Todesfall auf. Unterschiedliche Zeitspannen seit dem Verlust können für die Gruppe aber auch zu einer durchaus wertvollen Erfahrung werden. So kann eine vor kurzem verwitwete Frau z. B. von den Erfahrungen einer Witwe, deren Mann schon vor längerer Zeit gestorben ist, profitieren. Sie kann ihr gewissermaßen als Vorbild für die Entwicklung dienen, die im Zuge der Anpassung an einen schmerzlichen Verlust durchlaufen wird.

Bei der Auswahl geeigneter Teilnehmerinnen und Teilnehmer sollte unbedingt darauf geachtet werden, dass Menschen mit manifesten psychiatrischen Krankheitsbildern keine Berücksichtigung finden. Eine Einzelberatung oder -therapie wird Menschen mit ernsthafter Pathologie und großen emotionalen Problemen wesentlich besser gerecht.

Zwei Arten von Verlusterlebnissen können zu besonderen Problemen führen; in jedem Fall sollte hier sorgfältig abgewogen werden, ob die Aufnahme in die Gruppe sinnvoll ist. Dazu gehören erstens multiple Verluste. Wer innerhalb kurzer Zeit mehrere nahestehende Personen verloren hat, ist von seiner Trauer oft derart überwältigt, dass er von der Teilnahme an einer Trauergruppe nicht profitieren kann. Es kann sich dabei um Menschen handeln, die durch einen Unfall oder einen Hausbrand mit einem Mal mehrere Angehörige verloren haben oder in kurzen zeitlichen Abständen mehrere Todesfälle erleben mussten.

Zweitens kann ein Verlust, über den zu sprechen schwer fällt, für die Gruppenarbeit problematisch sein. Die Integration einer Person, die z. B. einen geliebten Menschen durch Suizid verloren hat, kann die anderen Gruppenmitglieder stark verunsichern – ein Aspekt, der im Auswahlprozess Beachtung finden sollte. Leichter wird es, wenn mindestens zwei Mitglieder von einem Suizid betroffenen sind. Ähnlich verhält es sich bei durch Aids hervorgerufene Todesfällen. Spezielle Gruppen für Trauernde, die einen Angehörigen durch Suizid oder Aids verloren haben, können sehr effektiv sein.

Erwartungen definieren

Teilnehmerinnen und Teilnehmer kommen mit bestimmten Erwartungen in die Gruppe – kann sie diesen nicht gerecht werden, werden sie enttäuscht sein und womöglich nicht wiederkommen. Wenn jemand nicht mehr zu den Sitzungen kommt, ist das nicht nur schade für ihn, sondern kann auch auf die anderen Mitglieder demoralisierend wirken. Schon vor der ersten Gruppensitzung sollte deshalb in einem individuellen Auswahlgespräch auf die Erwartungen der betreffenden Person sowie auf mögliche falsche Vorstellungen oder unrealistische Ängste eingegangen werden. Vor kurzem wandte sich eine Frau an uns mit dem Wunsch, an einer unserer Trauergruppen teilnehmen zu dürfen. Da sie jedoch von vornherein klar machte, dass sie anonym bleiben wolle, mussten wir sie an eine andere Gruppe verweisen. In unseren Gruppen werden alle dazu ermutigt, so viel von sich mitzuteilen, wie sie möchten. Jemand, der nichts von sich preisgeben mag, würde nicht in eine solche Gruppe passen. Wir empfahlen der Frau eine größere Trauergruppe, deren Zielsetzung mehr auf die Vermittlung von Informationen als auf die gegenseitige emotionale Unterstützung ausgerichtet ist, denn eine solche Gruppe wird ihren Erwartungen besser gerecht. Schon bei der Auswahl der Teilnehmerinnen und Teilnehmer ist es also wichtig, die jeweiligen Erwartungen abzuklären.

Grundregeln darlegen

Die Leiterin oder der Leiter legt gleich zu Beginn die Grundregeln dar. Diese Regeln dienen mehreren Zwecken: Sie bieten eine klare Struktur, die den Teilnehmerinnen und Teilnehmern hilft, ein Gefühl von Sicherheit zu entwickeln. Die Gewissheit, dass es bestimmte Verhaltensregeln gibt, denen alle verpflichtet sind, kann das Gefühl der gegenseitigen Unterstützung stärken. Gleichzeitig helfen die Regeln der Leiterin oder dem Leiter der Gruppe, die Kontrolle zu behalten. So lautet z. B. eine Grundregel, dass jedem die gleiche Redezeit zur Verfügung steht. Nimmt ein Gruppenmitglied für seine Anliegen zu viel Zeit in Anspruch nimmt, kann sich die Leiterin oder der Leiter auf diese Regel berufen und auf einer gerechten Verteilung der Redezeit bestehen. Wurde die Grundregel der Vertraulichkeit verletzt, kann die Leiterin oder der Leiter dies ebenfalls offen ansprechen. Es ist wichtig, die Regeln grundsätzlich zu Beginn der ersten Sitzung zu erklären und sie auch in den folgenden Sitzungen öfter zu wiederholen.

In unseren Trauergruppen gelten die folgenden Regeln:

1. Von den Mitgliedern der Gruppe wird erwartet, dass sie zu jeder der vereinbarten Sitzungen erscheinen und pünktlich sind.
2. Informationen, die innerhalb der Gruppe ausgetauscht werden, sind streng vertraulich zu behandeln. Außerhalb der Gruppensitzungen dürfen die Mitglieder nicht über die Erfahrungen anderer Teilnehmerinnen und Teilnehmer sprechen.
3. Jeder darf selbst entscheiden, wie wenig oder wie viel er über seinen Verlust mitteilen möchte.

4. Jedem Mitglied steht die gleiche Redezeit zur Verfügung, in der es über seine Erfahrungen sprechen kann. Auf diese Weise soll verhindert werden, dass ein Mitglied die gesamte Aufmerksamkeit der Gruppe auf sich zieht.
5. Wir geben keine Ratschläge, außer wenn wir darum gebeten werden. Gerade in Gruppen – und ganz besonders in Trauergruppen – liegt es nahe, Ratschläge zu geben. Diese sind aber nicht immer erwünscht, weshalb wir uns bewusst Zurückhaltung auferlegen.

Nach der Abklärung der Erwartungen während des Auswahlgesprächs und nach Bekanntgabe der Grundregeln wissen die Gruppenmitglieder, dass sie in eine geschützte Umgebung kommen und dass die Erfahrungen der anderen weder wertvoller noch weniger bedeutsam sind als ihre eigenen. Sie wissen, dass ihnen die gleiche Redezeit zur Verfügung steht wie allen anderen, um von ihren Erfahrungen so viel oder so wenig mitzuteilen, wie sie möchten, dass ihnen keine unerwünschten Ratschläge gegeben werden und dass ihnen nicht gesagt wird, was sie zu denken oder zu fühlen haben.

Die Leitung bestimmen

Ein fünfter Faktor, der dazu beiträgt, dass Gruppen gut laufen, ist eine effektive Gruppenleitung. Dabei sind mehrere Varianten möglich. Einige Trauergruppen werden grundsätzlich nur von Menschen geleitet, die selbst Trauererfahrung haben. In der «Society of Compassionate Friends» z. B. leiten Eltern, die ebenfalls ein Kind oder mehrere Kinder verloren haben, die Gruppen für trauernde Eltern. Andere Gruppen werden von psychotherapeutischen Fachleuten geleitet. Eine dritte Möglichkeit ist die Leitung durch Laien, die dabei von Fachleuten beraten werden, z. B. wenn es Fragen gibt oder die Interaktion innerhalb der Gruppe Probleme aufwirft. Im «Hospice of Pasadena» werden die Gruppen von Psychotherapeutinnen und Psychotherapeuten geleitet. Unterstützt werden sie von Ko-Leiterinnen und -Leitern – Studierenden, die sich in einer psychotherapeutischen Ausbildung befinden.

Darüber hinaus gibt es verschiedene Führungsstile, von denen einige besser funktionieren können als andere – je nachdem, zu welchem Zweck die Gruppe sich zusammengefunden hat. Einige Gruppenleiterinnen und -leiter sind eher aktiv, während andere eine passive Rolle bevorzugen. Ich bin der Überzeugung, dass es am effektivsten ist, in der ersten Zeit häufiger aktiv einzugreifen und zu einem eher passiven Führungsstil überzugehen, sobald die Gruppe eine gewisse

Eigendynamik entwickelt hat. Ist die Gruppe noch neu, kann ein allzu passiver Führungsstil die Mitglieder verunsichern. Natürlich hängt der Führungsstil aber auch von der Zielsetzung der Gruppe ab. Ist die Gruppe auf die Vermittlung von Informationen ausgerichtet, kommt der Leiterin oder dem Leiter eher eine vortragende Rolle zu. Steht die emotionale Unterstützung im Vordergrund, geht es eher darum, die Teilnehmerinnen und Teilnehmer zusammenzuführen und sie zu ermutigen, ihre Erfahrungen auszutauschen und Unterstützung einzuholen. Wird in erster Linie die soziale Interaktion gewünscht, wäre wieder ein anderer Führungsstil angebracht.

Die Frage der Ko-Leitung ist für den Führungsstil bedeutsam. Soll lieber eine Person alle Fäden in der Hand behalten oder ist sinnvoll, die Aufgabe auf zwei Personen zu verteilen? Bei großen Gruppen ist eine Ko-Leitung unbedingt vorzuziehen. Allerdings sollten beide Beteiligte darauf achten, dass sie untereinander klar und offen kommunizieren. Ich empfehle im Anschluss an jede Sitzung eine Nachbesprechung. Subtile Spannungen innerhalb der Leitung können störend wirken und rasch auf die Gruppe übergreifen. Die offene und unmittelbare Kommunikation kann dem entgegenwirken.

Die Gruppenleitung sollte darauf achten, dass sie innerhalb der Gruppe niemanden bevorzugt. Eine Gruppe entwickelt sich in ihrer Dynamik ähnlich wie eine Familie. Die Mitglieder bringen die Erfahrungen ein, die sie mit ihren Eltern und Geschwistern gemacht haben, was sich dann im Gruppenprozess niederschlägt. Nicht selten kann es vorkommen, dass jemand die Rolle des «Lieblingskinds» einnehmen möchte. Greift die Leitung in einem solchen Fall nicht früh genug ein, kann dies zu Schwierigkeiten innerhalb der Gruppe führen. Die Gruppenleitung muss sich dieser Möglichkeit bewusst sein und besondere Einladungen oder Gefälligkeiten einzelner Mitglieder ablehnen. Auch über die eigenen Anfälligkeiten auf diesem Gebiet muss sie sich klar werden. Auf jeden Fall muss jede private Zusammenkunft zwischen der Gruppenleitung und einem Mitglieder der Gruppe in der folgenden Sitzung offen angesprochen werden.

Bedürfnisse an die Gruppe kennen

Was wünschen sich Menschen, wenn sie in einer Gruppe zusammenkommen, ganz unabhängig davon, ob es sich nun um eine Trauergruppe, eine politische Vereinigung oder eine therapeutische Gruppe handelt? Wie Schutz (1967) bin ich der Ansicht, dass drei Bedürfnisse bewusst oder unbewusst dabei eine Rolle spielen:

1. *Zugehörigkeit:* Die meisten Menschen, die neu zu einer Gruppe kommen, werden sich umschauen und fragen: «Passe ich hier hinein?», und: «Sind das die richtigen Leute für mich?» Können sie diese beiden Fragen nicht bejahen, werden sie wahrscheinlich zur zweiten Sitzung schon nicht mehr erscheinen. Und selbst wenn sie kommen, wird dieses Thema sie in den nächsten Sitzungen weiter beschäftigen.
2. *Wirkung:* Das zweite Bedürfnis hat mit der eigenen Wirkung auf die Gruppe zu tun. «Bin ich wichtig?», «Habe ich in dieser Gruppe irgendein Gewicht?», «Treffen meine Beiträge auf offene Ohren?», «Habe ich Einfluss auf die Gruppe?», oder: «In welchem Maße werde ich von den anderen Gruppenmitgliedern beeinflusst?», sind Fragen, die Gruppenmitglieder sich stellen können. Sie möchten nicht nur spüren, dass sie in die Gruppe passen, sondern auch merken, dass sie ein gewisses Maß an Einfluss auf die Gruppe ausüben können. Bleibt dieses Bedürfnis unerfüllt, ist ebenfalls wahrscheinlich, dass sie ihre Teilnahme früher oder später abbrechen werden.
3. *Zuneigung:* Das dritte Bedürfnis, das sich mit der Teilnahme an einer Gruppe verbindet, ist das Bedürfnis nach Zuneigung im weiteren Sinne. Die Gruppenmitglieder möchten spüren, dass sich jemand etwas aus ihnen macht: «Kümmert es die Leute wirklich, was mit mir ist?» Entwickelt die Gruppe ein Gefühl von Identität und Zusammenhalt, wird das Bedürfnis nach Zuneigung meist erfüllt. Der Grad der gegenseitigen Anteilnahme kann allerdings von Gruppe zu Gruppe sehr unterschiedlich ausfallen. In einigen Gruppen entwickelt sich ein starker Zusammenhalt, die einzelnen Mitglieder kümmern sich ernsthaft umeinander und fühlen sich ihrerseits umsorgt. In anderen Gruppen ist dies weniger ausgeprägt.

Kurz, wer in eine Gruppe kommt, möchte sich geborgen fühlen und ernst genommen werden. Beim Auftreten störender Verhaltensweisen sollte man deshalb immer fragen: «Fühlt sich die betreffende Person nicht geborgen?», und: «Fühlt sie sich nicht genug ernst genommen?» Die Berücksichtigung dieser Aspekte kann für den Abbau von Problemverhalten sehr hilfreich sein.

Mit störenden Verhaltensweisen effektiv umgehen

Es gibt Verhaltensweisen, die sich auf den Gruppenprozess störend auswirken und die Gruppenleitung vor schwierige Aufgaben stellen. In den folgenden Abschnitten gebe ich Hinweise, wie sich mit verschiedenen problematischen Verhaltensweisen möglichst effektiv umgehen lässt.

Die «Mein Verlust ist größer als dein Verlust»-Einstellung

Dieser Einstellung begegnet man in Trauergruppen immer wieder. Vor kurzem leitete ich eine Gruppe, in der zwei Frauen ihre erwachsenen Töchter verloren hatten. Eine der Frauen war verheiratet, die andere lebte allein. Die alleinstehende Frau sagte in einer Gruppensitzung, ihr Verlust wiege schwerer, da die andere Frau ja noch einen Ehemann habe. Die Gruppenleitung kann gleich darauf reagieren: «In dieser Gruppe ist jeder Verlust wichtig», und: «Wir sind nicht hier, um schmerzliche Verluste miteinander zu vergleichen.»

Unerbetene Ratschläge

Lehman, Ellard und Wortman (1986) fragten Trauernde, was in der schwierigsten Zeit für sie hilfreich gewesen sei und was nicht. Ratschläge wurden von den Befragten durchgängig als wenig hilfreich eingeschätzt. Ist das jemandem nicht bewusst, kann man ihn leicht an die zu Beginn der Gruppenarbeit vereinbarte Grundregel erinnern: «Wir geben keine Ratschläge, außer wenn wir darum gebeten werden».

Moralisieren

Zu den schwierigen Gruppenmitgliedern gehören auch Menschen, die ständig moralisierende Ratschläge erteilen («Da musst du doch aber ...», «Du solltest unbedingt ...»). In einer unserer Gruppen hatte mal jemand gerade das Zwölf-Schritte Programm der Anonymen Alkoholiker hinter sich und wurde, obwohl er es grundsätzlich gut meinte, von den anderen Gruppenmitgliedern als unangenehm missionarisch empfunden. Wir baten ihn, doch einmal auszuprobieren, seine Sätze nicht mit «Du musst ...» oder «Du sollst ...», sondern mit «*Ich* würde ...» zu beginnen.

Schweigen

Ebenfalls als schwierig können sich Menschen erweisen, die sich an den Gesprächen nicht beteiligen. Von den anderen Gruppenmitgliedern wird ihnen deshalb fälschlicherweise oft eine kritische Haltung unterstellt. Am leichtesten umgeht man dies, indem man gleich in der ersten Sitzung alle Gruppenmitglieder reihum dazu auffordert, von ihren Verlusterfahrungen zu berichten. Lässt die Gruppenleitung jemanden beim ersten Treffen schweigen, ist die Wahrscheinlichkeit groß, dass er auch in den nachfolgenden Sitzungen schweigsam bleiben wird.

Wichtiges Thema am Ende der Sitzung

Was kann man tun, wenn jemand z. B. zwei Minuten vor Schluss der Sitzung plötzlich wie nebenbei erwähnt, sein Sohn sei in der zurückliegenden Woche in einen Verkehrsunfall verwickelt gewesen. Am sinnvollsten ist sicherlich, ihn dazu aufzufordern, dieses wichtige Ereignis gleich zu Beginn der nächsten Sitzung vorzubringen. Auf diese Weise wird verhindert, dass die Gruppe die vorgegebene Zeit überschreitet und der Gruppenleitung die Fäden aus der Hand gleiten.

Ansprechen nach der Sitzung

Wer die Gruppenleitung nach der Sitzung anspricht, teilt sich nicht der Gruppe mit, sondern versucht, eine zusätzliche Ebene des vertraulichen Zwiegesprächs zu schaffen. In einem solchen Fall kann man einfach sagen: «Ich halte es für wichtig, dass alle dies wissen. Lassen Sie uns in der nächsten Sitzung gleich damit beginnen. Wäre das in Ordnung für Sie?»

Unterbrechen

Dass jemand mitten in seinen Ausführungen unterbrochen wird, kommt in Gruppen häufig vor. Eine starke Gruppenleitung schaltet sich sofort ein und fordert die unterbrechende Person auf, mit ihrer Äußerung auf einen besser geeigneten Zeitpunkt zu warten.

Unangemessene Reaktionen

Manchmal kann es sein, dass z. B. ein Gruppenmitglied lacht, während alle anderen gerade besonders traurig sind. Hier kann die Gruppenleitung folgendermaßen intervenieren: «Ich frage mich, was in Ihnen vorgeht, wenn in unserer Gruppe solche traurigen Gefühle vorherrschen. Ich sehe Sie lachen und frage mich, was

Sie wohl jetzt in Ihrem Innern fühlen.» Oft empfinden Menschen Unsicherheit und drücken dies durch Lachen aus.

Unangebrachte Kommentare

Am besten bewährt haben sich klärende Rückfragen: «Ich verstehe nicht, wie dies mit unserem Gespräch zusammenhängt. Können Sie mir erklären, inwiefern es für unser derzeitiges Thema wichtig ist?»

Großes Mitteilungsbedürfnis

Immer wieder einmal kommt es vor, dass jemand gleich zu Beginn der Gruppenarbeit sehr viel von sich preisgibt und sich dann später zurückzieht oder die Gruppe wieder verlässt. Eine erfahrene Gruppenleitung kann dies manchmal voraussehen und die betroffene Person sanft darauf hinweisen, dass er sich zu früh zu weit öffnen könnte.

Kritik an der Gruppenleitung

In der Regel stellt dies eher ein Problem der Leitung selbst dar, kann aber auch die anderen Gruppenmitglieder verunsichern. In einer unserer Sitzungen griff ein Teilnehmer den Gruppenleiter mit dem Vorwurf an, er habe wohl eine Homophobie. Anstatt in die Verteidigungshaltung zu gehen, fragte der Gruppenleiter: «Was von dem, was ich gerade sagte, hat Sie denn an eine Homophobie denken lassen?» Anstatt in die Defensive zu gehen und das Problem eskalieren zu lassen, nutzte der Gruppenleiter die Äußerung, um ein Gespräch in Gang zu bringen.

Auch wenn Trauergruppen eine wichtige Komponente der Trauerberatung sind, wird es immer Betroffene geben, die an einer solchen Gruppe nicht teilnehmen möchten. Andere können sich dies momentan nicht vorstellen, würden es aber zu einem späteren Zeitpunkt ins Auge fassen. Eine Frau, die ich kenne, wurde kurze Zeit nach dem plötzlichen Tod ihres 19-jährigen Sohnes von der «Society of Compassionate Friends» kontaktiert. Sie besuchte ein Treffen und verließ es mit der festen Absicht, nie wieder an einer solchen Gruppensitzung teilzunehmen. Ein Jahr später kehrte sie jedoch auf das Angebot zurück und sagte mir, sie glaube, sie sei nun bereit, an einer Gruppe teilzunehmen, und habe das Gefühl, daraus Nutzen ziehen zu können.

In vielen psychotherapeutischen Gruppen gehört es zu den Grundregeln, dass die Teilnehmerinnen und Teilnehmer der Gruppe sich zwischen den Sitzungen nicht treffen. Meiner Auffassung nach besteht in Trauergruppen dafür kein Grund. Im Gegenteil, es wäre wünschenswert, dass zwischen den Mitgliedern Freundschaften entstehen, die auch nach Beendigung der Gruppenarbeit bestehen bleiben. Schließlich besteht eine der wichtigen Aufgaben von Trauernden darin, neue Menschen in ihr Leben hineinzulassen und neue Beziehungen einzugehen. In Trauergruppen entstandene Freundschaften, die die Gruppe selbst überdauern, sind kleine, aber wichtige Schritte in Richtung eines umfassenden Genesungsprozesses, den wir durch unsere Beratung zu unterstützen versuchen. Weitere Informationen über die Einrichtung von Trauergruppen finden sich bei Hoy (2007).

Die Trauerfeier als hilfreiches Ritual

Eine gut gestaltete Trauerfeier kann die Trauerarbeit fördern und unterstützen. In den folgenden Absätzen möchte ich deshalb kurz umreißen, was eine Trauerfeier meines Erachtens zu leisten vermag:

Sie kann dabei helfen, den Verlust als Tatsache zu begreifen. Der Anblick des Toten unterstreicht die Realität und Endgültigkeit des Todes. Ob eine Totenwache gehalten wird, ob der Sarg bei der Trauerfeier offen oder geschlossen ist – all dies sind Dinge, die je nach regionaler, ethnischer oder religiöser Zugehörigkeit unterschiedlich gehandhabt werden. In jedem Fall aber ist es von großem Vorteil, wenn die Angehörigen den Leichnam der verstorbenen Person sehen, sei es zu Hause, im Krankenhaus, im Bestattungsinstitut oder in einem dafür vorgesehenen Raum auf dem Friedhof. Dies und die verschiedenen Rituale bei der Trauerfeier und der Beerdigung helfen, bewusst Abschied zu nehmen und Traueraufgabe I zu bewältigen.

Im Rahmen der Trauerfeier können Gedanken und Gefühle der Anwesenden für die verstorbene Person zum Ausdruck kommen. Allerdings werden Tote in Trauerreden oft viel zu sehr idealisiert und verklärt. Die besten Voraussetzungen sind gegeben, wenn die Betroffenen sagen können, was sie an der verstorbenen Person vermissen werden und was nicht, auch wenn manche dies als nicht angebracht empfinden mögen. Die Trauerfeier kann den Trauerprozess fördern, weil sie es möglich macht, über die tote Person zu sprechen.

Die Trauerfeier bringt es mit sich, dass die Familie kurze Zeit nach dem Todesfall zusammenrückt. Die soziale Unterstützung der anderen Angehörigen zu spüren, kann äußerst hilfreich sein. Gleichzeitig ermöglicht die Trauerfeier eine Rückbesinnung auf das Leben der verstorbenen Person. Dabei kann es um ihre verschiedenen Lebensphasen gehen, aber auch um das, was ihr besonders wichtig war. Je persönlicher die Feier gestaltet ist und je mehr Menschen aus dem Umfeld der verstorbenen Person aktiv daran beteiligt sind, desto stärker sind die positiven Auswirkungen auf den Trauerprozess zu spüren.

Nachteilig ist, dass Trauerfeiern in der Regel viel zu bald nach dem Todesfall stattfinden. Oft sind die nächsten Angehörigen noch wie betäubt und nehmen gar nicht richtig wahr, was um sie herum vorgeht. In solchen Fällen verpufft ein Teil der positiven psychologischen Wirkungen, die sie anderenfalls haben könnte.

Trauerfeiern haben sich in den letzten 25 Jahren teilweise stark verändert, sind persönlicher geworden und spiegeln ein umfassenderes Verständnis sowohl des Individuums als auch der Gemeinschaft wider. Es wird sich bewusster mit dem Tod auseinander gesetzt und der Tatsache, dass wir in einer pluralistischen Gesellschaft leben, stärker Rechnung getragen (Irion, 1991).

Bei der Ausgestaltung der Trauerfeier und Betreuung der trauernden Angehörigen kommt den Bestattungsunternehmen eine wichtige Rolle zu, die diese durchaus noch bewusster und aktiver ausfüllen könnten. Sie bräuchten sich nicht auf Ratschläge und Hilfestellungen bei der Erledigung der notwendigen Formalitäten zu beschränken, sondern könnten wertvolle Hinweise auf Möglichkeiten der Trauerberatung und –therapie geben. Manche Hinterbliebenen scheuen nach der Beisetzung jeden weiteren Kontakt mit dem Bestattungsunternehmen, andere sehen dies durchaus anders und wären froh über eine auch später noch zur Verfügung stehende Anlaufstelle. Einige größere Bestattungsunternehmen haben eigene Trauerberaterinnen und -berater eingestellt. Andere kennen die örtlichen Beratungsstellen, Trauergruppen und andere Angebote, auf die sie verweisen können.

Bestattungsunternehmen könnten auch erwägen, Trauergruppen direkt zu unterstützen (Steele, 1975). In manchen Bereichen geschieht dies bereits. Für Bestattungsunternehmen bietet sich hier eine ideale Gelegenheit, sich in einem wichtigen Bereich der Trauerberatung zu engagieren. Darüber hinaus können Bestattungsunternehmen zur Vermittlung von Informationen über den Trauerprozess beitragen, indem sie örtliche Bildungsprogramme zum Thema sponsern.

Hilft die Trauerberatung?

Seit der Veröffentlichung der letzten Ausgabe dieses Buches hat es eine hitzige Debatte darüber gegeben, ob die Trauerberatung den Betroffenen tatsächlich helfen kann. Manche sagen, sie sei nicht wirksamer als gar nichts zu tun, andere postulieren sogar, für einige könne sie schädlich sein. Angeführt wurde die Diskussion von John Jordan und Robert Neimeyer (2003); andere schalteten sich ein (Allumbaugh & Hoyt, 1999; Bonanno, 2001; Kato & Mann, 1999; Larson & Hoyt, 2007; Stroebe et al., 2001). Ihre Schlussfolgerungen basieren auf der Meta-Analyse von Forschungsarbeiten und der statistischen Berechnung so genannter Effektstärken. Die relativ geringen Effektstärken stellen ihrer Meinung nach die Wirksamkeit der Trauerberatung in Frage. In Wirklichkeit sind jedoch die meisten der zur Analyse herangezogenen Forschungsarbeiten aus dem einen oder anderen methodologischen Grund mit Mängeln behaftet – mal gibt es keine Kontrollgruppen, mal werden willkürlich rekrutierte Teilnehmerinnen und Teilnehmer mit solchen verglichen, die sich freiwillig gemeldet haben, es mangelt am Screening, dafür gibt es inadäquate oder simplifizierende Messverfahren, kleine Stichproben, geringes Feedback, hohe Absprungraten, sich auf eine einzige Variable stützende Ergebnismessungen, unklare Behandlungspläne, eine fehlende Berücksichtigung der seit dem Todesfall vergangenen Zeitspanne und Ähnliches.

Die negativen Auswirkungen von Trauerberatung (also durch die Behandlung induzierte Verschlechterungen), die Neimeyer und sein Team (Currier, Holland & Neimeyer, 2007; Jordan & Neimeyer, 2003; Neimeyer, 2000) ins Feld führen, sind von Larson und Hoyt (2007) aufgrund fehlerhafter statistischer Analysen stark angezweifelt worden.

Obgleich der Trauerprozess in den meisten Fällen auch ohne explizite Intervention irgendwann zu Ende geht, gibt es offenbar einige Personengruppen, die von einer Trauerberatung besonders profitieren. Dazu gehören Frauen, jüngere Menschen, all jene Hinterbliebenen, bei denen seit dem Todesfall schon einige Zeit verstrichen ist, die plötzliche oder gewaltsame Todesfälle zu verarbeiten haben oder Anzeichen für eine chronische Trauer zeigen. Menschen, die wegen einer traumatischen/komplizierten Trauer unter großem psychischen Druck stehen (Prigerson & Jacobs, 2001), einem besonderen Risiko der Dysfunktion unterliegen (z. B. ältere Witwen und trauernde Eltern) oder aus einer psychischen Notlage («übertriebene Trauer», siehe Kapitel 5) von sich aus Hilfe suchen, profitieren von einer Intervention nach eigener Einschätzung am meisten.

Hier einige Vorschläge für die klinische Arbeit, die Ihre Interventionen noch wirksamer machen können:

1. Gehen Sie nicht davon aus, dass alle Trauernden Beratung brauchen. Auch Parkes (1998) stimmt dem zu, wenn er sagt: «Es gibt keinen Beweis dafür, dass alle Trauernden von einer Beratung profitieren. Auch für die Wirksamkeit der Maßnahme, alle Hinterbliebenen in die Trauerberatung zu schicken, nur weil sie einen Todesfall zu beklagen haben, hat die Forschung keinen Nachweis erbracht» (S. 18).
2. Denken Sie daran, dass es keine Standard-Trauerberatung gibt, die auf alle Betroffenen passt. Trauer ist für jeden Menschen etwas anderes (Neimeyer, 2000).
3. Stimmen Sie Ihre Interventionen auf die subjektiven Bedürfnisse individueller Trauernder ab und stützen Sie sich dabei auf die sieben Mediatoren, die auf den Trauerprozess Einfluss nehmen (siehe Kapitel 3).
4. Gründen Sie Ihre Interventionen auf eine in sich stimmige Theorie wie die Theorie der Traueraufgaben.
5. Führen Sie vor jeder Intervention eine ausführliche Anamnese durch, wie sie auch in der Psychotherapie üblich ist, ehe eine Patientin oder ein Patient zur Behandlung angenommen wird. Analog kann dies auch vor Beginn der Trauerberatung geschehen, und zwar unabhängig davon, ob es sich um eine Einzel-, Familien- oder Gruppenberatung handelt.
6. Nehmen Sie bewusst die Rolle eines «Dienstleisters» ein. Fragen Sie die trauernde Person, was sie braucht, und hinterfragen Sie im Laufe der Behandlung immer wieder, ob sie dies auch bekommt. Falls dies nicht der Fall ist, überlegen Sie, wie Sie ihr helfen könnten, es zu finden.
7. Setzen Sie, falls verfügbar, ein Screening-Instrument wie den im Rahmen unserer Harvard Child Bereavement Study entwickelten Fragebogen (Worden, 1996) ein, um Trauernde herauszufiltern, die einem besonderen Risiko unterliegen, um Ihnen gezielt frühe Interventionen anbieten zu können.
8. Steht kein Screening-Instrument zur Verfügung, überlegen Sie, welche Risikogruppen es in Ihrem Einsatzbereich geben könnte. Erfahrungsgemäß gehören dazu oft ältere und sozial isolierte Witwer, Mütter, die ihre Kinder verloren haben, Angehörige von Menschen, die sehr plötzlich oder gewaltsam zu Tode gekommen sind (einschließlich Mordopfer) sowie Personen mit Missbrauchserfahrungen und traumatischen Erlebnissen, mit einer großen Abhängigkeit von der verstorbenen Person und wenig effektiven Bewältigungsstilen sowie geringer Selbstachtung und Erwartungskompetenz (Jordan & Neimeyer, 2003).

Zeigt eine trauernde Person in einem über die normale Trauerreaktion hinausgehenden Maße Depression, Wut oder Angst, sollte das Vorliegen einer komplizierten Trauer in Erwägung gezogen und eine Trauertherapie eingeleitet werden (siehe Kapitel 6).

Um der Frage, was die Trauerberatung bewirkt, auf den Grund zu gehen, analysierte Parkes (1980) eine Reihe von Forschungsarbeiten über öffentliche Einrichtungen zur Unterstützung Trauernder sowie die auf ehrenamtlicher Basis mit fachlicher Unterstützung geführten Trauergruppen. Sein Fazit:

> Nach den hier vorliegenden Forschungsergebnissen können öffentliche Einrichtungen ebenso wie ehrenamtlich geführte Selbsthilfegruppen bei Trauernden das Risiko psychiatrischer und psychosomatischer Erkrankungen mindern. Am deutlichsten ist dieser Effekt bei Trauernden, die das Gefühl haben, von ihren Angehörigen nicht ausreichend unterstützt zu werden, oder die aus anderen Gründen einem besonderen Risiko unterliegen (S. 9).

Margaret und Wolfgang Stroebe (1987) sowie Beverly Raphael (1977) stimmen mit Parkes' Beobachtung überein, dass das Risiko trauerbedingter psychischer und physischer Symptome durch gezielte Interventionen reduziert werden kann. Sie unterstreichen auch, dass Menschen mit einem höheren Risiko von solchen Interventionen tendenziell am meisten profitieren. Meine eigenen klinischen Erfahrungen bestätigen diese Schlussfolgerung.

5 Komplizierte Trauer

Ehe wir uns spezifischen Trauerreaktionen zuwenden, die nicht mehr als «normal» gelten können und gegebenenfalls der Therapie bedürfen, sollten wir der Frage nachgehen, warum sich bei manchen Menschen die Trauer verkompliziert. Später werden wir dann sehen, wie sich verschiedene Formen der komplizierten Trauer diagnostizieren und unterscheiden lassen.

Wie kommt es zur komplizierten Trauer?

Als wir uns in Kapitel 2 und 3 den Trauerprozess genauer anschauten, benannten wir sieben hauptsächliche Mediatoren, die für die Art, die Intensität und die Dauer des Trauerns bedeutsam sind. Die meisten davon sind auch wichtig, wenn es um die Frage geht, wie es zur komplizierten Trauer kommen kann.

Beziehungsfaktoren

Hier geht es um die Art der Beziehung zwischen trauernder und verstorbener Person. Normale Trauerreaktionen werden am stärksten von hochambivalenten Beziehungen mit unartikulierter Feindseligkeit gestört. Die Unfähigkeit, sich offen mit der unterschwelligen Ambivalenz auseinanderzusetzen, hemmt die normalen Trauerreaktionen und ist häufig mit einem Übermaß an Wut- und Schuldgefühlen verbunden, die der trauernden Person zu schaffen machen. Ebenfalls zu Problemen führen häufig stark narzisstische Beziehungen, in denen die verstorbene Person lediglich die Erweiterung des eigenen Selbst darstellt. Sich den Verlust einzugestehen, würde in diesem Fall bedeuten, sich mit dem Verlust eines Teils des eigenen Selbst auseinandersetzen zu müssen. Um dies zu vermeiden, wird der Verlust geleugnet.

In manchen Fällen kann ein Todesfall auch alte Wunden aufreißen. Der Tod eines Elternteils, Stiefelternteils oder eines anderen Menschen, der die trauernde Person in der Vergangenheit sexuell missbraucht hat, kann die mit dieser Situation verbundenen Gefühle erneut an die Oberfläche bringen. Forschungen über sexuellen Missbrauch haben gezeigt, dass die Opfer häufig unter geringer Selbstachtung und einem von Selbstvorwürfen geprägten Attributionsstil leiden. Diese Selbstvorwürfe können infolge eines Todesfalls erneut auftauchen und die Trauer verkomplizieren. Die Wahrscheinlichkeit, dass dies geschieht, ist geringer, wenn die mit dem Missbrauch verbundenen Gefühle bereits vor dem Todesfall durchgearbeitet wurden. Doch selbst dann kann der Tod eines Menschen, mit dem sie eine konfliktreiche Beziehung verbindet, komplizierte Gedanken und Gefühle reaktivieren.

In manchen Beziehungen trauern wir auch um etwas, das wir uns gewünscht haben, aber niemals hatten und jetzt erst recht niemals haben werden. Vor einiger Zeit arbeitete ich mit einer Frau, deren Mutter an Alzheimer erkrankt war und die im Pflegeheim betreut werden musste. Als sie zusehen musste, wie sich der Zustand ihrer Mutter immer weiter verschlechterte, wurde ihr schmerzlich bewusst, dass sie keine Chance mehr haben würde, die Probleme mit ihrer Mutter, die sie früher geschlagen hatte, zu klären und eine liebevolle Beziehung zu ihr aufzubauen. Nachdem die Mutter gestorben war, kam sie wegen ihrer Depressionen zur Therapie, in der es unter anderem darum ging, ihr dabei zu helfen, nicht nur um ihre Mutter, sondern auch darum zu trauern, dass sich ihr Traum, irgendwann einmal die Art von Liebe und Akzeptanz zu bekommen, die sie sich so sehr von ihrer Mutter gewünscht hatte, nun nie mehr erfüllen würde.

Auch hochgradig von Abhängigkeit gekennzeichnete Beziehungen erschweren das Trauern. Horowitz, Wilner, Marmar und Krupnick (1980) von der University of California Medical School in San Francisco glauben, dass Abhängigkeit die Disposition für eine pathologische Trauerreaktion wesentlich mitbestimmt. Hat jemand eine stark von Abhängigkeit geprägte Beziehung und verliert dann die Person, von der er abhängig ist, erlebt er einen dramatischen Wandel des Selbstbilds. Eine starke Persönlichkeit, die durch die Beziehung zu einer anderen starken Persönlichkeit getragen wird, wird zurückgeworfen auf das schwache, hilflose, verlassene, vergeblich um Hilfe flehende Wesen früherer Zeiten.

Die meisten Menschen, die eine wichtige Bezugsperson verloren haben, fühlen sich zunächst einmal ziemlich hilflos. Doch ist dieses Gefühl der Hilflosigkeit nicht mit der Verzweiflung verbunden, die stark abhängige Menschen verspüren, und kann als Vorstufe zu anderen, positiveren Selbstbildern gesehen werden. Bei einer gesunden Persönlichkeit halten sich positive und negative Aspekte des

Selbstbilds im Gleichgewicht. Geht eine von übergroßer Abhängigkeit geprägte Beziehung durch einen Todesfall zwangsläufig zu Ende, besteht die Gefahr, dass das Gefühl der Hilflosigkeit alle anderen Empfindungen erdrückt und jedwede Fähigkeit, das negative Selbstkonzept mit positiveren Aspekten zu mildern, unter sich begräbt.

Durch äußere Umstände bedingte Faktoren

In einem früheren Abschnitt haben wir schon gesehen, dass die näheren Umstände eines Todesfalls auf die Intensität und den Verlauf des Trauerprozesses Einfluss nehmen. Bestimmte Umstände können eine normale Trauerreaktion erschweren oder möglicherweise ganz verhindern. Besonders schwierig ist die Situation bei ungeklärten Todesfällen (Lazare, 1979), also wenn z. B. ein Soldat als vermisst gemeldet wird und seine Frau nicht weiß, ob er lebt oder tot ist und deshalb keinen normalen Trauerprozess durchlaufen kann. Nach dem Vietnamkrieg machten manche Frauen die Erfahrung, dass sie sich nach langer Ungewissheit schließlich zu der Erkenntnis durchrangen, dass ihre vermissten Männer tot waren. Sie begannen zu trauern, setzten sich mit dem erlittenen Verlust auseinander – und dann kehrten ihre Männer, die in Kriegsgefangenschaft gewesen waren, doch noch zu ihnen zurück. Das mag nach einem Hollywood-Drehbuch klingen, in der Realität jedoch stürzte es die betroffenen Ehepaare in große Schwierigkeiten, so dass viele solcher Ehen mit einer Scheidung endeten.

Auch das genaue Gegenteil einer solchen Entwicklung kann dazu führen, dass Traueraufgaben unerledigt bleiben. Manche Frauen glauben immer noch, ihre Männer seien irgendwo in Vietnam am Leben. Sie klammern sich an diese Vorstellung und können den Verlust nicht verarbeiten, solange sie nicht völlige Gewissheit haben, dass ihre Männer tot sind.

Der Sohn einer Frau sollte mit einem Militärflugzeug in die USA zurückgebracht werden und gilt seitdem als über dem Nordatlantik verschollen. Während die restlichen Familienmitglieder davon ausgingen, dass er tot sei und den Verlust betrauerten, glaubte die Mutter jahrelang, ihr Sohn sei von Russen gefunden worden und würde heute noch in Russland leben. Als Privatreisen nach Russland möglich wurden, war sie eine der ersten, die sich ein Visum besorgten, und machte sich auf den Weg. Erst als sie ihn dort nicht finden konnte und alle ihre Erkundigungen ohne Ergebnis blieben, war sie erstmals in der Lage, ihre Trauer zu spüren.

Eine andere, durch äußere Umstände bedingte Schwierigkeit tritt auf, wenn es plötzlich zu einer Vielzahl von Verlusten kommt, wie z. B. bei den tragischen Anschlägen vom 11. September 2001. Viele Menschen verloren damals auf einen Schlag mehrere Angehörige sowie Freundinnen und Freunde. Ähnlich war es bei dem Massenselbstmord 1978 in Jonestown in Guyana mit mehreren hundert Toten. Sowohl die Umstände als auch das Ausmaß dieser Tragödie erschwerten es den Hinterbliebenen, einen normalen Trauerprozess zu durchlaufen. Die große Zahl der zu beklagenden Menschenleben wirkte niederschmetternd. In einem solchen Fall kann es den Betroffenen leichter erscheinen, die Trauer ganz und gar zu unterdrücken.

Mehrfache Verluste können auch in weniger dramatischer Form auftreten. Ich behandelte einmal eine Frau, die in drei Jahren vier nahe Angehörige verloren hatte. Sie war davon so überwältigt, dass sie nicht offen trauern konnte. Die unterdrückte Trauer hatte eine lähmende Angst zur Folge, deren Symptome sie dazu brachte, eine Therapie zu beginnen. In solchen Fällen können wir von einer «Trauer-Überbelastung» sprechen (Kastenbaum, 1969).

Vorgeschichte

Hatte jemand schon früher im Leben komplizierte Trauerreaktionen, erhöht dies die Wahrscheinlichkeit, dass es infolge eines späteren Trauerfalls ebenfalls zu Schwierigkeiten kommt. «Frühere Verluste und Trennungen wirken sich auf gegenwärtige Verluste und Trennungen oder Bindungen aus, und alle diese Faktoren beeinflussen die Furcht vor künftigen Verlusten und Trennungen sowie die Fähigkeit, zukünftige Bindungen einzugehen» (Simos, 1979, S. 27). Auch für Menschen, die schon einmal depressiv erkrankt waren, besteht ein höheres Risiko.

Besonders interessant ist auch die Frage, wie sich der frühe Verlust der Eltern oder eines Elternteils auf spätere Trauerreaktionen auswirkt. Zwar gibt es schon eine Reihe von Untersuchungen darüber, wie sich dies zu späteren psychischen Problemen verhält, doch ist die Datenlage bislang nicht überzeugend.

Der frühe Verlust der Eltern oder eines Elternteils kann Folgen haben, doch scheint dies auch für eine frühe Elternschaft zu gelten. In seinen Langzeitstudien über Männer fand Vaillant (1985) heraus, dass Abhängigkeitsgefühle, die einem normalen Trauerprozess im Wege standen, eher mit dem Erleben inkonsequenter, unreifer und inkompatibler Eltern zusammenhingen als mit dem Verlust eines Elternteils. Andere Anhaltspunkte deuten darauf hin, dass Menschen mit komplizierten Trauerreaktionen in ihrer Kindheit eher unsichere Bindungen und zu ihren Müttern eine ambivalente Beziehung hatten (Pincus, 1974).

Persönlichkeitsfaktoren

Persönlichkeitsfaktoren hängen mit dem Charakter einer Person zusammen und damit, wie dieser Charakter ihre Fähigkeit beeinflusst, mit Lebenskrisen fertig zu werden. Es gibt Menschen, die extremen seelischen Schmerz nicht ertragen können und sich zurückziehen, um sich gegen die starken Gefühle abzuschotten. Ihr Versuch, den Trauerprozess zu umgehen, führt auf lange Sicht oft zu komplizierten Trauerreaktionen.

Wer Abhängigkeitsgefühle schlecht ertragen kann, hat mit dem Trauern ebenfalls oft große Schwierigkeiten.

> Weil das Durchleben der Trauer angesichts eines existenziellen Verlusts mit einem alles umfassenden Gefühl der Hilflosigkeit verbunden ist, kommt es bei Menschen, deren Hauptabwehrkräfte darauf gerichtet sind, ein Gefühl der Hilflosigkeit zu vermeiden, mit großer Wahrscheinlichkeit zu dysfunktionalen Trauerreaktionen. So ist zu erklären, dass die Menschen, die nach außen hin ganz normal und äußerst kompetent agieren, gerade diejenigen sind, die ein schwerer Verlust am stärksten aus der Bahn wirft, da er den Kern ihres Abwehrsystems trifft (Simos, 1979, S. 170).

Ein weiterer Persönlichkeitsfaktor, der das Trauern erschweren kann, ist das eigene Selbstkonzept. Wir alle haben unsere Vorstellungen davon, wer wir sind, und versuchen, diesen Vorstellungen gemäß zu leben. Wenn es zum Selbstkonzept eines Menschen gehört, der Starke in der Familie zu sein, muss er diese Rolle möglicherweise auch dann spielen, wenn es ihm selbst zum Nachteil gereicht. Ein «starker Mensch» – ein Selbstkonzept, das in der Regel noch sozial verstärkt wird – versagt sich oft genau die Gefühle, die mit der angemessenen Bewältigung eines schmerzlichen Verlusts verbunden wären (Lazare, 1979).

June ist eine Frau mittleren Alters, deren Vater starb, als sie noch sehr jung war. Ihre Mutter übernahm die Rolle des Starken in der Familie. Aufgrund verschiedener Umstände kam June in ein kirchliches Waisenhaus, wo man nur Französisch sprach. Es war nicht leicht für sie, das alles zu verkraften, aber sie identifizierte sich mit der Stärke ihrer Mutter, schlüpfte in die Rolle des «starken Menschen» und hielt relativ gut durch. Jahre später, sie hatte inzwischen geheiratet und kleine Kinder, starb ihr Ehemann. June musste auf ihre alte Stärke zurückgreifen. Zwei Jahre danach merkte sie jedoch, dass sie den Tod ihres Mannes nicht wirklich bewältigt hatte und kam in die Therapie. Auch wenn ihre Stärke ihr in anderen schwierigen Situationen gute Dienste geleistet hatte – mit ihrem Bedürfnis, für ihre Kinder stark zu sein, stand sie sich selbst im Wege. Im Laufe der Therapie gelang es ihr zunehmend, sich von diesem Bedürfnis zu distanzieren und ihre tieferen Gefühle zuzulassen.

Soziale Faktoren

Ein weiterer Mediator der Trauer, der bei der Entwicklung komplizierter Trauerreaktionen eine große Rolle spielen kann, betrifft soziale Faktoren. Trauer ist ein sozialer Prozess und am besten in einem von gegenseitiger Unterstützung geprägten sozialen Gefüge zu ertragen. Lazare (1979) nennt drei soziale Bedingungen, die komplizierte Trauerreaktionen anzeigen oder gar hervorrufen können. Die erste dieser sozialen Bedingungen ist dann gegeben, wenn der Verlust im sozialen Umfeld als etwas betrachtet wird, *worüber man nicht spricht*. Dies ist oft im Zusammenhang mit einem Suizid der Fall. Wenn jemand sich selbst das Leben nimmt, vor allem wenn die näheren Umstände unklar sind und niemand sich dazu äußern will, ob es ein Suizid oder ein Unfall war, neigen Angehörige sowie Freundinnen und Freunde dazu, darüber zu schweigen. Eine solche «Verschwörung des Schweigens» ist für Trauernde, die ja gerade mit anderen kommunizieren müssen, um das Geschehene verarbeiten zu können, eine verhängnisvolle Sache.

Rusty, ein Einzelkind, verlor seine Mutter, als er fünf Jahre alt war. Sie war in die Garage gegangen, hatte einen Schlauch in den Auspuff gesteckt und sich mit den Abgasen vergiftet. Rustys Vater war so geschockt, dass er sofort wegzog. Das Kind kam zu weit von seiner Heimatstadt entfernt wohnenden Verwandten, die nie mit ihm über den Tod seiner Mutter sprachen. Später, als Rusty Ende zwanzig war, brachen die in dem frühen Verlust der Mutter und dem anschließenden Verlassenwerden durch den Vater begründeten Probleme wieder auf. Rusty hatte Schwierigkeiten in seiner Ehe und seine Frau drohte, ihn zu verlassen. In einer Therapie konnte Rusty endlich seiner Kindheit sowie den Auswirkungen der dramatischen Geschehnisse und der unerledigten Trauer auf sein jetziges Leben auf den Grund gehen.

Als Reaktion auf das Schweigen angesichts von Suiziden sind spezielle Selbsthilfegruppen entstanden, die für Menschen, die einen Suizid betrauern müssen und denen der Trost durch eine offene Kommunikation im Familien- und Freundeskreis versagt bleibt, eine große Bedeutung haben.

Der zweite soziale Faktor, der eine normale Trauerreaktion verhindern kann, kommt zum Tragen, wenn *der Verlust sozial negiert wird*, d.h. wenn das soziale Umfeld so tut, als habe sich der Verlust nicht ereignet. Ein gutes Beispiel ist meines Erachtens der Umgang mancher Menschen mit Schwangerschaftsabbrüchen. Viele ledige junge Frauen, die schwanger geworden sind, entscheiden sich für einen Abbruch der Schwangerschaft. Problematisch ist dabei unter anderem, dass es sich oft um einen wirklich einsamen Entschluss der Frau handelt – der Mann erfährt meist nichts von der Schwangerschaft und auch die Familie der Frau wird, oft aus Angst, nicht eingeweiht. Die Frau lässt die Schwangerschaft abbrechen, bewahrt dies als Geheimnis für sich und versucht so zu tun, als sei nichts geschehen. Aber auch dieser Verlust muss betrauert werden. Geschieht dies nicht, kann die Trauer später in einer ganz anderen Situation hervorbrechen. (Auf die Trauer nach einem Schwangerschaftsabbruch oder einer Fehlgeburt werde ich in Kapitel 7 noch ausführlicher eingehen.) Sozial negierte Verluste führen zu dem, was Doka (1989) als «aberkannte Trauer» bezeichnet, weil die Gesellschaft die Trauer der Betroffenen nicht anerkennt.

Der dritte soziale Faktor, der Komplikationen verursachen kann, ist *das Fehlen eines sozialen Netzwerks* aus Menschen, die die verstorbene Person kannten und einander beistehen können. In unserer heutigen Gesellschaft ziehen Menschen häufig um und lösen sich dadurch von ihrem Familien- und Freundeskreis. Wenn jemand einen ihm wichtigen Menschen in einer ganz anderen Stadt verliert, kann ihn sein aktuelles soziales Umfeld zwar durchaus Unterstützung geben, doch ist diese nicht so wirksam und hilfreich wie die von Menschen, die den Verstorbenen ebenfalls gekannt haben. In einem solchen Fall ist das Fehlen des sozialen Netzwerks geographisch bedingt. Manchmal fehlt es auch aus anderen Gründen, z. B. durch soziale Isolation.

In seiner Studie über Londoner Witwen stellte Parkes fest, dass diejenigen mit den stärksten Wutgefühlen auch am stärksten sozial isoliert waren (Parkes, 1972). Dieser Zusammenhang zwischen Wut und sozialer Isolation ist uns auch im Rahmen unserer eigenen Forschungsarbeiten aufgefallen. Eine Frau, die nach dem Tod ihres Mannes große Wut verspürt, kann sich selbst dann isoliert fühlen, wenn sie wohlmeinende Menschen um sich hat. Dies erschwert ihr das Trauern und bewirkt darüber hinaus wahrscheinlich, dass ihre Wut weiter wächst. Eine junge Witwe mit drei Kindern fand nach dem Verlust ihres Mannes in ihrem Umfeld zunächst viel Unterstützung. Sechs Monate später jedoch war sie fast verbittert, weil keiner mehr auf sie zukam oder sie anrief. Meines Erachtens lag es auch an ihrer Wut, dass die anderen sich von ihr zurückzogen und sie dadurch noch mehr in die Isolation geriet.

Was ist «komplizierte Trauer»?

Komplizierte Trauer kann unterschiedliche Formen annehmen und hat im Laufe der Zeit wohl auch deshalb verschiedene Bezeichnungen bekommen, z. B. «pathologische», «unbewältigte», «komplizierte», «chronische», «verzögerte» oder «übertriebene» Trauer. In den frühen Versionen des Diagnostischen und Statistischen Manual (DSM) der American Psychiatric Association wurde von «komplizierter» Trauer gesprochen. Wie auch immer man das fragliche Phänomen nennen mag, in jedem Fall handelt es sich um eine

> «Intensivierung der Trauer in einem solchen Ausmaß, dass die Person davon völlig überwältigt ist, problematische Verhaltensweisen an den Tag legt oder endlos im Zustand der Trauer verharrt, ohne dem Abschluss des Trauerprozesses auch nur einen Schritt näherzukommen ... [Es] sind Prozesse beteiligt, die kein allmähliches Fortschreiten zur Lösung oder Normalisierung bringen, sondern statt dessen zu stereotypen Wiederholungen oder langwierigen Unterbrechungen der Heilung führen» (Horowitz et al., 1980, S. 1157).

Aus dem frühen 20. Jahrhundert liegen Arbeiten von Freud (1917) und Abraham (1927) vor, in denen zwischen «normaler» und «pathologischer» Trauer unterschieden wird. Freuds und Abrahams Ansatz erschöpfte sich allerdings darin, bestimmte Merkmale als häufige Erscheinungen bei normaler Trauer und andere als solche bei pathologischer Trauer zu beschreiben. Diese deskriptive Methode ist unzulänglich und unbefriedigend. Spätere Beobachtungen deuteten außerdem darauf hin, dass manche Merkmale, die Freud und Abraham als Begleiterscheinungen der pathologischen Trauer beschrieben, zu den normalen Trauerreaktionen gehören. Ein Beispiel dafür wäre der nach einem Verlust verspürte intensive innere Schmerz. Freud und Abraham hielten dies für ein Anzeichen einer pathologischen Reaktion, wohingegen wir jetzt darin eine häufig gemachte Erfahrung im Rahmen des normalen Trauerprozesses sehen. Aus heutiger Sicht scheint sich das Ganze insgesamt eher um eine kontinuierliche Beziehung zwischen normalen und abnormen, komplizierten und unkomplizierten Trauerreaktionen zu handeln, wobei das Pathologische eher mit der Intensität und Dauer dieser Reaktionen zusammenhängt als mit dem bloßen Vorhandensein einer Verhaltensweise oder eines Gefühls (Horowitz et al., 1980).

«Komplizierte Trauer» als eigenständige Diagnose

Seit etwa zehn Jahren gibt es das Bestreben, «komplizierte Trauer» so zu definieren, dass sie verlässlich diagnostiziert werden und in die nächste Ausgabe des Diagnostischen und Statistischen Manuals (DSM-V) aufgenommen werden kann. Dies hätte zur Folge, dass alle, die darüber forschen und Menschen mit dieser Diagnose behandeln, leichter Forschungsgelder beantragen bzw. Behandlungskosten besser abrechnen könnten. In den letzten zehn Jahren drehte sich vieles um die Definition. Für die Formulierung der Kriterien wurden zahlreiche

Vorschläge gemacht. Zwei Hauptgruppen waren an der Speerspitze dieser Bewegung aktiv: die erste in Pittsburgh (später Yale, jetzt Harvard) unter der Führung von Holly Prigerson, die andere in San Francisco, angeführt von Mardi Horowitz.

Die Idee für die sich gegenwärtig herausschälende Diagnose wurde von Prigerson und ihrem Team (1995) vorgebracht, als sie noch an der University of Pittsburgh tätig war. Die bereits im Rahmen einer Studie über ältere Menschen gesammelten Daten wurden einer Faktorenanalyse unterworfen. Wie vielleicht nicht anders zu erwarten, luden die meisten der Trauer-Items auf einem Faktor und die Depressions-Items auf einem zweiten Faktor. Das Forschungsteam zog daraus den Schluss, dass es sich bei der Trauer und der Depression um zwei eigenständige Phänomene handeln muss. Ein großer Sprung nach vorn wurde erzielt, als die fraglichen Trauer-Items als Anzeichen für komplizierte Trauer identifiziert werden konnten, obwohl sie aus einem Inventar für trauernde Menschen insgesamt stammten und andere Items eindeutig die Erfahrungen im Rahmen einer normalen Trauer widerspiegelten. So konnten die Items extrahiert werden, die sowohl von ihrer Sensitivität als auch ihrer Spezifität her als Prädiktoren nachteiliger psychischer und physischer gesundheitlicher Entwicklungen gelten können.

Zwei Ideen spielten dabei von Anfang eine Rolle: Erstens, dass bei der komplizierten Trauer zwei Faktoren am Werke sind: die traumatische Belastung und die Belastung durch Trennung. Auch wenn dies aus theoretischer Sicht interessant sein mag, überlappen sich beide Arten der Belastung tendenziell und korrelieren so stark, dass diese Idee auf lange Sicht eher wenig Beachtung fand. Zweitens, dass das Phänomen der komplizierten Trauer sich deutlich von den Phänomenen Angst und Depression unterscheidet, so dass es drei voneinander klar unterscheidbare, sich nur wenig überlappende Größen gibt: komplizierte Trauer, Angst und Depression (Prigerson, Bierhals, Kasl & Reynolds, 1996). Einige spätere Forschungsarbeiten bestätigen diese Hypothese (Boelen & van den Bout, 2005; Boelen, van den Bout & de Keijser, 2003), während andere die Unterscheidbarkeit eher in Frage stellen (Hogan, Worden & Schmidt, 2004, 2005).

Im Laufe der Zeit wurde der Name der Diagnose mehrmals geändert. Sie begann als «komplizierte Trauer» und wurde dann in «traumatische Trauer» umbenannt, obwohl sie mit der Trauer nach einem traumatischen Todesfall nichts zu tun hat (Prigerson & Jacobs, 2001). Später kehrte man zu der Bezeichnung «komplizierte Trauer» zurück; in letzter Zeit ist auch gelegentlich von «prolongierter Trauer» die Rede (Goldsmith et al., 2008).

1999 wurde eine Konsensuskonferenz wichtiger Vertreterinnen und Vertreter der Trauerforschung einberufen, die festlegen sollte, welche Verhaltensweisen und Symptome in die Diagnose einfließen sollten ((Prigerson et al., 1999). Die Items wurden dem Standardformat der DSM-Störungen angepasst und in formalen Gruppen (Kriterium A bis Kriterium D) zusammengefasst, wie es im DSM-IV der Fall ist. Die Kriterien umfassen Schwierigkeiten beim Realisieren des Verlusts auf kognitiver, emotionaler und sozialer Ebene und unterstreichen die deutlichen, auch langfristig fortbestehenden Funktionsstörungen im Zusammenhang mit der beschriebenen Symptomatik (Boelen, van den Hout & van den Bout, 2006).

Bei der Definition der Diagnose erwies sich vor allem die Zeitfrage als äußerst schwierig: Wie lange müssen die Symptome bereits bestanden haben, ehe die Diagnose gerechtfertigt ist? Und wie viel Zeit sollte nach dem Todesfall verstreichen, ehe die Diagnose gestellt werden darf? Derzeit geht man davon aus, dass die Symptomatik sechs Monate lang vorgelegen haben muss. Frühere Versionen hatten von zwei Monate gesprochen. Der nötige Zeitraum zwischen Todesfall und Diagnose ist ebenfalls kontrovers diskutiert worden. Manche plädieren für eine Diagnose innerhalb der ersten sechs Monate mit dem Argument, dass problematische Verhaltensweisen kurze Zeit nach dem Verlust Hinweise auf spätere psychische und physische Gesundheitsprobleme geben können. Andere bevorzugen eine spätere Diagnose, weil sie meinen, dass viele der Items, die zu Kriterium B gehören, wie Benommenheit, Distanz zu anderen und Schwierigkeiten beim Akzeptieren des Verlusts zu den üblichen Erfahrungen normaler Trauernder gehören und sich bei ihnen auch ohne besondere Intervention in der Regel wieder legen. Horowitz plädiert dafür, die Diagnose «komplizierte Trauer» nicht vor dem ersten Jahrestag des Todesfalls zu stellen, was mir sehr einleuchtend erscheint.

2005 erfolgte der Aufruf an alle Wissenschaftlerinnen und Wissenschaftler auf dem Gebiet der Trauerforschung, die für das DSM-V vorgeschlagenen Kriterien fundierten empirischen Tests und Evaluationen zu unterziehen, was zu Modifikationen der bestehenden Kriterien führen könnte. Dass man im Zuge dieser Forschungsarbeiten zu dem Schluss kommt, die eigenständige Diagnose sei doch keine so gute Idee, möchte ich bezweifeln. In die Formulierung der Diagnose wurde bereits so viel Energie und Ego hineingesteckt, dass man davon nicht so leicht ablassen wird. In einem Artikel mit dem Titel «Meditating on Complicated Grief Disorder as a Diagnosis» macht Horowitz (2005) einen Alternativvorschlag. Er würde es vorziehen, die komplizierte Trauer unter den traumatischen Störungen einzuordnen und die DSM-Kategorien zu diesen Störungen entsprechend neu anzuordnen und zu definieren. Er weiß jedoch, dass die politischen Kräfte, die in dieser Sache am Werke sind, dies nicht zulassen werden. Er schließt seinen interessanten Kommentar mit der Bemerkung, dass eine Diagnose für die komplizierte Trauer notwendig ist, wenn auch aus keinem anderen Grund als dem, den Menschen, die für ihre Trauer allein keine Lösung finden, helfen zu können, weil nur die Behandlung einer anerkannten Diagnose auch finanziert werden kann. Tatsächlich geht es weniger darum, welche spezifischen Verhaltensweisen in der formalen DSM-Diagnose berücksichtigt werden, sondern eher um das klinische Urteil erfahrener Fachleute, die Bewältigungsstil und Abwehrkräfte von Betroffenen einschätzen und sagen können, welche trauernden Menschen gut zurechtkommen und welche sich mit ihrer Trauer so schwer tun werden, dass es der Diagnose und Behandlung bedarf. Horowitz würde deshalb im DSM-V am liebsten eine formale Diagnose sehen, die allen Beteiligten zugute käme: den Patientinnen und Patienten, damit sie behandelt werden können, den Ärztinnen und Ärzte, damit sie bezahlt werden können, und der Trauerforschung, damit sie weitere Fortschritte erzielen kann.

Ein existierendes Modell der komplizierten Trauer

Während der Kampf um die ultimative Definition einer akzeptablen Diagnose für das neue DSM weitergehen wird, gibt es schon heute Menschen, die mit komplizierter Trauer leben müssen und unserer Hilfe und Intervention bedürfen. Übrigens bevorzuge ich den Begriff «komplizierte Trauer» gegenüber der Bezeichnung «unnormale Trauer». Es ist nicht die Trauer, die unnormal ist. Wie ein Mensch die Trauer erlebt, so ist sie für ihn nun mal. Die Wichtigkeit individueller Unterschiede bei der Trauererfahrung kann gar nicht oft genug betont werden. Die Trauer des einen ist mit der Trauer eines anderen nicht identisch (Allport, 1957). Die Schwierigkeit liegt im Trauerprozess. Es gibt Faktoren, die den Trauerprozess behindern, erschweren oder verzögern können, so dass er sich nicht richtig entfalten und auf eine angemessene Anpassung an den erlittenen Verlust hin fortbewegen kann. Traueraufgaben und Trauermediatoren können den Betroffenen ebenso wie ihren Therapeutinnen und Therapeuten wichtige Hinweise darauf geben, wo die Schwierigkeiten liegen und welche effektiven Interventionen sich anbieten könnten. Komplizierte Trauer lässt sich auf vielerlei Arten beschreiben. Ich möchte ein Paradigma vorschlagen, dass sich in meiner klinischen Arbeit sehr bewährt hat und vielleicht auch Ihnen nützlich sein kann. Es beschreibt die komplizierte Trauer mit Hilfe von vier Stichpunkten: (1) chronische Trauerreaktionen, (2) verzögerte Trauerreaktionen, (3) übertriebene Trauerreaktionen und (4) larvierte Trauerreaktionen. Lassen Sie uns diese in den folgenden Abschnitten einzeln anschauen.

Chronische Trauerreaktionen

Eine chronische (oder «prolongierte») Trauerreaktion hält übermäßig lange an und kommt zu keinem befriedigenden Abschluss. (Jahrestagsreaktionen sind in den ersten zehn Jahren oder noch länger üblich, jedoch für sich gesehen kein Merkmal der chronischen Trauer.) Sie lässt sich relativ leicht diagnostizieren, weil den Betroffenen selbst meist sehr bewusst ist, dass sich die Trauer bei ihnen unangemessen lange hinzieht. Entsprechend viel Zeit ist seit dem zu betrauernden Verlust verstrichen. So ist es durchaus üblich, dass Menschen zwei bis fünf Jahre nach einem Todesfall kommen und sagen: «Ich finde einfach nicht wieder zurück ins Leben», «Die Trauer will bei mir nicht wieder aufhören», «Ich brauche Hilfe, um endlich wieder ich selbst zu werden.» Das Erkennen des Problems löst die chronische Trauer nicht auf – dass die Betroffenen von sich aus kommen, erleichtert jedoch die Diagnose.

Die weiter oben erörterte formale Diagnose der komplizierten Trauer wäre hier tatsächlich hilfreich, weil die Tendenz zur chronischen Trauer mit Hilfe der angestrebten Diagnosekriterien schon sehr früh erkennbar wird und eine frühe Intervention der Entwicklung chronischer Trauerreaktionen entgegenwirken kann. Frühes Erkennen und frühes Intervenieren sind wichtige Bestandteile der präventiven Philosophie, wie sie in der Harvard University vertreten wird. Ich selbst habe Screening-Instrumente zur Früherkennung von Risikopatientinnen und -patienten unter Erwachsenen (Weisman & Worden, 1980) und trauernden Kindern (Worden, 1996) entwickelt und angewandt.

Einige werden sich in der Behandlung mit der Tatsache konfrontieren müssen, dass die verstorbene Person tatsächlich nicht mehr lebt und nicht zurückkehren wird, so sehr sie sich dies auch wünschen mögen (Aufgabe I). Den Tod eines geliebten Menschen nicht wahrhaben zu wollen ist verständlich, besonders wenn ein Kind betrauert wird. Wichtig ist herauszuarbeiten, welche Bedeutung das Kind – außer der offensichtlichen – für die Eltern hatte. Rita sträubte sich mehr als zwei Jahre lang, den Tod ihrer zwölfjährigen Tochter als Tatsache zu akzeptieren. Als ihre Tochter starb, verlor sie nicht nur ihr Kind, sondern auch die einzige Person auf der Welt, die sie durch eine Nackenmassage von ihrer Migräne befreien konnte.

Für andere kann es hilfreich sein, ihren verwirrenden oder ambivalenten Gefühle für die verstorbene Personen nachzugehen und diese zu verarbeiten (Aufgabe II). Der Suizid ihres Sohnes vor drei Jahren ließ eine Frau nicht nur mit schwierigen Gefühlen kämpfen, weil er sich entschlossen hatte, seinem Leben ein Ende zu setzen, sondern spülte auch Gefühle aus der Zeit an die Oberfläche, als sie – selbst noch ein Teenager – mit ihm schwanger gewesen war und in ihrem

Umfeld nichts als Ablehnung verspürt hatte (Cerney & Buskirk, 1991). Manchmal sehnen sich Menschen mit chronischen Trauerreaktionen auch nach einer Beziehung, die es niemals gegeben hat, vielleicht aber hätte geben können (Paterson, 1987). Nach meiner Erfahrung kann es dazu vor allem dann kommen, wenn Alkoholismus oder körperlicher und sexueller Missbrauch in der Familie eine Rolle spielte.

Bei all denen, deren Beziehung zu der verstorbenen Person in höchstem Maße von Abhängigkeit geprägt war, kann es Teil der Intervention sein, ihnen dabei zu helfen, neue Fähigkeiten zu entwickeln, damit sie die Aufgaben übernehmen können, die früher von der verstorbenen Person erledigt wurden. Trauernde mit einem unsicheren Bindungsstil, die das Gefühl haben, das Leben allein nicht meistern zu können, brauchen oft Hilfe und Ermutigung beim Aufbau neuer Beziehungen (Aufgabe III).

Fünf Jahre nach dem plötzlichen Tod seiner Frau kam ein junger Mann in die Therapie, weil er zwar durchaus schon Bekanntschaften gehabt hatte, sich aber auf keine neue Liebesbeziehung einlassen konnte. Die direkte Interaktion mit seiner toten Frau auf einem «leeren Stuhl» erlaubte ihm, die Stimme seiner Frau zu hören, die ihn ermutigte, weiterzuleben, eine neue Frau zu finden und glücklich zu sein. Er ging danach seit langer Zeit zum ersten Mal wieder zu ihrem Grab und sagte mir in unserer nächsten Sitzung: «Wenn ich an sie denken will, kann ich ja jetzt jederzeit zum Friedhof gehen.» Er hatte ihr einen Platz zugeteilt, an dem er angemessen an sie denken konnte, und das befreite ihn so sehr, dass er sich seinem eigenen Leben zuwenden und sich eine neue Frau suchen konnte. Inzwischen hat er wieder geheiratet und eine neue Familie gegründet. Was er in den davor liegenden fünf Jahren der chronischen Trauer nicht hinbekommen hatte, war durch die therapeutische Intervention möglich geworden: eine effektive Anpassung an die neue Situation und damit die Bewältigung von Traueraufgabe IV.

Bei einer chronischen oder prolongierten Trauerreaktion muss demnach vordringlich geklärt werden, welche Traueraufgaben unerledigt blieben und warum. Die therapeutischen Interventionen sollten sich dann auf die Lösung dieser Aufgaben konzentrieren.

Verzögerte Trauerreaktionen

Verzögerte Trauerreaktionen werden manchmal auch als «verspätete», «unterdrückte» oder «aufgeschobene» Trauerreaktionen bezeichnet. Meist hat es dabei unmittelbar nach dem Todesfall eine Gefühlsreaktion gegeben, die angesichts der

Bedeutung des Verlusts nicht ausreichte. Etliche Zeit später kann dann ein anderes trauriges Ereignis Trauersymptome auslösen, die in ihrer Intensität übertrieben wirken. Man kann sich das so erklären: Ein Teil der früheren Trauer, der wegen der seinerzeit nicht ausreichend bewältigten Traueraufgabe II unverarbeitet geblieben ist, wurde mitgeschleppt und kommt nun anlässlich einer erneuten traurigen Situation an die Oberfläche. Meist empfinden die Betroffenen selbst ihre jetzige Reaktion als deutlich übertrieben. Ein Mediator, der häufig mit verzögerten Trauerreaktionen zusammenhängt, ist der Mangel an sozialer Unterstützung zurzeit des Verlusts.

Ein interessantes Beispiel für verzögerte Trauer ist eine Frau, die durch einen Unfall mehrere Kinder verlor. Sie war zu der Zeit schwanger und hatte den dringenden Rat bekommen, sich nicht zu sehr aufzuregen, weil dies ihre Schwangerschaft gefährden könne. Sie hörte auf diesen Rat – mit der Folge, dass der unterdrückte, tiefe Schmerz wieder zum Vorschein kam, als ihr letztes Kind von zuhause auszog (Geller, 1985).

Überwältigende Gefühle zurzeit des Verlusts können dazu führen, dass die Trauer ganz oder teilweise unterdrückt wird. Besonders häufig geschieht dies z. B. nach Todesfällen durch Suizid. Es gibt dann zwar eine gewisse Trauerreaktion, die aber angesichts der Schwere des Verlusts nicht ausreicht, so dass die zunächst unterdrückten Anteile später an die Oberfläche dringen. Übrigens muss eine verzögerte Trauerreaktion nicht unbedingt durch einen Todesfall reaktiviert werden. Ich habe mehrere Menschen kennen gelernt, bei denen sie durch eine bevorstehende oder kurze Zeit zurückliegende Scheidung ausgelöst wurde, und auch nach Fehlgeburten kann es Jahre später neue «Trauerschübe» geben.

Wegen einer akuten «Trauer-Überbelastung» (Kastenbaum, 1969) sind auch nach mehrfachen Verlusten verzögerte Trauerreaktionen möglich. Einer meiner Klienten verlor im Vietnamkrieg mehrere seiner Kameraden in einem Hinterhalt, war wegen der bedrohlichen Umstände aber nicht in der Lage, sie ausreichend zu betrauern. Nach dem Krieg heiratete er, wurde gegen seine Frau aber mehrfach gewalttätig. In der Therapie war er zunächst eher mit seiner Wut in Kontakt als mit der tiefen Trauer, die nach und nach mit voller Wucht nach oben kam. Intensive Trauerarbeit in unseren Sitzungen und am Vietnam Memorial in Washington, D. C., gab ihm schließlich das Gefühl, die schrecklichen Erlebnisse hinter sich lassen zu können, und seine Gewalttätigkeit ließ nach.

Möglich sind solche verzögerten Reaktionen nicht nur bei einem weiteren Verlust, der die Betroffenen selbst betrifft, sondern auch dann, wenn sie miterleben, wie ein anderer einen Verlust erleidet, oder wenn sie durch einen Film, eine Fernsehsendung oder ein anderes Medium mit dem Thema «Verlust» konfrontiert werden. Sieht man einen traurigen Film, ist es normal, dass man mitleidet. Für eine verzögerte Trauerreaktion typisch ist jedoch die Intensität der Gefühle, die sich bei näherer Untersuchung oft als unbewältigte Trauer im Zusammenhang mit einem früheren Erlebnis entpuppt. Bowlby (1980) schlägt dafür die plausible Erklärung vor, dass ein erneuter Verlust den Schmerz angesichts eines früher erlittenen Verlusts zu aktivieren oder zu reaktivieren vermag. Wird in der aktuellen Situation Schmerz empfunden, ist es nur natürlich, bei einer früheren Bezugsperson (z. B. einem Elternteil) Trost zu suchen. Ist diese bereits tot, wird der frühere Verlust von neuem – oder womöglich gar zum ersten Mal – umso schmerzlicher empfunden.

Mein Kollege George Bonanno (Bonnano et al., 2002) meint, das Phänomen der verzögerten Trauer gebe es nicht. Er habe nie einen solchen Fall gesehen und in seinen Forschungen auch keinen Anhaltspunkt dafür gefunden. Bei allem Respekt muss ich ihm widersprechen. Wie andere Kolleginnen und Kollegen (z. B. Therese Rando) habe ich eine große Anzahl von Fällen behandelt, die zu der obigen Beschreibung passen. Problematisch ist allerdings, die verzögerte Trauer mit dem Phänomen der «abwesenden Trauer» zu verbinden, wie es Helena Deutsch (1937) in ihrem klassischen Artikel tat. Bei den meisten Menschen, die ich behandelt habe, war die Trauer zur Zeit des Verlusts nicht abwesend, sondern blieb aus irgend einem Grund (oft wegen mangelnder sozialer Unterstützung) gewissermaßen «unterentwickelt», um sich erst bei späterer, oft viel geringfügigerer Gelegenheit richtig Bahn zu brechen. Um das Phänomen in Forschungsarbeiten erfassen zu können, ist es möglicherweise notwendig, die Untersuchungszeiträume zu verlängern. Auch die Tatsache, dass es sich um ein nicht sehr häufiges Phänomen handelt, ist zu berücksichtigen. Bonanno und sein Team (2002) stellten eine geringe Häufigkeit einer verzögerten Trauer bei 4 % von 205 Personen fest, die sie 18 Monate nach dem Tod der Partnerin oder des Partners befragt hatten. Unter Verwendung der gleichen Methoden ermittelten wir ebenfalls eine geringe Häufigkeit bei 8 % von 70 Personen, die zwei Jahre zuvor die Partnerin oder den Partner verloren hatten.

Übertriebene Trauerreaktionen

Die dritte diagnostische Kategorie hat mit übertriebenen Trauerreaktionen zu tun. Die ungewöhnliche Intensivierung normaler Trauerreaktionen lässt die Betroffenen entweder überfordert fühlen oder zu dysfunktionalem Verhalten Zuflucht nehmen. Anders als bei der larvierten Trauer, bei der sich die Betroffenen des Zusammenhangs mit einem Verlust nicht bewusst sind, wissen Menschen mit übertriebenen Trauerreaktionen, dass die Symptome und Verhaltensweisen, die sie erleben, mit dem Verlust verbunden sind und empfinden dies als so exzessiv und lähmend, dass sie oft therapeutische Hilfe suchen. Übertriebene Trauerreaktionen können sich zu psychiatrischen Störungen auswachsen, die häufig eine DSM-Diagnose erhalten.

Eine klinische Depression nach einem Verlust ist ein solches Beispiel. Tiefe Niedergeschlagenheit und Hoffnungslosigkeit nach dem Tod einer wichtigen Bezugsperson sind weit verbreitet, in der Regel aber eine vorübergehende Erscheinung. Die meisten Trauernden sind und werden nicht klinisch depressiv. Erst wenn sich aus dem Gefühl der Hoffnungslosigkeit Symptome einer irrationalen Verzweiflung entwickeln, zu der sich weitere Merkmale einer Depression gesellen, ist die Diagnose einer klinischen Depression gerechtfertigt und gegebenenfalls eine medikamentöse Intervention notwendig. Maureen versank nach dem Tod ihres Vaters in eine tiefe, langwierige Depression. Als die schlimmsten Verzweiflungsgefühle sich infolge einer Behandlung mit Antidepressiva allmählich legten, konnten wir uns die Konflikte anschauen, die sie mit ihrem Vater verbanden. Sie hatte eine heftige Wut auf ihren Vater, der in ihrer Kindheit die meiste Zeit abwesend gewesen war, und aus dieser Wut speiste sich ihre Depression. Nach und nach war Maureen immer mehr in der Lage, diese Gefühle beim Namen zu nennen und ihren Vater mit Hilfe der «Leeren Stuhl»-Technik damit zu konfrontieren. Schließlich konnte sie sogar zum Grab ihres Vaters gehen und ihm einen Brief vorlesen, der sowohl ihre negativen als auch ihre positiven Gefühle wiedergab. Interessant ist die Tatsache, dass es in ihrer Vorgeschichte keine Depressionen gegeben hatte und auch eine Nachuntersuchung keine weiteren depressiven Episoden ergab.

Angst ist eine weitere, weit verbreitete Reaktion auf einen Verlust. Erst wenn diese Angst sich soweit steigert, dass es zu Panikattacken, phobischem Verhalten oder einer anderen Art von Angststörung kommt, würde ich diese Störungen in die Kategorie der übertriebenen Trauer einschließen. Jacobs, Hansen, Kasl, Ostfeld, Berkman & Kim (1990) stellten fest, dass in Zeiten der akuten Trauer Angststörungen häufig waren. Im Rahmen ihrer Studie über trauernde Partnerinnen und Partnern berichteten mehr als 40 %, im Laufe des ersten Trauerjahrs eine Angstepisode erlebt zu haben. Von denen, die Angstsymptome hatten, berichteten viele auch von einem depressiven Syndrom.

In diesem Kontext auftretende Phobien kreisen oft um den Tod. Eine Patientin, die früher schon einmal in psychiatrischer Behandlung gewesen war, verlor ihren Vater und entwickelte innerhalb von drei Monaten eine schwere Thanatophobie

(Angst vor dem Tod). Sie begab sich erneut in Behandlung, um die Symptome wirksam bekämpfen zu können. Häufig liegen dieser Art von Phobie unbewusste Schuldgefühle und der Gedanke zugrunde: «Auch ich habe den Tod verdient.» Ursache ist in der Regel eine ambivalente Beziehung zur verstorbenen Person.

Eine 29-jährige Frau entwickelte nach dem plötzlichen Tod ihrer Mutter eine soziale Phobie. Nach sechs Monaten war die Angst so stark geworden, dass sie sich auch auf soziale Situationen bezog, in die sie sich begeben musste, um ihren Lebensunterhalt zu verdienen. Die Beziehung zu ihrer depressiven und psychotischen Mutter, die die Welt als eine einzige Bedrohung angesehen hatte, war schon seit Jahren äußerst ambivalent gewesen. Die ständige Rücksichtnahme auf die Empfindlichkeiten der Mutter hatte ihr Leben bestimmt. Nach dem Tod identifizierte sie sich auf pathologische Weise mit einem Teil der Symptomatologie der Mutter und schützte sich so vor aggressiven Impulsen (Zerbe, 1994).

Agoraphobie ist eine weitere Angststörung, die nach einem Todesfall auftreten kann. Häufig gab es ähnliche Symptome schon in der Vorgeschichte (Sahakian & Charlesworth, 1994).

Schwerer Alkoholismus und der Missbrauch anderer Substanzen nach einem Todesfall können ebenfalls unter die übertriebenen Trauerreaktionen gezählt werden. Bei der Behandlung alkoholkranker Menschen sollte stets die Möglichkeit einer ungelösten Trauer als Teil der Ursache mit bedacht werden. Manche Alkoholkranke können ihren Alkoholmissbrauch direkt auf ihre Trauererfahrung zurückführen. Ein Witwer sagte: «Vor dem Tod meiner Frau war ich Geselligkeitstrinker. Danach trank ich Alkohol, um zu vergessen. Dann fühlte ich mich schuldig und deprimiert, weil ich andauernd betrunken war, und ich trank noch mehr» (Hughes & Fleming, 1991, S. 112).

Nach besonders dramatischen oder durch Gewalt verursachten Todesfällen kann es zu Symptomen einer Posttraumatischen Belastungsstörung kommen. Ich habe mit Vietnam-Veteranen ebenso wie mit Überlebenden schwerer Autounfälle gearbeitet, die die klassischen Symptome einer Traumatischen Belastungsstörung zeigten. Ein interessanter Fall war ein 72- jähriger Veteran des Zweiten Weltkriegs, der zunächst keinerlei pathologische Nachwirkungen seiner Kriegserlebnisse erlebt hatte. Erst 50 Jahre später, nach dem Tod seiner Frau, traten diese Symptome erstmals auf (Herrmann & Eryavec, 1994). Ähnliche Reaktionen gab es nach dem Erscheinen des Films «Der Soldat James Ryan», der bei Veteranen unterdrückte Erinnerungen wachrief. Für die Behandlung der Posttraumatischen Behandlungsstörung gibt es spezielle Methoden, die über den Rahmen unserer Darstellung der Trauertherapie hinausgehen. Dennoch würde eine solche Störung, wenn ihr ein Todesfall vorausging, unter die Kategorie der übertriebenen Trauer fallen.

Auch von mehreren Fällen von Manie nach einem Verlust ist in der Literatur berichtet worden. In der Regel tritt dies bei Personen auf, in deren Vorgeschichte affektive Störungen eine Rolle spielten. Ich würde sie als Form der komplizierten Trauer werten (Rosenman & Tayler, 1986).

Larvierte Trauerreaktionen

Menschen mit larvierten Trauerreaktionen beobachten bei sich problematische Symptome und Verhaltensweisen, erkennen jedoch nicht, dass diese mit dem Verlust zusammenhängen. Sie entwickeln nicht-affektive Symptome oder – wie Parkes (1972, 2006) es formuliert – Symptome, die als «affektive Äquivalente zur Trauer» gelten können. Helene Deutsch (1937) kommentierte dieses Phänomen schon in ihrer klassischen Abhandlung über die «ausbleibende» Trauer. Der Tod eines geliebten Menschen, so Deutsch, *muss* eine emotionale Reaktion hervorrufen. Bleibt sie aus, ist dies ebenso als Abweichung von der normalen Trauer zu werten wie eine Trauerreaktion, die in ihrer Dauer und Intensität das normale Maß überschreitet. Drückt jemand seine Gefühle nicht offen aus, wird diese nicht-manifestierte Trauer auf andere Weise zum Ausdruck kommen. Helene Deutsch vermutet, dass das Ich der Betroffenen nicht ausreichend entwickelt ist, um die Belastung der Trauerarbeit ertragen zu können, sodass sie – in dem Versuch, den Trauerprozess irgendwie zu umgehen – Mechanismen des narzisstischen Selbstschutzes aktivieren.

Die larvierte oder verdrängte Trauer kann als körperliches Symptom oder als abweichendes bzw. nicht-angepasstes Verhalten in Erscheinung treten. Menschen, die sich ein direktes Erleben der Trauer untersagen, können medizinische Symptome entwickeln, die denen der verstorbenen Person ähneln, oder psychosomatische Beschwerden anderer Art an den Tag legen. Insbesondere körperlicher Schmerz kann ein Symbol für unterdrückte Trauer sein. Umgekehrt können Patientinnen und Patienten, die wegen verschiedener somatoformer Störungen behandelt werden, ein unterschwelliges Trauerproblem haben.

Zisook und DeVaul (1977) berichten von mehreren Fällen, in denen die körperlichen Symptome der trauernden Person denen der verstorbenen Person bei ihrer letzten Krankheit auffallend ähneln, und sprechen in diesem Zusammenhang von «Faksimile-Erkrankungen». Ein Fall betraf eine Frau, die über Brustschmerzen klagte, die genau so waren wie die, die ihr Mann vor seinem Tod nach einem Herzinfarkt hatte. Das erste Mal traten die Symptome rund um den Jahrestag seines Todes auf. In einem anderen Fall klagte eine Frau über Magenschmerzen. Sieben Jahre zuvor war ihre Mutter gestorben und die ersten Magenschmerzen bei der Tochter traten an dem Todestag der Mutter auf. In beiden Fällen konnten keine organischen Ursachen für die Symptome gefunden werden, die nachließen, nachdem in einer Therapie die Trauer durchgearbeitet worden war.

Verdrängte Trauer braucht aber nicht ausschließlich in Form körperlicher Beschwerden in Erscheinung zu treten – sie kann auch in psychischen Symptomen wie einer scheinbar unerklärlichen Depression oder in auffälligem Verhalten zum Ausdruck kommen. Nach einigen Studien zu urteilen kann selbst delinquentes Verhalten im Falle einer larvierten Trauerreaktion als adaptives Äquivalent betrachtet werden (Shoor & Speed, 1963). Randall (1993) beschreibt den Fall einer Frau, die vier Monate nach dem Unfalltod ihres Sohnes, zu dem sie eine von starker Abhängigkeit geprägte Bindung hatte, eine Anorexia nervosa entwickelte. Seit seinem 12. Lebensjahr hatte der Sohn diese Essstörung gehabt, wegen der er auch stationär behandelt worden war. Die Introjektion der Pathologie ihres Sohnes wurde erkannt und durch den gezielten Einsatz bedeutsamer Gegenstände, die sie mit ihrem Sohn verband, gelang es dem Therapeuten, der Mutter zu helfen, sich angemessen von ihrem Sohn zu lösen und die Essstörung zu überwinden.

Es ist notwendig, die wichtige Unterscheidung zwischen übertriebener Trauer und lavierter Trauer zu betonen. Beide können zu einer formalen psychiatrischen und/oder medizinischen Diagnose Anlass geben. Bei der übertriebenen Trauer weiß die betroffene Person, dass die Symptome mit dem Todesfall begannen und mit der Verlusterfahrung zusammenhängen. Die Schwere der Symptome führt zu einer formalen Diagnose nach dem DSM und einer entsprechenden Behandlung, häufig anfangs auch mit Hilfe von Medikamenten. Lassen die Symptome aufgrund dieser Maßnahmen nach, rücken die Trennungskonflikte in den Mittelpunkt der Behandlung. Bei der larvierten Trauer bringen die Betroffenen ihre Symptome nicht mit einem Todesfall in Verbindung. Wird ihnen psychotherapeutisch geholfen, diese Verbindung herzustellen und die unterschwelligen Trennungskonflikte zu erkennen und aufzulösen, kommt es zu einer entschiedenen Verbesserung der körperlichen und/oder psychischen Symptomatik.

Die Diagnose der komplizierten Trauer

Wie lässt sich komplizierte Trauer diagnostizieren? Generell gibt es zwei Möglichkeiten: Entweder kommt jemand mit einer entsprechenden Selbstdiagnose – oder er kommt mit irgendeinem medizinischen oder psychiatrischen Problem, ohne auch nur zu ahnen, dass unbewältigte Trauer dahintersteckt. Im zweiten Fall bedarf es der Kompetenz erfahrener Fachleute, im ersten Fall bereitet die Diagnose keine Schwierigkeiten. Ich habe noch nie erlebt, dass jemand therapeutische Hilfe suchte, weil er glaubte, dass seine Probleme mit einem Todesfall zusammenhingen, und dies dann nicht zutraf. Ein gutes Beispiel ist May. Als sie Anfang fünfzig war, kam ihr Sohn bei dem tragischen Zusammenstoß zweier Flugzeuge im Luftraum über Florida ums Leben. Mehrere Faktoren erschwerten ihr das Trauern: Es war ein völlig unvorhergesehener Todesfall, der Sohn starb weit weg von zu Hause, und infolge der Todesumstände nahm niemand an der Beerdigung teil. Etwa zwei Jahre danach wandte sich May an ihren Pfarrer und sagte ihm, sie werde mit ihrer Trauer nicht fertig. Sie tue nichts mehr von alledem, was sie vor dem Tod ihres Sohnes getan habe, sie habe das Gefühl, irgendwo in ihrem Trauerprozess steckengeblieben zu sein, und bat den Geistlichen um seine Hilfe. Eine solche Selbstdiagnose ist äußerst typisch.

Oft allerdings begeben sich die Betroffenen in Unkenntnis der Trauerdynamik in ärztliche oder psychiatrische Behandlung, und dann muss die Diagnose erst gefunden werden. Meist wird bei der Aufnahme die Vorgeschichte ziemlich detailliert erfasst. Todesfälle werden dabei allerdings häufig übersehen, obwohl gerade sie möglicherweise unmittelbar mit den gegenwärtigen Problemen zusammenhängen. Es ist also sehr wichtig, im Erstgespräch immer auch zu fragen, welche wichtigen Bezugspersonen die Person bereits verloren hat.

Darüber hinaus gibt es für eine unbewältigte Trauer eine Reihe von Anhaltspunkten. Eine ausgezeichnete Taxonomie stammt von Lazare (Lazare, 1979). Für sich allein betrachtet, reicht vielleicht keiner dieser Anhaltspunkte für diagnostische Schlüsse aus. Sobald sie sich zeigen, sollte man sie jedoch ernst nehmen und eine komplizierte Trauerreaktion als Diagnose in Betracht ziehen.

Anhaltspunkt 1

Jemand kann über einen verstorbenen Menschen nicht sprechen, ohne den Verlust wieder ganz frisch und intensiv zu spüren. Vor einiger Zeit kam ein Mann Anfang 30 zu mir – allerdings nicht wegen irgendwelcher Trauerprobleme, sondern wegen einer sexuellen Funktionsstörung. Im Erstgespräch fragte ich nach Todesfällen in seinem näheren Umfeld und erfuhr, dass sein Vater gestorben war. Als der Mann darüber sprach, wirkte seine Traurigkeit noch so frisch, dass ich vermutete, er habe den Verlust erst vor kurzer Zeit erlitten. Auf meine Nachfrage hin erfuhr ich dann jedoch, dass der Vater schon vor über 13 Jahren gestorben war. Später in der Therapie explorierten wir den offenkundig nicht überwundenen Verlust und mögliche

Zusammenhänge mit der sexuellen Funktionsstörung. Kann jemand über einen schon einige Zeit zurückliegenden Todesfall nicht ohne seelische Erschütterung sprechen, sollte man also stets die Möglichkeit erwägen, dass ein unbewältigtes Trauerproblem besteht. Stutzig machen sollte jede noch ganz frisch wirkende, intensive Traurigkeit viele Jahre nach dem eigentlichen Verlust.

Anhaltspunkt 2

Ein relativ unbedeutender Vorfall löst eine starke Trauerreaktion aus. In der Regel ist dies ein Hinweis auf eine verzögerte Trauer. In Kapitel 6 berichte ich von dem Fall einer jungen Frau, deren Freundin eine Fehlgeburt erlitten hatte. Auf diesen Vorfall reagierte die junge Frau übermäßig stark. Wie sich herausstellte, hatte sie selbst einige Jahre zuvor eine Fehlgeburt gehabt, um die sie nur unzureichend hatte trauern können.

Anhaltspunkt 3

Im klinischen Gespräch kommen Todesfälle zur Sprache. Zu einer guten Beratung oder Therapie gehört es, auf die auftauchenden Themen zu achten. Haben sie mit Verlusterfahrungen zu tun, besteht die Möglichkeit einer unbewältigten Trauer.

Anhaltspunkt 4

Jemand will die Gegenstände, die einer verstorbenen Person gehörten, nicht wegräumen, weggeben oder sonstwie entsorgen. Wird z. B. das Zimmer einer verstorbenen Person so konserviert, wie es zum Zeitpunkt ihres Todes war, könnte diesem Verhalten eine unbewältigte Trauer zugrunde liegen. Ehe man in einem solchen Fall ein Urteil trifft, muss man kulturelle und religiöse Unterschiede einbeziehen. Außerdem ist zu bedenken, dass es ebenfalls auf Störungen im Trauerprozess hindeuten kann, wenn alles, was der verstorbenen Person gehörte, schon kurze Zeit nach deren Tod weggeworfen wird.

Anhaltspunkt 5

Bei einer Durchsicht der Krankenakte wird festgestellt, dass jemand die gleichen physischen Symptome entwickelt hat, die schon bei der verstorbenen Person vor deren Tod aufgetreten waren. Oft kommen diese Symptome jährlich wieder, z. B. an Todes-, Geburts- oder Feiertagen. Sie können auch auftreten, wenn die Patientin oder der Patient das Alter erreicht, in dem eine wichtige Bezugsperson (z. B. der gleichgeschlechtliche Elternteil) verstarb. Eine junge Frau knüpfte in der Zeit, in der sich der Todestag ihrer Mutter jährte, eine Affäre an. Als sie dies in der Gruppentherapie bekannte, stellten sich bei ihr Kreislaufbeschwerden ein. Später fanden wir heraus, dass diese Symptome denen glichen, die ihre Mutter kurz vor ihrem Tod gehabt hatte.

Stellen sich Patientinnen und Patienten mit vagen somatischen Beschwerden, einer erhöhten Anfälligkeit für Krankheiten oder chronischen Symptomen vor, sollte stets die Möglichkeit unterschwellig vorhandener Trauerprobleme mit bedacht werden. Einfache Fragen nach Todesfällen in ihrer näheren Umgebung, wie sie ihrer Meinung nach damit fertig geworden sind und ob sie noch immer weinen oder das Bedürfnis zu weinen verspüren, können Ärztinnen und Ärzte wichtige Hinweise auf eine mögliche Trauerkomponente geben.

Anhaltspunkt 6

Jemand ändert nach einem Todesfall radikal seinen Lebensstil, kapselt sich von seiner Umgebung ab und/oder meidet Aktivitäten, die mit der verstorbenen Person zusammenhängen. All diese Verhaltensweisen können Hinweise auf unbewältigte Trauerprobleme sein.

Anhaltspunkt 7

Jemand hat eine lange Vorgeschichte der subklinischen Depression, häufig begleitet von hartnäckigen Schuldgefühlen und einem geringen Selbstwertgefühl. Auch das Gegenteil kann ein Anhaltspunkt sein: Wer nach einem Todesfall in falsche Euphorie verfällt, hat möglicherweise ebenfalls unbewältigte Trauerprobleme.

Anhaltspunkt 8

Ein zwanghaftes Imitieren der verstorbenen Person, vor allem wenn eigentlich für dieses Verhalten kein bewusster Wunsch oder keine Kompetenz vorhanden ist, entspringt dem Bedürfnis, den erlittenen Verlust durch die Identifikation mit der verstorbenen Person zu kompensieren. «So wie das ängstliche Kind sich innerlich eine ständig verfügbare Mutter erschaffen muss, muss der trauernde Erwachsene sein geliebtes Objekt so verinnerlichen, dass er es nie verlieren kann» (Pincus, 1974, S. 128). Das kann sogar so weit gehen, dass jemand Persönlichkeitsmerkmale der verstorbenen Person annimmt, die er früher abgelehnt hatte. Möglicherweise versucht er, durch die Imitation die Ablehnung wieder gut zu machen.

Anhaltspunkt 9

Jemand zeigt selbstzerstörerische Impulse. Zwar gibt es etliche Situationen, die ein solches Verhalten stimulieren können. Da dazu jedoch auch unbewältigte Trauerprobleme zählen, sollten sie stets mit in Betracht gezogen werden.

Anhaltspunkt 10

Es kommt alljährlich zu einer bestimmten Zeit zu unerklärlicher Traurigkeit, häufig im zeitlichen Umfeld von Geburts- oder Feiertagen oder an Jahrestagen, die an gemeinsame Erlebnisse mit der verstorbenen Person erinnern.

Anhaltspunkt 11

Krankheits- oder Todesphobien, die mit der Erkrankung zusammenhängen, an der eine wichtige Bezugsperson gestorben ist. War die Todesursache z. B. eine Krebserkrankung, kann es zu einer Krebsphobie kommen, war es eine Herzerkrankung, können übermäßige Ängste vor einem Herzinfarkt entwickelt werden.

Anhaltspunkt 12

Die genaueren Umstände rund um den Tod einer wichtigen Bezugsperson geben Hinweise auf unbewältigte Trauerprobleme. Hat jemand bedeutsame Verluste erlitten, lohnt es stets zu fragen, wie ihm dabei zumute war. Hat er es vermieden, das Grab zu besuchen oder an Ritualen wie Trauerfeier und Beerdigung teilzunehmen, sind unbewältigte Trauerprobleme nicht auszuschließen. Das kann auch der Fall sein, wenn er in der schwierigsten Anfangszeit weder familiäre noch soziale Unterstützung hatte.

Nachdem wir nun die diagnostischen Anhaltspunkte für die komplizierte Trauer verstanden haben, können wir uns der Trauertherapie selbst zuwenden. Ein

Vorbehalt ist jedoch wichtig. Ich stimme ausdrücklich Belitsky und Jacobs (1986) zu, die zu einem vorsichtigen Ansatz raten:

> Diagnostische Entscheidungen im Zusammenhang mit Trauerfragen sollten konservativ getroffen werden, damit der normale menschliche Trauerprozess nicht gestört wird und iatrogene Komplikationen durch therapeutische Interventionen und deren mögliche Nebenwirkungen vermieden werden (S. 280).

Dieses Anliegen artikulierten auch Jordan und Neimeyer (2003) in ihrem vieldiskutierten Forschungsbericht.

In Kapitel 6 werden wir uns spezifische therapeutische Techniken anschauen, mit denen man Menschen mit komplizierten Trauerreaktionen helfen kann, damit sie ihren Schmerz verarbeiten und die vier Traueraufgaben bewältigen können.

6 Trauertherapie

Die Trauertherapie unterscheidet sich in ihrer Zielsetzung von der Trauerberatung. Die Beratung soll die Bewältigung der Traueraufgaben nach einem schmerzlichen Verlust fördern, damit die trauernde Person sich besser an die neu entstandene Situation anpassen kann. In der Therapie geht es darum, Menschen mit komplizierter Trauer dabei zu helfen, die ihrer Bewältigung der Traueraufgaben im Wege stehenden Trennungskonflikte zu erkennen und zu lösen.

Am besten eignet sich die Trauertherapie für Situationen, die in eine oder mehrere der folgenden vier Kategorien fallen: Die komplizierte Trauerreaktion manifestiert sich als (1) chronische oder prolongierte Trauer, als (2) verzögerte Trauer, als (3) übertriebene Trauer oder als (4) larvierte Trauer mit somatischen Symptomen oder Verhaltensauffälligkeiten. Lassen Sie uns diese Kategorien einzeln anschauen.

Die *chronische Trauer* kann als Abweichung von der kulturellen Norm hinsichtlich der Dauer oder Intensität der Trauersymptome definiert werden (Stroebe, Hansson & Stroebe, 2001). Die Betroffenen sind sich des Umstands, dass ihre Trauer zu keiner angemessenen Lösung findet, nur allzu bewusst, zumal der Verlust schon viele Monate, manchmal sogar Jahre zurückliegt. Hinter einer komplizierten Trauerreaktion dieses Typs steht meist ein Trennungskonflikt, der die Erledigung einer der Traueraufgaben verhindert. Da den Betroffenen klar ist, dass ein Problem vorliegt, suchen sie meist von sich aus therapeutische Hilfe. Bei der Therapie geht es größtenteils darum herauszufinden, welche der Traueraufgaben noch nicht bewältigt wurden und an welchen Hindernissen dies liegen könnte; diese Hindernisse können dann in Angriff genommen werden. Ein Verständnis der in Kapitel 3 vorgestellten Mediatoren der Trauer hilft, die im Einzelfall relevanten Hindernisse zu erkennen.

Verzögerte Trauer darf nicht mit «abwesender» oder «ausbleibender» Trauer verwechselt werden. Anfangs hat es bei ihr schon eine emotionale Reaktion gegeben, die angesichts der Schwere des Verlusts jedoch nicht ausreichend war. Dass die Trauer nicht richtig ausgelebt wurde, kann verschiedene Gründe haben, z. B. einen Mangel an sozialer Unterstützung oder Billigung, das Bedürfnis, für jemand anderen stark zu sein oder ein Gefühl der Hilflosigkeit angesichts der großen Anzahl der Verluste. Ein Patient hatte mit ansehen müssen, wie seine gesamte Familie von feindlichen Soldaten erschossen wurde, als er zehn Jahre alt war. Wegen der überwältigenden Anzahl von Verlusten und der schrecklichen Umständen konnte er damals nur sehr wenig Trauer zum Ausdruck bringen. Jahre später, als er schon 54 war, rief ein aktueller Todesfall den Schmerz wach, den er über die Jahre unterdrückt hatte. In einer sicheren Umgebung, die es ihm erlaubte, den Schmerz vorsichtig zu dosieren, konnte er sich in der Therapie mit den früheren Verlusten auseinandersetzen.

Übertriebene Trauer ist eine spezifische psychische Störung, die beim Tod einer wichtigen Bezugsperson entstehen kann. Der an sich bei jedem vergleichbaren Verlust auftretende Affekt wird hier so stark und intensiv erlebt, dass die Person dysfunktional wird und der Behandlung bedarf. So ist es zum Beispiel ganz normal, nach einem Todesfall niedergeschlagen und deprimiert zu sein. Steigert sich das Gefühl jedoch bis hin zu einer schweren Depression, handelt es sich aller Wahrscheinlichkeit nach um einen Fall von übertriebener Trauer. Auch eine gewisse Ängstlichkeit nach dem Tod einer geliebten Person ist ganz normal. Erst wenn daraus eine regelrechte Angststörung (Panikattacken, Phobien, allgemeine Angststörungen usw.) entsteht, ist diese als ein Beispiel für übertriebene Trauer anzusehen. In diese Kategorie fallen Menschen mit exzessiven Depressionen, exzessiven Ängsten oder einem anderen Merkmal, das mit normalem Trauerverhalten assoziiert wird, sich bei ihnen jedoch auf übertriebene Weise manifestiert, so dass die Person dysfunktional wird und eine psychische Störung diagnostiziert werden kann. Die psychischen Symptome werden mit den für diese Störungen bewährten Standardinterventionen behandelt. Hat sich das Symptom (z. B. eine klinische Depression) durch klinische oder pharmakologische Interventionen gelegt, können in der Trauertherapie die Trennungskonflikte angegangen werden.

Bei der *lavierten Trauer* tritt der unterdrückte Schmerz in Form von somatischen Erkrankungen oder Verhaltensproblemen zutage. Den Betroffenen ist in der Regel nicht bewusst, dass ihre Symptome auf ungelöste Trauerprobleme zurückgehen. Eine periphere Diagnose, wie sie in Kapitel 5 beschrieben wird, zeigt jedoch, dass tatsächlich unterdrückter Schmerz im Zusammenhang mit einem oft längere Zeit zurückliegenden Verlust dahinter steckt. Eine komplizierte Trauerreaktion dieser Art wurzelt meist darin, dass zur Zeit des Verlusts keine Trauer empfunden oder zum Ausdruck gebracht werden konnte. Folglich fand das Trauern keinen Abschluss, was Komplikationen verursachte, die später als somatische Symptome oder Verhaltensauffälligkeiten in Erscheinung traten.

Ziele und Ort der Trauertherapie

Trauertherapie soll vorhandene Trennungskonflikte lösen und die Bewältigung der Traueraufgaben fördern. Zur Lösung der Konflikte ist es notwendig, dass die betroffene Person Gedanken und Gefühle zulässt, denen sie bislang eher ausgewichen ist. Die Therapeutin oder der Therapeut bietet das System sozialer Unterstützung, ohne das es keine erfolgreiche Trauerarbeit geben kann. Der geschützte Raum erlaubt der betroffenen Person, den Schmerz zu spüren, was ihr zum Zeitpunkt des Verlusts nicht möglich war. Natürlich erfordert eine so intensive Gefühlsarbeit ein angemessenes therapeutisches Bündnis zwischen der betroffenen Person und der Therapeutin oder dem Therapeuten. Ein Verständnis dafür, wie schwer es manchen Menschen fällt, einen früheren Verlust wieder «auszugraben» und den damit zusammenhängenden, schmerzlichen Gefühlen nachzuspüren, wirkt sich auf dieses Bündnis günstig aus. Je größer der zugrunde liegende Konflikt mit der verstorbenen Person, desto größer der Widerstand gegen das Explorieren von Gedanken und Gefühlen, die bis dahin stets als zu schmerzlich empfunden wurden, um sich ihnen zu widmen. Wie in jeder guten Psychotherapie werden Widerstände sorgfältig registriert und als Teil des Therapieprozesses ebenfalls durchgearbeitet.

Trauertherapie wird meist in einem Praxisraum und häufig in Einzelarbeit durchgeführt. Sie kann jedoch auch in einem anderen Rahmen stattfinden, z. B. in einer Gruppentherapie, sollte ein unerledigtes Trauerproblem auftauchen, während sich die betroffene Person schon in gruppentherapeutischer Behandlung befindet. In Deutschland haben Wagner, Knaevelsrud und Maercker (2005) einen Ansatz für die Behandlung von komplizierter Trauer über das Internet entwickelt. In einem interessanten Bericht beschreiben sie die Techniken ebenso wie die Vorbehalte gegen eine solche Intervention anhand einer Fallstudie.

Der erste Schritt besteht in dem Abschluss eines Vertrages mit der Patientin oder dem Patienten. In der Regel wird eine zeitlich begrenzte Trauertherapie über acht bis zehn Sitzungen vereinbart, in denen der Verlust und dessen Zusammenhang mit dem gegenwärtigen Problem exploriert werden sollen. Hat jemand ein klar begrenztes, ungelöstes Trauerproblem ohne ungewöhnliche Komplikationen, genügt nach meiner Erfahrung dieser begrenzte Zeitraum, um eine Lösung herbeizuführen. Die Sitzungen finden meist einmal wöchentlich statt; kürzere Abstände zwischen den einzelnen Sitzungen können in manchen Fällen jedoch effektiver sein.

Gelegentlich zeigt sich in der Therapie während der vertraglich vereinbarten Sitzungen ein tiefer liegendes, pathologisches Problem, das so wesentlich ist, dass die betroffene Person einer längeren, nicht auf den trauertherapeutischen Fokus beschränkten Psychotherapie bedarf. «Bei neurotisch-abhängigen Persönlichkeitstypen ist eine kompetente psychotherapeutische Intervention erforderlich, um sowohl den legitimen Trauerproblemen als auch der tiefer liegenden Persönlichkeitsstörung gerecht zu werden» (Simos, 1979, S. 178). Pathologische Probleme, die eine relativ kurze Trauertherapie erschweren können, zeichnen sich oft schon ab, wenn man im Erstgespräch nach Komorbiditäten fragt. Schwere Depressionen, Angststörungen, Traumata oder Achse-II-Störungen (nach DSM-IV) können einem kurzen Behandlungsschema entgegen stehen. Tut sich während einer allgemeinen psychotherapeutischen Behandlung ein ungelöstes Trauerproblem auf, lässt sich die Trauertherapie auch in die längere Psychotherapie integrieren.

Sehr wichtig ist, sich stets vor Augen zu halten, dass es bei einer Trauertherapie, wie bei jeder Kurztherapie, erfahrener und kompetenter Therapeutinnen und Therapeut bedarf, die darauf achten, dass die Sitzungen auf das Trauerproblem fokussiert bleiben, zumal der Widerstand der Patientinnen und Patienten sich u.a. im Abschweifen auf Themen ausdrücken kann, die mit dem Trauerproblem nichts zu tun haben. In einem solchen Fall muss das Gespräch zum eigentlichen Thema zurückgelenkt, der Widerstand exploriert und anschließend hinterfragt werden, welchen Gedanken oder Gefühlen die Patientin oder der Patient ausweichen will.

Eine Frau, die zwei Jahre nach dem plötzlichen Tod ihres Sohnes zu einer Trauer-Kurztherapie kam, stimmte einem achtwöchigen Vertrag zu. Nach der dritten Sitzung begann sie darüber zu klagen, dass ihr Ehemann sie schlecht behandelte. Ich erinnerte sie an unsere Vereinbarung, acht Sitzungen lang konzentriert über den Tod ihres Sohnes zu sprechen. Danach wäre ich selbstverständlich bereit, mit ihr und ihrem Mann eine Paarberatung durchzuführen. Dazu kam es jedoch nie, denn sie hatte die Unzufriedenheit mit ihrem Mann nur als Ablenkung von der Wut auf ihren Sohn benutzt, die durch die intensive Beschäftigung mit seinem Tod in ihr Bewusstsein gedrungen war.

Verfahren in der Trauertherapie

Nach Zahlen kann man ebenso wenig gut therapieren wie malen, doch kann eine nummerierte Aufstellung therapeutischer Verfahren uns immerhin als Gedächtnisstütze dienen. Bei alledem setzen wir voraus, dass jede Therapeutin und jeder

Therapeut die genannten Verfahren nach Maßgabe seiner theoretischen Vorbildung und seines fachlichen Könnens anwenden wird.

1. Körperliche Erkrankung ausschließen

Wenn eine Patientin oder ein Patient sich mit einem physischen Symptom vorstellt, muss eine körperliche Erkrankung ausgeschlossen werden. Auch wenn manche Symptome als Trauer-Äquivalente in Erscheinung treten, trifft das nicht auf alle Symptome zu. In keinem Fall sollte man eine Trauertherapie einleiten, wenn jemand in erster Linie wegen eines physischen Symptoms vorspricht und nicht mit Sicherheit ausgeschlossen werden kann, dass eine körperliche Krankheit dahintersteckt. Gleiches gilt, wenn er während der Trauertherapie körperliche Symptome entwickelt.

2. Vertrag und Bündnis schließen

Die Patientin oder der Patient willigt ein, die Beziehung zu der Person oder den Personen, um die es bei dem früheren Verlust geht, neu zu explorieren. Die Überzeugung, dass dies etwas nutzen wird, unterstützt die Therapeutin oder der Therapeut mit der fachlich fundierten Einschätzung, dass die Thematik eine intensive therapeutische Beschäftigung wert ist. Wichtig ist zudem eine an den individuellen Bedürfnissen ausgerichtete Aufklärung über den Trauerprozess und die Ziele, die mit einer Trauertherapie verfolgt werden. Dabei gilt es zu beachten, dass es sich um eine Kurztherapie mit einem spezifischen Schwerpunkt handelt. Beziehungen aus der Vergangenheit werden nur dann thematisiert, wenn sie auf die Trauerreaktion Einfluss hatten oder haben.

3. Erinnerungen an die verstorbene Person wiederbeleben

Hier geht es darum, über die verstorbene Person zu sprechen – wer sie war, wie sie war, was die trauernde Person gern mit ihr zusammen gemacht hat usw. Es ist sehr wichtig, im Bewusstsein der trauernden Person ein solides Fundament positiver Erinnerungen entstehen zu lassen, das ihr später hilft, wenn sie sich gegen das Ergründen von eher negativen Gefühlen sträubt. So stellt sich ein gewisses Gleichgewicht ein, das es ihr ermöglicht, auch zu den negativen Aspekten Tuchfühlung aufzunehmen. In den ersten Sitzungen wird deshalb viel Zeit darauf verwendet, über die verstorbene Person und vor allem über deren positive Züge und

Eigenschaften sowie über schöne gemeinsame Erlebnisse zu sprechen. Im weiteren Verlauf kann man dann behutsam zu den eher gemischten Erinnerungen überleiten. Die in Kapitel 4 erwähnte Fragetechnik kann hier nützlich sein. «Was an ihm/ihr vermissen Sie?» «Was an ihm/ihr vermissen Sie nicht?» «Womit hat er/sie Sie enttäuscht?» An die Antworten kann sich ein Gespräch über die mit Schmerz, Zorn und Enttäuschung belasteten Erinnerungen anschließen. Ist sich die Patientin oder der Patient zu Beginn der Behandlung nur negativer Empfindungen bewusst, verfahren Sie andersherum, gilt es in einem solchen Fall doch, wenigstens einige positive Erinnerungen und Affekte zu reaktivieren.

Geht es um mehrere Verluste, muss jeder Verlust einzeln behandelt werden. Generell empfiehlt es sich, zuerst den Verlust zu thematisieren, der Ihrer Einschätzung nach die wenigsten komplizierenden Faktoren birgt. Eine Frau Ende zwanzig begann nach den Suiziden ihrer beiden Brüder mit einer Therapie. Schon recht bald wurde klar, dass die Patientin mit dem Bruder, der sein Leben als Erster selbst beendet hatte, enger verstrickt war und sie in der Beziehung zu ihm mehr Unerledigtes aufzuarbeiten hatte als in der Beziehung zu dem anderen Bruder. Selbstverständlich sprachen wir ausführlich über beide Todesfälle, die größere Erleichterung verspürte sie nach eigenem Bekunden jedoch, als sie ihre Wut und ihre Schuldgefühle im Zusammenhang mit dem ersten Suizid angehen konnte.

4. Herausfinden, welche der vier Traueraufgaben noch unerledigt sind

Sagt die Patientin oder der Patient: «Ich will nicht, dass er/sie tot ist», oder: «Er/sie ist nicht tot, er/sie ist nur gerade nicht da», gibt es Probleme mit Aufgabe I, und die Therapie muss sich auf die Tatsache konzentrieren, dass die verstorbene Person tatsächlich tot *ist* und die trauernde Person dies akzeptieren muss. Gleichzeitig ist es wichtig nachzufragen, was es der trauernden Person so schwierig macht, die Realität anzunehmen. Oft liegt die Antwort im Wesen der Bindung an die verstorbene Person.

Nimmt die Patientin oder der Patient die Realität an, lässt aber keine angemessenen Affekte zu, hat sie Schwierigkeiten mit Aufgabe II (den Schmerz der Trauer zu verarbeiten). In diesem Fall geht es in der Therapie darum, der Patientin oder dem Patienten klar zu machen, dass in Bezug auf die verstorbene Person nicht nur positive, sondern auch negative Gefühle gestattet sind und man zu einem Gleichgewicht der Gefühle gelangen kann. Eine der wichtigsten Interventionen im Hinblick auf Aufgabe II besteht in der Neudefinition der Beziehung zu der verstorbenen Person (z. B.: «Er hat mich geliebt, konnte es mir aufgrund seiner Erziehung aber nicht richtig zeigen»).

Hakt es beim ersten Teil von Aufgabe III (äußere Anpassungen), dreht sich in der Therapie vieles um ein angemessenes Problemlöseverhalten, d.h. man bringt der Patientin oder dem Patienten bei, wie man seine Hilflosigkeit überwinden kann, indem man neue Fähigkeiten ausprobiert und neue Rollen entwickelt. Dahinter steht die allgemeine Ermutigung, sich wieder dem Leben zuzuwenden. Ein sehr bezeichnender Fall war Margaret, eine junge Witwe, die zu Lebzeiten ihres Mannes gern einen Klub besucht hatte, wo man in einer Bar mit Klaviermusik saß und Show-Melodien mitsang. Gemeinsam mit ihrem Mann hatte ihr das immer viel Freude gemacht. Seit seinem Tod drei Jahre zuvor hatte sie jedoch einen großen Bogen um diesen Klub gemacht – nicht, weil sie nicht an ihren Mann erinnert werden wollte, sondern weil sie glaubte, im gesellschaftlichen Umgang nicht gewandt genug zu sein, um dort allein bestehen zu können. Ein Teil der Therapie bestand darin, Margaret beim Wiedererlernen dieser sozialen Fertigkeiten zu helfen. Wir begannen mit Rollenspielen und tasteten uns dann ganz allmählich an die von ihr so gefürchtete Situation heran. Ich erinnere mich noch gut, wie froh sie war, als sie eines Tages zu mir kam und sagte, nach vielen vergeblichen Anläufen habe sie es endlich doch geschafft und sei allein in den Klub gegangen.

Allen, die darum ringen, in dem Verlust einen Sinn zu finden (also mit den letzten beiden Teilen von Aufgabe III, der internen und spirituellen Anpassung, kämpfen), kann die Therapeutin oder der Therapeut bei der Suche helfen. Gleichzeitig sollte hinterfragt werden, wie der Verlust sich auf das Selbstbild ausgewirkt hat.

Ist schließlich Aufgabe IV noch nicht ausreichend bewältigt, hilft man der Patientin oder dem Patienten, sich aus einer lähmenden Bindung an die verstorbene Person zu lösen, um Freiräume für neue Beziehungen zu schaffen. Dazu gehört auch, der Patientin oder dem Patienten die Erlaubnis zu geben, das Trauern zu beenden, das eigene Leben weiterzuleben und neue Beziehungen anzuknüpfen – auch indem man immer wieder betont, dass dies kein Affront gegen die verstorbene Person ist.

5. Den Umgang mit Erinnerungen und den durch sie wachgerufenen Gefühlen üben

Sprechen Patientinnen und Patienten in der Trauertherapie über die verstorbene Person, nimmt diese in ihrer Beschreibung oft überlebensgroße Dimensionen an (z. B. «die beste Ehefrau, die es je gab»). Es ist wichtig, solche Schilderungen vor allem in der ersten Phase der Therapie zuzulassen. Allerdings verbirgt sich dahinter oft ein hohes Maß an unausgesprochener Wut, die sich Schritt für Schritt durcharbeiten lässt, indem man ganz allmählich auch die ambivalenteren Gefühle für die verstorbene Person integriert und den Betroffenen hilft, mit ihren Wutgefühlen Kontakt aufzunehmen. Gleichzeitig verhilft man ihnen zu der Einsicht, dass die positiven Gefühle dadurch nicht hinfällig werden und auch die negativen Gefühle nur deshalb vorhanden sind, weil ihnen an der verstorbenen Person wirklich etwas lag.

Die bereits erwähnte Mutter, die ihren Sohn durch ein Flugzeugunglück verloren hatte, entwarf von ihm anfänglich ein überlebensgroßes Bild: Er sei ein glänzender Offiziersanwärter gewesen, Absolvent einer Elite-Universität und der liebevollste und aufmerksamste Sohn, den es je gegeben habe. Im Laufe der Therapie begann sie zu ahnen, dass sie ihrem Sohn gegenüber auch einige ambivalente Gefühle hegte. Schließlich erlaubte sie diesen Gefühlen, in ihr Bewusstsein zu dringen, und vertraute mir an, der Sohn habe kurz vor seinem Tod etwas getan, das sie zutiefst missbilligt habe – dann sei er gestorben und sie habe ihre ganze Wut unterdrücken müssen. Für sie war es ein wichtiger Bestandteil der Therapie, diese Wut zuzulassen und zu erkennen, dass negative und positive Gefühle einander keineswegs ausschließen müssen.

In einer ähnlichen Situation befand sich Laura, eine Frau Ende zwanzig, die zur Psychotherapie kam. Im Laufe der Behandlung zeichneten sich einige ungelöste Konflikte mit ihrem Vater ab. Er war gestorben, als sie zwölf Jahre alt war. Bisher hatte sie ihn stets als einen vorbildlichen Vater beschrieben, wie ihn die Welt zuvor noch nie gesehen habe. Für Laura war das Festhalten an diesen positiven Gefühlen umso wichtiger, weil darunter unglaublich viel Zorn schwelte, zu dem sie keinerlei Kontakt hatte. Während der Therapie besuchte sie das alte Haus der Familie, wo sie zu Lebzeiten des Vaters gewohnt hatte. Danach brach bei einer unserer regulären Sitzungen, die zufällig auf den Todestag des Vaters fiel, die Wut aus ihr heraus. Durch seinen Tod, sagte sie, habe der Vater ihr Leben zerstört. Sie habe das schöne Vorstadthaus verlassen, in die Großstadt ziehen und dort ein Zimmer mit ihrem Bruder teilen müssen. Die Wut darüber hatte sie immer begleitet, ohne dass es ihr bewusst gewesen war, und erwies sich auch als die treibende Kraft hinter den Verhaltensproblemen, die schließlich dazu geführt hatten, dass sie sich in psychotherapeutische Behandlung begab. Auch bei ihr kam es darauf an, positive und negative Gefühle in ein ausgewogenes Verhältnis zu bringen.

Ist der Tod durch Gewalt zustande gekommen, kann es gut sein, dass die trauernde Person nur an die verstörenden Aspekte denkt und in äußerst negativen und beunruhigenden Gedanken befangen bleibt. Hier besteht das Ziel darin, ihr zu helfen, die verstorbene Person auf positivere und tröstlichere Weise zu erinnern. Ehe dies möglich ist, muss eventuell in einer ersten Phase mit Hilfe der bewussten Konfrontation mit den schrecklichen Bildern im Rahmen einer systematischen Desensibilisierung der mit diesen Bildern verbundene Schmerz entschärft werden, so dass allmählich positivere Bilder an ihre Stelle treten können. Ein weiterer nützlicher Ansatz dazu ist die so genannte EMDR-Technik («Eye Movement Desensitization and Reprocessing»). Traumatische Erlebnisse in Verbindung mit dem Todesfall können so bearbeitet werden, dass die Erinnerung daran nicht mehr in dem gleichen Ausmaß zu beängstigenden Gefühlen führt (Solomon & Rando, 2007; Sprang, 2001).

Erinnerungen an die verstorbene Person rufen sehr oft auch Schuldgefühle wach. (Bedenken Sie, dass wir von Erinnerungen an einen Menschen sprechen, der möglicherweise schon etliche Jahre tot ist; es geht hier um Trauertherapie, nicht um Trauerberatung.) Im Gespräch über die verstorbene Person, werden sich die Betroffenen meist eines Teiles ihrer Schuldgefühle bewusst. Sobald man diese Gefühle etwas genauer eingekreist hat, geht es darum, die Patientinnen und Patienten bei der Realitätsprüfung zu unterstützen. Wie bei der akuten Trauer sind auch hier die Schuldgefühle größtenteils irrational und halten dem Abgleich mit der Realität nicht stand.

Manche Schuldgefühle können aber auch reale Aspekte haben. Karen, eine junge Mutter, deren sechsjähriger Sohn nach einer langen und komplizierten Krankheit gestorben war, hatte große Schuldgefühle, weil sie glaubte, während seines schwierigen letzten Klinikaufenthalts nicht genug auf die behandelnden Ärztinnen und Ärzte eingewirkt zu haben. Fast sieben Jahre lang hatte sie sich deshalb die größten Vorwürfe gemacht. In ihrer Therapie ging es deshalb auch um die Realitätsprüfung ihrer Schuld, von deren Existenz sie fest überzeugt war. Nur ganz allmählich kam Karen zu dem Schluss, dass sie damals alles in ihren Kräften Stehende getan hatte. Durch Psychodrama konnte sie dann ihren Sohn um Verzeihung und Verständnis für die Begrenztheit ihrer Möglichkeiten bitten. Gerade dieses Bitten und Gewähren von Verzeihung ist sehr wichtig und sollte in allen Fällen, in denen die Schuldgefühle reale Aspekte haben, unbedingt in die Trauerarbeit integriert werden. Bestimmte Rollenspiel-Techniken können dies erleichtern. Man kann die betroffene Person aber auch sowohl für sich selbst als für die verstorbene Person sprechen lassen, indem man sie zwischen zwei leeren Stühlen hin und her pendeln und dabei die jeweilige Rolle übernehmen lässt.

Die meisten, aber nicht alle Trauernden drücken auf die eine oder andere Weise Gefühle aus. Ob der fehlende Ausdruck von Gefühlen gesund ist oder nicht, wird gegenwärtig kontrovers diskutiert. Ausgelöst wurde die Debatte von dem Forschungsergebnis, dass diejenigen, die schon anfangs starke Affekte zeigen, auch diejenigen sind, die im späteren Verlauf des Trauerprozesses starke Affekte zum Ausdruck bringen (Bonanno & Papa, 2003; Wortman & Silver, 2001). Auch an dieser Stelle möchte ich noch einmal daran erinnern, dass Trauer ein multifaktorielles Phänomen ist und jeder Mensch auf die ihm eigene, einmalige Art und Weise trauert. Wer unmittelbar nach einem Todesfall wenig Emotionen zeigt, hatte vielleicht keine starke Bindung an die verstorbene Person. Oder er will sich mit den Aspekten seiner eigenen Persönlichkeit, mit denen der Tod ihn konfrontiert, nicht auseinandersetzen. Denkbar ist aber auch, dass er mit den traumatischen Todesumständen nicht fertig wird. Oder er kann wenig Gefühl zeigen, weil er von Kind an dazu erzogen wurde, sich zu beherrschen und «nicht weinerlich» zu sein. Wichtig ist, jedem Menschen dabei zu helfen, für den Affekt, den er erlebt, einen adäquaten Ausdruck zu finden, so dass es nicht zu einer dauerhaften Dysfunktion in seinem Alltag kommt (Prigerson & Maciejweksi, 2005–2006).

6. «Brückenobjekte» erkennen und in die Therapie einbeziehen

In der Trauertherapie trifft man immer wieder auf Fälle, in denen so genannte Brückenobjekte dazu beitragen, dass die Trauer nicht abgeschlossen werden kann. Es handelt sich um symbolträchtige Gegenstände, die die trauernde Person aufbewahrt, um mit ihrer Hilfe die Beziehung zu der verstorbenen Person äußerlich aufrechterhalten zu können. Den ersten Hinweis darauf gab Vamik Volkan, ein Psychiater am Medical Center der University of Virginia, der sich eingehend mit der pathologischen Trauer beschäftigte (Volkan, 1972, 1973). Man sollte das Phänomen auf jeden Fall kennen und gegebenenfalls in Betracht ziehen, da die Bindung an solche Gegenstände einem befriedigenden Abschluss des Trauerprozesses tatsächlich im Wege stehen kann.

Ein Brückenobjekt ist ein Gegenstand, der von der trauernden Person mit einer Symbolik versehen wird, so dass er zu einem Bindeglied zwischen ihr und der verstorbenen Person wird. Die meisten wissen, dass sie selbst den Gegenstand mit der fraglichen Symbolik ausgestattet haben und sind sich einiger, wenn vielleicht auch nicht aller Aspekte der Symbolik bewusst. In der Regel gehört der Gegenstand zu einer von vier Kategorien: (1) Etwas aus dem Besitz der verstorbenen Person, z. B. etwas, das sie getragen hat, wie eine Uhr oder ein Schmuckstück; (2) etwas, womit die verstorbene Person ihre Sinne erweitert hat, z. B. eine Kamera (als Instrument der visuellen Erweiterung); (3) etwas, das die verstorbene Person darstellt, z. B. ein Foto; (4) etwas, das zugegen war, als der Tod eintrat oder die Todesnachricht kam (Volkan, 1972).

Ein Beispiel ist Donna, eine junge Frau, die am Sterbebett ihrer krebskranken Mutter saß und, als es sichtlich zu Ende ging, wie unter einem Zwang die Schmuckschatulle ihrer Mutter durchsuchte und einiges an sich nahm, was sie zur Erinnerung behalten wollte. Nach dem Tod der Mutter trug Donna die Schmuckstücke regelmäßig – tat sie es einmal nicht, hatte sie ein ungutes Gefühl. Im weiteren Verlauf des Trauerprozesses verspürte sie immer seltener das Bedürfnis, die Schmuckstücke anzulegen. Volkan vertritt die Auffassung, dass symbolische Objekte dieser Art benutzt werden, um besser mit der Trennungsangst umgehen zu können und interpretiert sie als «Zeichen des Triumphes» über den Verlust. Nach Volkan stehen sie für ein Verschwimmen der psychischen Grenzen zwischen verstorbener und trauernder Person – so als würden durch den Einsatz der Objekte Repräsentationen beider Personen äußerlich miteinander verschmelzen.

Wer ein Brückenobjekt besitzt, will immer genau wissen, wo es sich befindet; sich zu vergewissern, dass es noch da ist, hat für ihn große Bedeutung. Ein Patient bewahrte ein kleines Stofftier auf, dem er und seine verstorbene Frau einen Namen gegeben hatten, und trug es – vor allem auf Reisen – stets in seiner Tasche bei sich. Einmal fühlte er auf dem Heimflug von einer Geschäftsreise in seiner Tasche nach und merkte, dass das Stofftier nicht mehr da war. Ihn erfasste Panik. Verzweifelt suchte er überall, unter seinem Sitz, unter den Nachbarsitzen, ja am Ende sogar unter dem Teppich nach dem vermissten Stofftier. Trotz aller Bemühungen konnte er es nicht wiederfinden und seine sich steigernde Ängstlichkeit nach diesem Vorfall war das Thema zahlreicher Therapiesitzungen. Volkan (1972) erklärt das Bedürfnis nach solchen Objekten aus dem Widerstreit zweier Wünsche: dem Wunsch, die verstorbene Person auszulöschen, und dem Wunsch, sie am Leben zu erhalten. Beide Wünsche verdichten sich in den als Bindeglied dienenden Gegenständen.

Sie sind «Übergangsobjekten» vergleichbar, an die Kinder sich halten, wenn sie sich allmählich von den Eltern lösen. Sie wählen eine Decke, ein Stofftier oder irgendein anderes Objekt aus, in dessen Gegenwart sie sich sicher und beschützt fühlen, während sie sich Schritt für Schritt aus der Sicherheit und Geborgenheit, die die Eltern ihnen geben, herauswagen und eine Selbstständigkeit entwickeln, die für die emotionale Ablösung von der Familie und Entwicklung der eigenen Persönlichkeit eine wichtige Voraussetzung ist. In der Regel werden Übergangsobjekte mit zunehmendem Alter überflüssig. Solange sie für das Kind jedoch noch von Bedeutung sind, fließen, wenn sie einmal unauffindbar sind, oft Tränen.

Eine Patientin behielt von der Garderobe ihres Mannes nur zwei, drei Stücke, die sie ihm geschenkt hatte und die sie an glückliche gemeinsame Zeiten erinnerten. Indem sie ausgerechnet diese Kleidungsstücke aufbewahrte, hielt sie ihre negativen Erinnerungen an die unglücklichen Zeiten auf Distanz. In der Therapie wurde ihr diese Funktion der von ihr aufbewahrten Gegenstände bewusst.

Als Bindeglieder zwischen verstorbener und trauernder Person dienende Brückenobjekte sind übrigens etwas anderes als bloße Andenken. Die meisten Menschen bewahren zur Erinnerung an eine ihnen nahestehende Person etwas auf. Brückenobjekten wird jedoch wesentlich mehr Bedeutung beigemessen, und wenn sie verlorengehen, ruft dies nicht nur Bedauern, sondern auch Angst und Verunsicherung hervor. Volkan (1973) berichtet von dem Fall eines Mannes, der das Brückenobjekt, das er immer bei sich trug, nach einem schweren Autounfall vermisste. Der Mann war völlig verzweifelt und wollte unbedingt zurück an die Unfallstelle, um danach zu suchen. Am Ende war es tatsächlich der einzige Gegenstand, der heil aus den Wagentrümmern geborgen werden konnte!

In der Trauertherapie sollte stets gefragt werden, welche Gegenstände nach dem Todesfall aufgehoben wurden. Besteht die Vermutung, dass es sich um Brückenobjekte handelt, sollte dies in der Therapie thematisiert werden. Wie Volkan bitte ich meine Patientinnen und Patienten, die Gegenstände in die therapeutische Sitzung mitzubringen. Dies kann den Trauerprozess wesentlich erleichtern und wichtige Hinweise darauf geben, welche Konflikte seinem Fortgang möglicherweise im Wege stehen. Interessant ist, dass sich viele Menschen nach einer abgeschlossenen Trauertherapie ohne äußere Aufforderung oder Anregung von den Objekten trennen, die für sie bislang so ungeheuer wichtig gewesen sind. Eine Patientin nahm seit dem Tode ihres Mannes beim Verlassen des Hauses immer einige Briefe mit, die er ihr früher geschrieben hatte. Als ihre Therapie Fortschritte machte, ging sie von sich aus davon ab und ließ die Briefe zu Hause. Field, Nichols, Holen und Horowitz (1999) interpretieren dies dahingehend, dass es dieser Patientin gelang, auf den Trost durch die Bindung an das Objekt zu verzichten und an seine Stelle den Trost durch liebevolle Erinnerungen und damit eine auf Dauer gesündere Art von Bindung zu setzen.

Kleidungsstücke der verstorbenen Person aufzubewahren, die sie zur Zeit ihres Todes trug, ist ein weiteres in diese Kategorie gehörendes Verhalten, das ich von Zeit zu Zeit bei Trauernden erlebe. Besonders häufig ist es nach einem plötzlichen Todesfall. Eine Frau, die völlig unerwartet ihren Mann verlor, hob das Jackett auf, in dem er gestorben war. Erst als der Trauerprozess abgeschlossen war, konnte sie sich von dem Jackett trennen.

Ein neunjähriger Junge aus unserer Harvard Child Bereavement Study nahm die Baseballkappe seines toten Vaters an sich und setzte sie im ersten Jahr nach dem Tod des Vaters selbst im Bett nicht mehr ab. Nach dem ersten Jahr trug er sie seltener und hängte sie in der Zwischenzeit an den Pfosten seines Bettes. Nach dem zweiten Jahr hatte er die Kappe immer noch, trug sie aber nicht mehr und bewahrte sie in seinem Wandschrank auf. Ein kinderloses Paar hatte sich gemeinsam einen kleinen Plüschhummer gekauft und ihm einen Namen gegeben. Mit der Zeit war das Plüschtier für sie eine Art Haustier oder Maskottchen geworden. Nach dem Suizid des Mannes mochte die Frau nicht mehr ohne das kleine Plüschtier unter ihrem Kopfkissen schlafen. War es einmal nicht da, überfiel sie große Angst. Nach einer Reihe trauertherapeutischer Sitzungen war sie in der Lage, es in eine Schublade zu legen. Sie wollte es zwar behalten, weil es für sie viele glückliche Erinnerungen symbolisierte, brauchte es aber nicht mehr als Trostquelle. Auch diese Frau hatte eine sehr ambivalente Beziehung zu dem verstorbenen Ehepartner und ein großer Teil der Therapie drehte sich darum, sich dieser Ambivalenz anzunähern, sie besser zu verstehen und mit ihr umzugehen.

7. Trauernden dabei helfen, die Endgültigkeit des Verlusts zu akzeptieren

Die meisten Betroffenen schaffen diesen Schritt in den ersten Monaten nach einem Todesfall. Andere jedoch hadern noch lange mit dem Verlust und hoffen darauf, dass die verstorbene Person doch noch irgendwie zurückkehrt. Volkan (1972) spricht in diesem Zusammenhang von einer «chronischen Hoffnung auf Wiedervereinigung». In der Trauertherapie können wir Trauernden dabei helfen, darüber nachzudenken, warum sie die Endgültigkeit des Verlusts nicht annehmen können. Carol, eine junge Frau, stammte aus einem sehr strengen, puritanischen Elternhaus. Sie war schon eine junge Erwachsene, als ihr Vater starb, konnte aber noch fünf Jahre nach seinem Tod nicht an die Endgültigkeit des Verlusts glauben. Wie sich zeigte, hätte ein solches Eingeständnis von ihr verlangt, fortan selbstständige Entscheidungen zu treffen und sich ihren eigenen Bedürfnissen und Impulsen zu stellen – und genau davor hatte sie Angst. Sie wich allen persönlichen Entscheidungen aus, indem sie auf einer gewissen Bewusstseinsstufe an der Vorstellung festhielt, ihr Vater sei irgendwie noch gegenwärtig, hielte alle Fäden in der Hand und steuere von außen noch weiterhin ihr Verhalten.

8. Trauernden dabei helfen, ein neues Leben ohne die verstorbene Personen anzugehen

Die gezielte Beschäftigung mit Aufgabe III (sich einer Welt ohne die verstorbene Person anzupassen) und der Restauration im Rahmen des dualen Prozesses hilft den Betroffenen, sich auf ihre persönlichen Ziele zu konzentrieren. Shear (200) hat eine Technik, die ich nützlich finde: Die Patientinnen und Patienten werden gebeten, sich bildlich vorzustellen, was sie gern für sich selbst tun würden, wenn sich ihre Trauer einfach wegzaubern ließe. Mit den so entstandenen Bildern lässt sich gut arbeiten, um neue Lebensziele zu artikulieren, die auch ohne die verstorbenen Personen realisiert werden können. Kürzlich stellte ich diese Frage einer jungen Witwe, deren Mann, zu dem sie eine sehr enge Beziehung gehabt hatte, an einer schweren und äußerst langwierigen Krankheit gestorben war. Sich an ihre neue Rolle als allein erziehende Mutter mit zwei pubertären Jungen anzupassen, war ihr äußerst schwer gefallen. Als die Jungen mit der Schule fertig waren und auszogen, um zum College zu gehen, verschlimmerte sich ihre Trauer, denn sie fühlte sich nun noch mehr allein. Auf meine Frage hin war sie in der Lage, sich eine berufliche Tätigkeit vorzustellen, die sie sich immer gewünscht, aufgrund ihrer frühen Heirat aber nicht weiter verfolgt hatte. Als sie sich nun zum ersten Mal seit dem Tod ihres Mannes die Grundstrukturen eines neuen Lebens auszumalen begann, war ihre Begeisterung regelrecht zu spüren.

9. Trauernden dabei helfen, ihre sozialen Beziehungen zu intensivieren

Zu Traueraufgabe III gehört auch, bestehende soziale Beziehungen zu reaktivieren und neue Beziehungen anzuknüpfen. Viele Trauernde ziehen sich aus früheren Freundschaften zurück, wenn sie das Gefühl haben, die anderen könnten ihre Trauer nicht verstehen und würden auf einen allzu frühen Abschluss des Trauerprozesses drängen. Tatsächlich haben Außenstehende oft Schwierigkeiten im Umgang mit trauernden Menschen, melden sich nicht mehr von sich aus oder ziehen sich auf andere Weise zurück, weil es ihnen unangenehm ist, mit der trauernden Person zusammen zu sein. Viele Witwen, die früher gemeinsam mit ihren Ehemännern an sozialen Aktivitäten teilgenommen haben, fühlen sich unwohl, wenn sie nun z. B. zu Essenseinladungen als Einzige ohne Partner erscheinen. Kurz: Trauernde fühlen sich oft stigmatisiert, stigmatisieren sich aber auch selbst. Deshalb ist es wichtig, Enttäuschungen zu thematisieren und Trauernde durch Rollenspiele und die Ermutigung zu kleinen Schritten dazu zu bringen, wieder verstärkt mit anderen in Kontakt zu treten und ihre Enttäuschung, aber auch ihre Hoffnung auf ein neues Kapitel der gemeinsamen Freundschaft offen zum Ausdruck zu bringen. Sehr gute neue Freundschaften bilden sich oft mit Menschen, die ähnliche Verluste erlitten haben.

10. Trauernden dabei helfen, sich ein Ende der Trauer vorzustellen

Ein nützliches Verfahren in der Trauertherapie besteht darin, die Betroffenen zu fragen, wie sie sich ein Ende ihrer Trauer vorstellen könnten und was dies für sie bedeuten würde. Was könnten sie dazu gewinnen? Und was ginge ihnen verloren? Diese an sich recht einfache Methode kann oft sehr fruchtbare Ergebnisse bringen. Einige Trauernde haben Angst, dass sie, wenn sie nicht mehr trauern, die verstorbene Person vergessen könnten (Powers & Wampold, 1994). Sie müssen Wege finden, eine dauerhafte Verbindung herzustellen, die die Erinnerung auch nach dem Abschluss des Trauerprozesses möglich macht. Andere haben Angst, bei einem Ende der Trauer könnten andere den Eindruck gewinnen, sie würden die verstorbene Person nicht genug lieben. Diese Vorstellung sollte einem Realitätstest unterzogen werden.

Besondere Überlegungen zur Trauertherapie

Einige Punkte gilt es bei der Trauertherapie in jedem Fall zu beachten: Erstens kommt es darauf an, die Trauerarbeit so abzuschließen, dass es der Patientin oder dem Patienten danach nicht schlechter geht als zu Beginn der Behandlung. War z. B. unterdrückte Wut das Grundproblem eines unvollständig gebliebenen Trauerprozesses, ist es äußerst wichtig, die Wut nicht nur zu erkennen und bewusst spüren zu lassen, sondern auch in den gesamten Trauerprozess konstruktiv einzubinden. Wird in der Therapie die Wut bloß freigelegt, ohne dass sie auch bewältigt wird, bleibt die Patientin oder der Patient mit seiner Wut allein, ist unter Umständen am Ende schlechter dran als vorher oder gerät womöglich sogar in eine retroflektive Depression.

Zweitens gilt es, übermäßig starke Affekte einzudämmen. Parkes (2001) weist darauf hin, dass die Trauertherapie Affekte freisetzen kann, die den Patienten oder die Patientin überwältigen können (Parkes, 1972). In meiner klinischen Praxis kam dies bisher nur vereinzelt vor. Natürlich kann es im Verlauf einer Therapie ungeheuer intensive Gefühle der Wut und der Traurigkeit geben – dass eine Patientin oder ein Patient außerstande ist, diese Gefühle innerhalb angemessener Grenzen zu halten, ist aber eher selten der Fall.

Dennoch ist es sinnvoll, die Intensität der Gefühle im Auge zu behalten. Ich nutze die «SUDS» («Subjektive Units of Distress»), eine nach subjektivem Empfinden anzukreuzende Skala von 0 (kein Affekt) bis 100 (höchste vorstellbare Intensität eines Affekts), um die den Therapieprozess begleitenden Affekte kontinuierlich einzuschätzen. Außerdem habe ich festgestellt, dass für einige Patientinnen und Patienten die Vorstellung, ihre Gefühle bewusst selbst «dosieren» zu können, sehr hilfreich ist. Einer möglichen Angst vor allzu heftigen Gefühlen lässt sich dadurch begegnen, dass man die Betroffenen dazu ermutigt, sich immer nur die Dosis eines bestimmten Gefühls zuzumuten, mit der sie zu der Zeit gut umgehen können, sich anschließend wieder zurückzunehmen und zu einem späteren Zeitpunkt noch einmal darauf zurückzukommen. Auf diese Weise entsteht bei ihnen die Gewissheit, Gefühle, die sie manchmal zu überwältigen drohen, zumindest in einem gewissen Maße selbst kontrollieren zu können. Dies steht auch im Einklang mit der Vorstellung von einem dualen Prozess, in dem Trauernde dazu ermutigt werden, zwischen tiefen Trauergefühlen (Aufgabe II) und konstruktiver Restauration der eigenen Welt (Aufgabe III) hin und her zu schwingen (Stroebe & Schut, 1999). Dazu gehört natürlich immer auch die Fähigkeit der beteiligten Therapeutinnen und Therapeuten, intensive Gefühle, wie sie in Zeiten der Trauer auftreten können, zu tolerieren. Diese Fähigkeit ist der Schlüssel zu einer guten Trauertherapie.

Drittens müssen mögliche, während der Trauertherapie entstehende Verhaltensunsicherheiten berücksichtigt werden. Hat jemand einen schon vor Jahren erlittenen Verlust nicht angemessen betrauert, bekommt aber nun in der Therapie Kontakt zu den zuvor unterdrückten Trauergefühlen, kann die nun sehr frisch und intensiv erlebte Traurigkeit ihm in sozialen Situationen beträchtliche Schwierigkeiten bereiten. Eine junge Universitätsdozentin hatte den Tod ihres acht Jahre zuvor verstorbenen Vaters nie richtig betrauert. Im Zuge der Trauertherapie kamen die bis dahin nicht zugelassenen Gefühle tiefer Traurigkeit nun mit voller Wucht zum Vorschein. Sie bemühte sich, ihre Tätigkeit an der Universität weiterhin so gut wie möglich auszuüben, wurde dort aber immer wieder gefragt: «Was fehlt Ihnen denn? Sie sehen so traurig aus. Ist jemand gestorben?» Zu antworten, ja, ihr Vater sei gestorben, traute sie sich nicht recht, weil der Todesfall schon so lange zurücklag. In der Regel hilft es den Patientinnen und Patienten, wenn man sie vorsorglich darauf hinweist, dass mit solchen Situationen zu rechnen ist und sie diese mit etwas Vorbereitung sicherlich gut meistern werden. Manchmal habe ich mit Einwilligung der Betroffenen ihre Angehörigen darüber informiert, dass sie eine Trauertherapie machen und welche Begleiterscheinungen möglich sind. Kommt es anschließend tatsächlich zu Verhaltensänderungen, sind alle Beteiligten darauf vorbereitet, sodass Missverständnisse vermieden werden können.

Trauertherapie wird meist als Einzeltherapie durchgeführt. Unter Anleitung dafür qualifizierter Therapeutinnen und Therapeuten kann sie aber auch in Gruppen stattfinden. McCallum, Piper, Azim und Lakoff (1991) verfolgen einen interessanten Ansatz zur Therapie komplizierter Trauer in zeitlich beschränkten Trauergruppen mit psychodynamischem Schwerpunkt. In den Niederlanden berichten Schut, de Kiejser, van den Bout und Stroebe (1996) von guten Ergebnisse ihrer ambulanten Trauer-Gruppentherapie.

Hilfreiche Techniken und richtiges Timing

Besonders gute Erfahrungen habe ich mit der gestalttherapeutischen Technik des «Leeren-Stuhls» gemacht (Barbato & Irwin, 1992). Wie ich immer wieder festgestellt habe, ist es sehr wichtig, dass die Patientin oder der Patient nicht nur mit mir *über* die verstorbene Person, sondern ganz direkt und im Präsens *mit* ihr spricht – die Wirkung ist eine ungleich größere (Polster & Polster, 1973). Im Therapieraum halte ich deshalb immer einen leeren Stuhl bereit und bitte im Bedarfsfall die Patientin oder den Patient sich vorzustellen, dass die verstorbene Person auf diesem Stuhl sitzt. Dann ermutige ich sie oder ihn, die verstorbene Person direkt anzusprechen und über alle ihre Gedanken und Gefühle im Zusammenhang mit dem Verlust und dessen Bedeutung zu berichten. Ich habe noch nie erlebt, dass jemand dies verweigerte, wenn ich das Verfahren zuvor ausführlich erklärt hatte. Anfängliches Zögern konnte stets durch freundliche Ermutigung überwunden werden. Die Technik ist sehr wirkungsvoll und hat sich bei ungelösten Konflikten, Schuldgefühlen, Reue, Bedauern und ähnlichen Problemen bestens bewährt. Die Wirkung lässt sich noch steigern, wenn man die Patientin oder den Patienten zwischen den Stühlen wechseln und auf diese Weise sowohl *für* die verstorbene Person als auch *zu* der verstorbenen Person sprechen lässt. Wie jede psychotherapeutische Technik sollte sie nur von ausreichend qualifizierten Therapeutinnen und Therapeuten angewandt werden. Kontraindiziert ist sie eindeutig bei Schizophrenie oder Borderline-Persönlichkeitsstörungen.

Eine ähnliche, von Melges und DeMaso (1980) beschriebene Technik sieht vor, dass die Patientin oder der Patient die Augen schließt und sich vorstellt, zu der verstorbenen Person zu sprechen. Dies ist sicherlich eine akzeptable Alternative zum «Leeren Stuhl». Wichtig ist allerdings nicht, ob die Augen geschlossen werden oder nicht, sondern dass die Betroffenen sich im Präsens und in der ersten Person direkt an die verstorbene Person wenden können.

Ich beschrieb diese Technik einem meiner Kollegen am Massachusetts General Hospital, einem bekannten biologischen Forscher mit psychoanalytischer Ausbildung. Mich interessierte, wie er auf meine Schilderung dieses gestaltpsychologisch orientierten Verfahrens reagieren würde. Er lachte und teilte mir eine persönliche Erfahrung mit: Seit dem zwei Jahre zurückliegenden Tod seines Vaters stelle er sich von Zeit zu Zeit vor, sein Vater säße ihm gegenüber und er könne sich mit ihm unterhalten.

Eine weitere hilfreiche Technik ist das Rollenspiel. Wenn es sich anbietet, lasse ich die Patientin oder den Patienten sich selbst und dazu die Rolle der verstorbenen Person spielen, bis im Hin und Her der Wechselrede der fragliche Konflikt gelöst ist. Oft befördert der Einsatz von Bildern der verstorbenen Person die therapeutische Absicht. Ein von der Patientin oder dem Patienten mitgebrachtes Foto kann der Stimulation von Erinnerungen und Affekten, aber auch der fiktiven Ansprache im Präsens dienen.

Hausaufgaben haben sich in der Trauertherapie ebenfalls als nützlich erwiesen. Sie werden auch in anderen Therapieformen eingesetzt, insbesondere in der Gestalttherapie und der kognitiven Verhaltenstherapie. Mit Hilfe von Hausaufgaben lässt sich die Wirkung einer einstündigen Sitzung pro Woche geschickt erweitern und die Therapie effektiver gestalten. Dies gilt insbesondere für kürzere Therapien. Bei der Art der Aufgaben gibt es keine Beschränkungen. Häufig geht es darum, einen bestimmten Affekt zu beobachten und zu schauen, von welchen Gedanken er ausgelöst wird. Es können zu Hause aber z. B. auch Briefe an die verstorbene Person geschrieben, zur nächsten Sitzung mitgebracht und gemeinsam mit der Therapeutin oder dem Therapeuten besprochen werden. Zwei Punkte sollten Sie beachten: Erläutern Sie erstens ausführlich die Aufgabenstellung, vergewissern Sie sich, dass alles richtig verstanden wurde und erklären Sie auch, warum Sie eine bestimmte Aufgabe stellen, damit es keine Missverständnisse gibt. Und denken Sie zweitens daran, bei der nächsten Sitzung stets nach den gestellten Hausaufgaben zu fragen. Vergessen Sie dies, werden Ihre Patientinnen und Patienten annehmen, Sie hielten die Aufgaben selbst nicht für wichtig und werden sie in Zukunft nicht mehr ausführen.

In jedem Fall aber ist das richtige Timing wesentlich. Die Wirkung einer jeden Technik hängt davon ab, ob sie zum richtigen Zeitpunkt eingebracht wurde. Der Versuch, Affekte zu aktivieren, muss fehlschlagen, wenn die Patientin oder Patient noch nicht dazu bereit ist. Interpretationen zur unrechten Zeit laufen ins Leere. Das richtige Timing psychotherapeutischer Interventionen lässt sich nur schwer vermitteln. Ich kann nur immer wieder daran erinnern, dass es beim Einsatz einzelner Techniken in der Trauertherapie ganz entscheidend auf das Wann ankommt, weil wir es mit hochsensiblen Inhalten zu tun haben und die zur Verfügung stehende Zeit begrenzt ist.

Träume in der Trauerberatung und -therapie

Die Träume trauernder Menschen entwickeln sich oft parallel zum Trauerprozess. In vielen Fällen spiegeln sie die Traueraufgaben wider, mit denen die Trauernden gerade ringen. Eine Strategie besteht darin, die Träume bewusst mit diesen Aufgaben zu verbinden. So kommt es z. B. häufig vor, dass Trauernde träumen, die verstorbene Person sei wieder da, nur um dann aufzuwachen und erschrocken festzustellen, dass sie in Wirklichkeit nicht da ist und auch nicht wiederkommen wird. Solche Träume können in Zusammenhang mit Traueraufgabe I gesehen werden: Es geht darum, den Verlust als real anzuerkennen.

Die Traumforschung zeigt, dass Träume auch helfen können, beunruhigende Affekte zu integrieren. Dies hat mit Traueraufgabe II zu tun, dem Zulassen und Verarbeiten von Emotionen. Wut, Angst und Schuldgefühle treten nach einem schmerzlichen Verlust häufig auf, doch gibt es Zeiten, in denen diese Gefühle so intensiv werden, dass sie die Betroffenen beim Meistern ihres Alltags stark beeinträchtigen. Darüber hinaus können traumatische Todesumstände zu stark beunruhigenden Affekten wie Flashbacks und Übererregung führen. Träume können helfen, diese Affekte auf eine Weise zu integrieren, wie es im Wachzustand manchmal nicht möglich ist.

Der Versuch, sich an eine Welt ohne die verstorbene Person anzupassen (Aufgabe III), kann dazu führen, dass Trauernde mit vielen Problemen zu kämpfen haben. Nicht selten träumen sie dann, dass die verstorbene Person zurückkommt, um ihnen Ratschläge zu geben, wie sie mit einem bestimmten Problem umgehen sollen. Solche Ratschläge «aus dem Jenseits» können helfen, Ängste abzubauen und den Trauernden mögliche Problemlösungen näher zu bringen. Auch die Sinnfindung ist ein wichtiger Teil von Traueraufgabe III. Träume können helfen, den erlittenen Verlust in die eigene Lebensgeschichte zu integrieren.

Wie sie ohne die verstorbene Person weiterleben sollen ist für Trauernde, die mit Aufgabe IV ringen, ein großes Problem. Ein junger Mann, dessen Frau plötzlich gestorben war, konnte auch fünf Jahre später noch keine Liebesbeziehung zu einer neuen Frau aufbauen. Zwar hatte er sich schon das eine oder andere Mal mit einer Frau verabredet, hatte dann jedoch jede sich entwickelnde Beziehung abrupt abgebrochen. Mit der Zeit wurde dies für ihn zu einem so großen Problem, dass er zur Trauerberatung ging. Nach dem Beginn der Beratung hatte er eine Reihe von Träumen, in denen seine tote Frau erschien und ihm die Erlaubnis gab, sein Leben weiterzuleben und eine neue Liebe zu finden. Er konnte diese Erlaubnis annehmen, wollte seine Frau aber auf keinen Fall vergessen, wenn er eine neue Beziehung aufnahm. Als er eines Tages ihr Grab besuchte, wurde ihm klar, dass er immer, wenn er an sie denken wollte, an ihr Grab gehen konnte. Diese Erkenntnis gab ihm etwas Konkretes, an das er sich halten konnte, um seinen Wunsch, die Erinnerung an sie nicht aufgeben zu müssen, wahrzumachen.

Da das Trauern ein Prozess ist, kann es an jedem einzelnen Punkt des Prozesses ins Stocken geraten. Träume können nicht nur nützliche Hinweise darauf geben, wo die trauernde Person bei der Bewältigung nicht weiterkommt, sondern auch darauf, was dies verursacht hat und warum sie auf der Stelle tritt. Eine Mutter, deren Tochter als junge Erwachsene in einem schlimmen Unfall ums Leben gekommen war, träumte mehrfach, sie sei auf der Suche nach ihrer Tochter, um zu erfahren, ob es ihr gut ginge. Durch ihre Träume wurde ihr deutlich, dass sie mit ihrem Leben nicht fortfahren konnte, solange sie nicht wusste, dass es ihrer Tochter gut ging. In vielen Träumen konnte sie die Tochter dann wenigstens aus der Ferne sehen. Die Tochter sah glücklich aus, doch das reichte nicht, um die Ungewissheit der Mutter voll und ganz auszuräumen. Gegen Ende der Beratung hatte sie schließlich einen Traum, in dem sie einen Ballon ergriff, der sie zu einer Wolke hinauftrug, auf der ihre Tochter wohnte. Die Tochter war überrascht sie zu sehen und versicherte der Mutter auf ihre Frage hin, dass es ihr gut ginge. Erleichtert fragte die Mutter, wie sie wieder nach unten käme. «Steig hinab, Mutter, du wirst da ankommen, wo du hingehörst», sagte die Tochter. Die Mutter nahm aus diesem Traum die Botschaft mit, dass es ihrer Tochter gut ging und sie selbst auf die Erde zurückfinden und wieder in ihrem eigenen Leben ankommen müsse. Viele Trauernde haben den starken Wunsch, Gewissheit darüber zu erlangen, dass es der verstorbenen Person gut geht, und viele Träume von Trauernden spiegeln diesen Wunsch wider.

Einige Hinweise für den Umgang mit Träumen

Wenn Sie Trauernde ermutigen, ihre Träumer zu notieren und ihre Notizen mit in die nächste Sitzung zu bringen, sollten Sie folgendes beachten:

1. Damit ein Traum für den Trauerprozess Relevanz besitzt, braucht die verstorbene Person nicht in dem Traum vorzukommen. Taucht die verstorbene Person allerdings in dem Traum auf, kann man davon ausgehen, dass er für den Trauerprozess wichtig ist, und sollte vor allem darauf achten, wie die verstorbene Person in Erscheinung tritt (tot, lebendig usw.) und was sie tut.
2. Auch Traumfragmente sollte man nicht ignorieren. Die Träumenden selbst glauben oft nicht, dass solche Fragmente wichtig sind. Versucht man jedoch, einzelnen Fragmente wie die Teile eines Puzzles gemeinsam zusammenzusetzen, um die

jeweilige Trauersituation besser zu verstehen, kann dies für beide Seiten aufschlussreich sein.

3. Lassen Sie sich von den Träumenden die Bedeutung ihrer Träume erklären (Barrett, 2002). Der Einsatz von Träumen in der Trauerarbeit ist nicht mit der in einer Psychoanalyse vergleichbar, wo die Träume von der Therapeutin oder dem Therapeuten interpretiert werden. Die Frau, die mit einem Ballon aufstieg, um ihre Tochter auf einer Wolke zu besuchen, betonte, es sei ein goldener Ballon gewesen. Auf meine Nachfrage hin erzählte sie mir, dass es in ihrer Familie Tradition sei, jedem Mitglied zu einem Geburtstag oder anderen festlichen Ereignis etwas aus Gold zu schenken. Die goldene Farbe des Ballons verlieh ihm in diesem Kontext eine besondere Bedeutung. Die Mutter nahm aus dem Traum die Botschaft mit, die Tochter habe ihr ein Geschenk überreicht – nämlich die Erlaubnis, in ihr eigenes Leben zurückzukehren.
4. Bei mehreren Träumen lohnt es sich, nach einem verbindenden Leitmotiv zu suchen. Häufig haben Träume das gleiche Thema, auch wenn die Metaphern und Bilder, in denen es zum Ausdruck kommt, variieren (Belicki, Gulko, Ruzycki & Aristotle, 2003).
5. Es ist nicht ungewöhnlich, dass Trauernde in zeitlicher Nähe zum jeweiligen Todestag von der verstorbenen Person träumen. Dies gilt insbesondere für jene, die nicht regelmäßig von der verstorbenen Person träumen. Auch Geburts-, Hochzeits- oder Feiertage können solche Träume auslösen. Bitten Sie Trauernde, auf diese Träume zu achten und sie als Hinweise darauf zu nutzen, wo sie sich im Trauerprozess befinden und welche Aufgaben sie noch zu lösen haben.
6. Bindungen können sehr unterschiedlich sein und manche Träume können einen Hinweis auf das Wesen einer Bindung geben. Eine Mutter, deren Tochter als junge Erwachsene plötzlich gestorben war, trauerte jahrelang. Die anderen Familienmitglieder, die ihre Trauer inzwischen überwunden hatten, konnten nicht verstehen, warum die Mutter noch immer so traurig und verzweifelt war. In einer Reihe von Träumen suchte die Mutter mütterliche Zuwendung bei ihrer ältesten Tochter – etwas, das sie von ihrer eigenen Mutter nie bekommen hatte. Dies führte sie zu einer wichtigen Erkenntnis über die Art der Bindung zu ihrer verstorbenen Tochter: Wenn sie die Tochter losließ, bedeutete dies, auch die Hoffnung aufzugeben, jemals wieder bemuttert zu werden.

Evaluation der Ergebnisse

Drei Arten von Veränderungen können über die Ergebnisse einer Trauertherapie Aufschluss geben: Veränderungen im subjektiven Erleben, im Verhalten und in der Ausprägung unangenehmer Symptome.

Subjektives Erleben

Wenn eine Trauertherapie sich dem Abschluss nähert, berichten die Patientinnen und Patienten in der Regel, sich anders zu fühlen. Sie sprechen von einem stärkeren Selbstwertgefühl und weniger Schuldgefühlen und treffen Aussagen wie: «Der Schmerz, der mich schier zerrissen hat, ist weg», «Ich habe das Gefühl, meine Mutter jetzt wirklich begraben zu haben», oder: «Ich kann von meinem Vater sprechen, ohne dass ich sofort einen Kloß im Hals bekomme und meine Tränen fließen.»

Gleichzeitig berichten viele von einer Zunahme der positiven Gefühle gegenüber der verstorbenen Person. Sie können an sie denken und ihre positiven Gefühle mit positiven Erfahrungen in Verbindung bringen (Lazare, 1979). Eine Frau, der es außerordentlich schwergefallen war, den Verlust ihrer Mutter zu verschmerzen, sagte am Ende der Therapie: «Jetzt vermisse ich sie nur noch. Vorher war es die reinste Qual. Ich glaube, meine Mutter würde sich über meinen Fortschritt freuen. Ihr Tod hat in mir viele Gefühle der Frustration und Hilflosigkeit aus meiner Kindheit wieder aufleben lassen. Ich habe nicht mehr so viel Wut. Und es gibt Tage, an denen ich nicht einmal mehr an meine Mutter denke, dann bin ich jedes Mal ganz überrascht.»

Verhaltensänderungen

Ohne danach gefragt worden sein, berichten viele Patientinnen und Patienten von sich aus von Verhaltensänderungen, die sie an sich beobachtet haben. Sie gehen wieder mehr auf andere zu und knüpfen neue Beziehungen an. Trauernde, die nie am Grab der verstorbenen Person gewesen waren, besuchen es jetzt, ohne dazu aufgefordert worden zu sein. Eine Frau, die im Zimmer ihres Sohnes seit dessen Tod nichts verändert hatte, sagte in der letzten Sitzung ihrer Trauertherapie: «Ich werde jetzt das Zimmer meines Sohnes ausräumen und seine Sachen im Keller verstauen. Ich glaube nicht, dass es sein Andenken schmälert, wenn ich aus seinem

Zimmer ein gemütliches Arbeitszimmer mache.» Ich hatte ihr das nie vorgeschlagen, aber solche Verhaltensänderungen gibt es häufig bei Menschen, deren Trauertherapie erfolgreich war.

Eine Witwe kam von selbst darauf, ihren Ehering abzunehmen, und sagte: «Ich bin keine verheiratete Frau mehr.» Eine Frau, die vorher nie die Fahne hatte aufziehen mögen, die den Sarg ihres Sohnes bedeckt hatte, hisste sie jetzt an wichtigen Feiertagen.

Linderung von Symptomen

Auch eine positive Veränderung der Symptome lässt sich beobachten, wenn jemand eine erfolgreiche Therapie hinter sich gebracht hat. Die Patientinnen und Patienten berichten, dass ihre körperlichen Schmerzen nachgelassen haben und das Symptom, das den Anlass zu der Therapie gab, besser geworden ist. Eine Patientin hatte einen ständigen Würgereiz, der ihr stark zusetzte. Wie sich herausstellte, entsprach dies den Symptomen, die sie als fünfjähriges Mädchen in den letzten beiden Tagen vor seinem Tod bei ihrem Vater beobachtet hatte. Nachdem sie eine Trauertherapie durchlaufen und die ungeklärten Konflikte mit ihrem Vater bearbeitet hatte, klangen die Symptome von selbst wieder ab.

Darüber hinaus gibt es eine ganze Reihe von klinischen Instrumenten, die eingesetzt werden können, um Veränderungen bei den Trauersymptomen nachzuweisen, z. B. die bereits erwähnte SUDS-Skala, das Beck-Depressionsinventar (BDI), die Allgemeine Depressionsskala (ADS), die Symptom-Checkliste SCL-90 oder das Texas Revised Inventory of Grief (TRIG, deutsche Version: TRIG-D).

Ich will damit vor allem eines unterstreichen: Die Trauertherapie funktioniert! Im Gegensatz zu manchen anderen Psychotherapieformen, bei denen man sich der Wirkung nicht sicher sein kann, sind mit der Trauertherapie gute Erfolge möglich. Sowohl die subjektiven Erfahrungen als auch die beobachtbaren Verhaltensänderungen sprechen für den Wert einer solchen gezielten therapeutischen Intervention.

7 Besonders schwer zu verarbeitende Todesfälle

Bestimmte Todesumstände erfordern zusätzliches Verständnis und spezielle Interventionen, die über die in den vorigen Kapiteln beschriebenen Verfahren hinausgehen. Besonders schmerzliche Verluste durch Suizid, unvorhersehbare Unfälle, plötzlichen Kindstod, Fehlgeburt, Totgeburt oder Schwangerschaftsabbruch, antizipierte Todesfälle und Aids bringen oft ganz bestimmte Probleme mit sich. Wer mit Trauernden arbeitet, sollte die spezifischen Merkmale und Probleme kennen und wissen, welche Konsequenzen sie für mögliche therapeutische Interventionen nach sich ziehen.

Suizid

In den USA sehen sich jährlich fast 750.000 Menschen der Aufgabe gegenüber gestellt, den Suizid eines Familienmitglieds oder einer anderen nahe stehenden Bezugsperson zu betrauern. Zu dem Leid durch den Verlust kommen bei ihnen noch Belastungen durch Scham, Angst, Zurückweisung, Wut und Schuldgefühle hinzu. Edwin Shneidman, der als Vater der Suizidprophylaxe-Bewegung in den USA gilt, sagt dazu:

> Wer Suizid verübt, hinterlässt den Überlebenden sein düsteres Seelengeheimnis: Er verurteilt sie zur Auseinandersetzung mit vielen negativen Gefühlen und quälenden Zwangsgedanken, die immer wieder um die Fragen kreisen, wie weit sie selbst vielleicht zu der Verzweiflungstat beigetragen haben und ob sie sie nicht hätten verhindern können. Das kann eine schwere Belastung sein (zit. in: Cain, 1972, S. X).

Richard McGee, der Leiter eines großen Suizidprophylaxe-Zentrums in Florida, meint, dass der Suizid eines Angehörigen «für jede Familie den am schwersten zu akzeptierenden und am schwierigsten zu bewältigenden Verlust darstellt» (zit. in: Cain, 1972, S. 11). Diese Beobachtungen kann ich aus meiner eigenen klinischen Erfahrung nur bestätigen. Wer mit Trauernden arbeitet, muss sich mit den besonderen Anforderungen eines solchen Falles vertraut machen, um seine Interventionen optimal darauf einstellen zu können.

Es gibt einige Hinweise darauf, dass die Trauer nach Suiziden intensiver ist und länger andauert als nach anderen Todesfällen (Farberow, Gallagher-Thompson, Gilewski & Thompson, 1992). Andere bestreiten diesen Unterschied (Cleiren & Diekstra, 1995). Wieder andere sehen in der Trauer nach Suiziden eine Kombination aus Trauer und posttraumatischer Belastung (Callahan, 2000). Trotz dieser unterschiedlichen Einschätzungen besteht allgemeine Übereinstimmung darin, dass die drei Hauptfragen, die in der Trauer nach einem Suizid zentrale Bedeutung haben, nach anderen Todesfällen keine Rolle spielen: Warum hat er/sie das getan? Warum habe ich es nicht verhindert? Wie konnte er/sie mir das antun? (Jordan, 2001).

Von all den Gefühlen, die den Angehörigen nach einem Suizid zu schaffen machen, ist die *Scham* eines der vorherrschenden. Suizid ist in unserer Gesellschaft mit einem Stigma verbunden (Houck, 2007). Die Angehörigen sind es, die sich schämen müssen, wenn sich ein Familienmitglied das Leben genommen hat, und ihre Scham kann durch die Reaktion der Umwelt verstärkt werden. «Niemand spricht mehr mit mir», sagte eine Frau, deren Sohn sich das Leben genommen hatte. «Sie tun so, als sei es nie geschehen.» Dieser zusätzliche seelische Druck beeinträchtigt die Interaktion der Trauernden mit der Gesellschaft, kann aber auch die Beziehungen innerhalb des Familienverbands dramatisch verändern. (Kaslow & Aronson, 2004) Es ist nicht ungewöhnlich, dass die einzelnen Familienmitglieder sehr genau wissen, wer die mit dem Suizid zusammenhängenden Tatsachen kennt und wer nicht, und in stillschweigender Übereinkunft ihr jeweiliges Verhalten daran ausrichten.

Auch ein Überlebender eines fehlgeschlagenen Suizidversuchs ist stigmatisiert (Cvinar, 2005). Eine Frau sprang von einer fast 50 Meter hohen Brücke und überlebte, was bei einem Sturz aus solcher Höhe nur selten vorkommt. Hinterher verspürte sie bei den Menschen in ihrem Umfeld jedoch derart negative Reaktionen und empfand eine solche Scham, dass sie den Versuch wiederholte. Sie sprang noch einmal von derselben Brücke, und diesmal kam sie ums Leben.

Schuld ist ein weiteres Gefühl, das Angehörige nach Suiziden oft quält. Sie fühlen sich für die Tat verantwortlich und hegen die peinigende Vorstellung, dass sie etwas hätten unternehmen sollen oder können, um den Suizid zu verhindern. Die Schuldgefühle sind besonders stark, wenn sich der Suizid im Kontext eines Konflikts zwischen der verstorbenen und der trauernden Person ereignet hat.

Wie schon in Kapitel 1 erwähnt, sind Schuldgefühle nach einem Todesfall eine ganz normale Erscheinung; im Fall eines Suizids können sie sich jedoch bedenklich verschärfen. Außerdem haben Angehörige von Menschen, die sich selbst das Leben nahmen, häufiger Schuldgefühle als Angehörige nach anderen Todesfällen (McIntosh & Kelly, 1992). Da diese Gefühle so intensiv sind, kann es dazu kommen, dass die Betroffenen das Bedürfnis entwickeln, für ihre Schuld bestraft zu werden, und mit ihrem Umfeld so interagieren, dass dieses sie tatsächlich bestraft. Bei Kindern und Jugendlichen z. B. kann es in solchen Fällen vorkommen, dass sie kriminell werden, Alkohol trinken oder Drogen nehmen. Ob es ihnen gelingt, ihr Bedürfnis nach Bestrafung erfüllt zu bekommen oder nicht – die Veränderungen in ihrem Verhalten sind beträchtlich und auffällig.

Manchmal gehen Menschen mit diesem Bedürfnis bis zum Äußersten, um die Strafe zu bekommen, die sie zu verdienen glauben. Eine meiner Patientinnen bestrafte sich selbst, indem sie übermäßig viel aß, bis sie über 130 kg wog. Als wäre dies noch nicht Strafe genug, gab es Phasen, in denen sie einen Hammer nahm und sich selbst die Knochen zerschlug. Sobald sie verheilt waren, schlug sie wieder zu. Ihr höchst problematisches Verhalten stand im Zusammenhang mit dem Suizid ihres jüngeren Bruders. Anfangs empfand sie ein durchaus normales Maß an Schuldgefühlen, das sich allerdings um ein Mehrfaches steigerte, als ihre Großeltern ihr auf den Kopf zusagten, sie allein sei für den Tod des Bruders verantwortlich. Sie war jung, und ihre Unfähigkeit, die massiven Vorwürfe einem Realitätstest zu unterziehen, führte bei ihr zu einer langen und bizarren Reihe selbstzerstörerischer Verhaltensweisen.

Schuldgefühle können sich aber manchmal auch in Form von *Schuldzuweisungen* äußern. Manche Menschen projizieren ihr eigenes schlechtes Gewissen auf andere und geben ihnen die Schuld an dem Suizid. Hinter dem Bestreben, jemand anderen verantwortlich zu machen, steckt häufig der Versuch, Kontrolle zu gewinnen und für eine schwer zu verstehende Situation eine Erklärung zu finden.

Nach einem Suizid entwickeln Angehörige außerdem in der Regel starke *Wut*. Sie begreifen die Tat als Ablehnung, und wenn sie fragen: «Warum, warum, warum?», meinen sie meist: «Warum hat sie/er mir das angetan?» Die Wut darüber ist oft so groß, dass Schuldgefühle entstehen. Eine Frau mittleren Alters, deren Mann sich das Leben genommen hatte, lief fast sechs Monate lang immer wieder durch ihr Haus und schrie: «Verdammt, wenn du dich nicht selbst umgebracht hättest, würde ich dich umbringen! Nach allem, was ich deinetwegen durchmachen muss, hättest du es echt verdient!» Sie hatte das starke Bedürfnis, ihre Wut herauszuschreien, und tatsächlich ging es ihr nach einer Weile deutlich besser.

Ein Korrelat dieser Wut ist ein geringes Selbstwertgefühl. Erich Lindemann und Ina May Greer (1953) unterstrichen dies: «Wenn man einen Menschen dadurch verliert, dass er seinem Leben selbst ein Ende setzt, fühlt man sich von ihm abgelehnt» (S. 10). Oft meinen die Betroffenen, sie hätten der verstorbenen Person zu wenig bedeutet. Denn sonst hätte sich diese ja wohl nicht umgebracht! Diese «Ablehnung» untergräbt das Selbstwertgefühl der Angehörigen und kann zu geringer Selbstachtung und intensiven Trauerreaktionen führen (Reed, 1993). In solchen Fällen kann eine Trauerberatung besonders hilfreich sein.

Angst ist eine weitere, sehr verbreitete Reaktion nach einem Suizid. Farberow et al. (1992) stellten fest, dass Angehörige nach einem Suizid stärkere Angst empfinden als Angehörige nach anderen Todesfällen. Häufig zu beobachten ist die Angst vor den eigenen selbstzerstörerischen Impulsen. Viele scheinen für sich selbst ein schicksalhaftes, böses Ende zu fürchten. Dies trifft insbesondere auf die Söhne zu:

> Typischerweise finden sie das Leben schrecklich schal. Noch mehr als die meisten Menschen in einer ohnedies entwurzelten Gesellschaft neigen sie dazu, sich wurzellos zu fühlen. Die Vergangenheit ist ihnen seltsam gleichgültig und die Zukunft erscheint ihnen so düster vorgezeichnet, dass sie es für wahrscheinlich halten, dass auch sie sich eines Tages selbst töten werden (Cain, 1972, S. 7).

Ich selbst begleitete eine Gruppe junger Männer, die im frühen Jugendalter ihre Väter durch Suizid verloren hatten, in einer Langzeitstudie bis zum 30. Lebensjahr. Jeder von ihnen glaubte, eines Tages ebenfalls durch einen Suizid aus dem Leben zu scheiden. Die ständige gedankliche Beschäftigung mit dem Suizid ist unter solchen Angehörigen keine Seltenheit. Doch während einige sich mit der ständigen Bedrohung einrichten, versuchen andere, sie zu überwinden, indem sie sich ehrenamtlich in Suizidprophylaxe-Gruppen engagieren.

Hat es in einer Familie mehrere Suizide gegeben, befürchten manche Angehörigen sogar, es könnte sich um eine vererbbare Suizidneigung handeln. Eine junge Frau kam solcher Ängste wegen vor ihrer Heirat zur Beratung. Zwei ihrer Geschwister hatten sich das Leben genommen und nun fragte sie sich, ob sie ihren zukünftigen Kindern eine Suizidneigung vererben und als Mutter ähnlich versagen könnte wie ihre Eltern es ihrer Meinung nach bei ihren Brüdern getan hatten.

Auch ein *verzerrtes Denken* ist nach Suiziden üblich. Sehr oft haben die Hinterbliebenen, und dabei insbesondere die Kinder, das Bedürfnis, den Tod nicht als Suizid, sondern als Unfall zu deuten. In den Familien entwickelt sich dann leicht eine Art «verzerrte Kommunikation». Der Tod des Familienmitglieds wird mit einem Mythos umgeben, und wenn jemand diesen Mythos in Frage stellt und die wirklichen Todesumstände beim Namen nennt, zieht er den Zorn der anderen auf sich, die dabei bleiben wollen, dass es sich um einen Unfall oder irgendeine andere, nicht von der verstorbenen Person selbst zu verantwortende Todesart gehandelt habe. Solch verzerrtes Denken mag das Leid kurzfristig lindern, auf lange Sicht erweist es sich garantiert als kontraproduktiv.

Zu bedenken ist ferner, dass sich Suizide oft in Familien ereignen, in denen es schwierige Probleme wie Alkoholismus oder Kindesmisshandlung gibt. In einem solchen Kontext ist es sehr gut möglich, dass zwischen den einzelnen Familienmitgliedern schon vorher ambivalente Gefühle bestanden haben und der Suizid diese nur verschärft. Im Interesse einer möglichst wirksamen Trauerberatung muss stets in jedem Einzelfall berücksichtigt werden, welche sozialen und familiären Schwierigkeiten vorliegen und als Korrelate des Suizids in Frage kommen.

Das Thema «Beihilfe zur Selbsttötung» (manchmal auch «assistierter Suizid» genannt) wird heute stärker diskutiert als zu der Zeit, als ich die ersten Ausgaben dieses Buches schrieb (Pearlman et al., 2005). Erste Forschungsarbeiten lassen vermuten, dass denen, die eine solche Beihilfe geleistet haben, die Trauer leichter fällt, während alle, die nicht Teil der Planung oder Ausführung eines Suizids waren, in ihrer Trauerreaktion eher mit typischen Angehörigen nach einem Suizid vergleichbar sind (Werth, 1999). Auf diesem Gebiet muss offenkundig noch weiter geforscht werden.

Trauerberatung nach einem Suizid

Wer Angehörige nach einem Suizid berät, sollte nie außer Acht lassen, dass ein Tod durch Suizid zu den Dingen zählt, über die viele am liebsten schweigen. Sowohl die Betroffenen als auch das soziale Umfeld zögern darüber zu sprechen. Hier können Therapeutinnen und Therapeuten einspringen und die Kluft überbrücken helfen, die durch den Mangel an Kommunikation entstanden ist. Mögliche Interventionen können verschiedene Formen annehmen:

Realitätstest bei Schuldgefühlen

In der Beratung von Angehörigen nach einem Suizid muss für das in Kapitel 4 beschriebene Verfahren möglicherweise mehr Zeit veranschlagt werden als sonst. Ein großer Teil der Schuldgefühle wird auch in Suizidfällen unrealistisch sein und einem Realitätstest nicht standhalten, was den Betroffenen eine große Erleichterung verschaffen kann. Eine junge Frau, die sich am Tod ihres Bruders mitschuldig fühlte, war erleichtert, als sie einen Brief las, den sie ihrem Bruder kurz vor seinem Suizid geschickt hatte. Der Brief, der sich in seinem Nachlass fand, führte ihr deutlich vor Augen, dass sie sich wirklich sehr um ihren Bruder bemüht hatte. In manchen Fällen waren die Betroffenen allerdings tatsächlich in die Gemengelage verstrickt, die zu dem Suizid geführt hatte. Aufgabe der Therapeutin oder des Therapeuten ist es dann, ihnen beim Umgang mit den begründeten Schuldgefühlen zu helfen.

Gehören Schuldzuweisungen zu den herausragenden Merkmalen, kann ein Realitätstest ebenfalls hilfreich sein. Wird eine Person zum Sündenbock gemacht, können Treffen mit der gesamten Familie nützlich sein, um diese wenig hilfreiche Struktur aufzulösen. Manche Angehörige haben nach einem Suizid Schuldgefühle, weil sie nicht nur Trauer, sondern auch Erleichterung verspürten. Langjährige Probleme mit der verstorbenen Person, zu denen womöglich auffälliges Verhalten und vorherige Suizidversuche zählen, haben nun ein Ende (Hawton & Simkin, 2003).

Korrektur verzerrten Denkens

Um das Geschehene verarbeiten zu können, müssen sich die Angehörigen der Realität des Suizids stellen. Indem man klare Worte benutzt («Er/Sie hat sich umgebracht», «Er/Sie hat sich aufgehängt» usw.), kann man hier korrigierend eingreifen. Wer selbst Zeugin oder Zeuge eines Suizids wurde, wird manchmal von intrusiven Bildern verfolgt und zeigt darüber hinaus noch andere Anzeichen einer Posttraumatischen Belastungsstörung (Callahan, 2000). Für Menschen, die nicht dabei waren, kann die vorgestellte Todesszene manchmal schlimmer sein als die tatsächliche, weshalb auch hier ein Realitätstest hilfreich sein kann. In der Regel verblassen die intrusiven Bilder mit der Zeit; tun sie es nicht, können spezielle Interventionen erforderlich sein.

Eine andere Aufgabe besteht darin, Verzerrungen zu korrigieren und das Bild von der verstorbenen Person durch eine Neudefinition der Wirklichkeit anzunähern. Viele Trauernde neigen dazu, die verstorbene Person entweder als einen hundertprozentig guten oder einen hundertprozentig schlechten Menschen darzustellen – beides Verzerrungen, die es zu hinterfragen gilt. Vor einiger Zeit arbeitete ich mit einer jungen Frau, deren Vater sich das Leben genommen hatte. In der Therapie war es für sie wichtig, ihr Vorstellungsbild von ihm so zu ändern, dass sie ihn nicht mehr bloß als «Supervater» betrachtete, sondern als «Supervater, der an einer schweren klinischen Depression litt, keinen Ausweg mehr sah und sich aus Verzweiflung das Leben nahm».

Zukunftsfantasien hinterfragen

Hinterfragen Sie durch Realitätsprüfung die Fantasien der Angehörigen über die Auswirkungen des Suizids auf ihre Zukunft. Gibt es reale Aspekte, überlegen Sie gemeinsam, wie sie bewältigt werden können, indem Sie Fragen formulieren, die die Trauernden umtreiben könnten, z. B.: «Wie soll ich den Kindern erzählen, dass ihr Onkel sich umgebracht hat?»

Wutgefühle zulassen

Im Zusammenhang mit dem Suizid entstandene Wutgefühle sollten Trauernde unbedingt zum Ausdruck bringen dürfen. Gleichzeitig kann man daran arbeiten, ihre Möglichkeiten der Kontrolle über diese Gefühle zu stärken. Eine Frau, deren Mann sich selbst getötet hatte, sagte in ihrer letzten Beratungsstunde: «Das Schwerste habe ich jetzt hinter mir. Es hat mich sehr erleichtert, wütend sein zu dürfen, und Sie haben mir dazu die Erlaubnis gegeben. Natürlich spüre ich noch immer Schmerz und Kummer, aber ich habe das Gefühl, dass das so in Ordnung ist.»

Verlassenheitsgefühle hinterfragen

Eine der verheerendsten Folgen eines Suizids für die Angehörigen ist vielleicht das Verlassenheitsgefühl. Auch Menschen, die eine wichtige Bezugsperson durch einen natürlichen Tod verloren haben, fühlen sich von der Person verlassen, auch wenn diese sich den Tod weder gewünscht noch ihn verursacht hat. Wurde der Tod bewusst herbeigeführt, kann sich das Gefühl, verlassen worden zu sein, extrem steigern. Das Gefühl kann reale Aspekte haben; wie weit dies zutrifft, kann eine Realitätsprüfung zeigen.

Bei der Sinnsuche helfen

Jeder Todesfall wirft existenzielle Sinnfragen auf (daher auch Traueraufgabe III). Angehörige von Menschen, die sich selbst das Leben genommen haben, sind darüber hinaus mit einem Tod konfrontiert, der plötzlich, unerwartet und manchmal unter Einwirkung von Gewalt eintrat (Range & Calhoun, 1990). Sehr häufig besteht das Bedürfnis, eine Antwort auf die Frage zu finden, warum die geliebte Person sich das Leben genommen hat und welche Gedanken ihr vor ihrem Tod durch den Kopf gegangen sind. Gleichzeitig fühlen sich Angehörige oft genötigt, anderen den Suizid zu erklären, obwohl sie ihn selbst nicht verstehen (Moore & Freeman, 1995). In einer Studie stellten Clark und Goldney (1995) fest, dass viele sich die Tragödie anfangs nicht erklären konnten, sich dies aber mit der Zeit durchaus änderte, was stets von einem Gefühl der Heilung begleitet war und zu der Fähigkeit führte, positive Veränderungen im eigenen Leben einzuleiten. Andere blieben verzweifelt und verbittert. Wieder andere fanden das medizinische Erklärungsmodell (Suizid als Folge einer psychischen Erkrankung) hilfreich, insbesondere die auf die Funktion der Neurotransmitter abhebende Theorie der Depression. Einen Suizid verstehen zu lernen ist ein komplexer Prozess, der nicht linear verläuft (Begley & Quayle, 2007).

Hier ein paar Vorschläge für zusätzliche Interventionen:

1. Nehmen Sie möglichst schnell Kontakt zu den Angehörigen auf, ehe es zu den ersten Verzerrungen kommt. Familienlegenden entstehen früh. Sprechen Sie von «Suizid» und meiden Sie den Begriff «Selbstmord», der ein verbrecherisches Handeln («Mord») unterstellt und der Stigmatisierung Vorschub leistet (Parrish & Tunkle, 2003).
2. Achten Sie auf eine mögliche Tendenz, Sie in die bestehende Dynamik hineinzuziehen. So können sich manche Angehörigen z. B. absichtlich so verhalten, dass sie von Ihnen abgelehnt werden und sich dadurch in ihrem negativen Selbstbild bestätigt sehen. Denken Sie auch daran, dass bei den Angehörigen ebenfalls ein Suizidrisiko bestehen kann und sie andere psychische Störungen entwickeln können. Jordan und McMenamy (2004) erinnern uns daran, indem sie Shneidman zitieren: «Postvention ist Prävention!»
3. Viele Angehörige von Menschen, die sich selbst das Leben genommen haben, glauben, dass nur jemand, der einen ähnlichen Verlust erlitten hat, sie wirklich verstehen kann (Wagner & Calhoun, 1991). Gibt es in Ihrem Zuständigkeitsbereich genug Betroffene, sollten Sie die Gründung einer Selbsthilfegruppe erwägen. Viele profitieren davon, sich mit anderen auszutauschen, die Ähnliches erleben mussten. Hat ein Mitglied einer allgemeinen Trauergruppe eine wichtige Bezugsperson durch Suizid verloren, sollten Sie versuchen, eine weitere, ebenfalls von Suizid betroffene Person zu finden, um der Aussage: «Hier versteht ja sowieso niemand, was in mir vorgeht», entgegen zu wirken. Mitchell, Gale, Garand und Wesner (2003) nutzten einen erzählerischen Ansatz in einer achtwöchigen Suizid-Trauergruppe und erzielten damit gute Ergebnisse.

4. Jede Beratung sollte, wenn irgend möglich, auch die Familie und das weitere soziale System einschließen (Jordan, 2001). Gehen Sie jedoch nicht davon aus, dass alle Familien durch einen Suizid auseinanderbrechen. Einige Familien rücken durch diese Art von Krise noch näher zusammen (McNiel, Hatcher & Reubin, 1988). Weitere Vorschläge für Interventionen bei Familien nach einem Suizid machen Kaslow und Aronson (2004).

Auch wenn Trauernde, die eine wichtige Bezugsperson durch einen Suizid verloren haben, viel gemeinsam haben, müssen wir uns stets vor Augen halten, dass jede Trauererfahrung multifaktoriell ist und die in Kapitel 3 beschriebenen Mediatoren der Trauer zu erstaunlich großen individuellen Unterschieden führen können.

Plötzlicher Tod

Von einem «plötzlichen Tod» sprechen wir, wenn jemand unerwartet, also «ohne jede Vorwarnung» stirbt. Die Arbeit mit den Trauernden erfordert ein besonderes Verständnis und spezielle Interventionen. Auch Suizide gehören in diese Kategorie, doch gibt es noch andere Todesursachen wie Unfall, Herzversagen und Mord, auf die wir hier näher eingehen müssen. In mehreren Studien wurde über etliche Monate hinweg verfolgt, wie Menschen einen solchen Verlust bewältigen. Die meisten Forscherinnen und Forscher kommen zu dem Schluss, dass plötzliche Todesfälle schwieriger zu betrauern sind als solche, mit denen man «gerechnet» hat (Parkes, 1975). In den letzten Jahren scheint die Anzahl plötzlicher Todesfälle zugenommen zu haben, man denke nur an die vielen terroristischen Anschläge, Schießereien in Schulen, Erdbeben und Flugzeugunglücke.

Bei der Arbeit mit Trauernden, die eine wichtige Bezugsperson durch einen plötzlichen Todesfall verloren haben, gibt es einige Besonderheiten zu beachten. Viele haben Probleme damit, das Geschehen überhaupt zu begreifen und den Todesfall als Realität zu akzeptieren. Wenn das Telefon läutet und man erfährt, dass ein geliebter Mensch plötzlich verstorben ist, erscheint einem das erst einmal völlig unwirklich – und dieses Gefühl kann lange anhalten. Nicht selten sind die Betroffenen nach einem solchen Verlust wie betäubt und wandeln wie in Trance umher.

Es ist nicht unüblich, dass Trauernde nach einem plötzlichen Todesfall Albträume und intrusive Bilder erleben, auch wenn sie nicht dabei waren, als es geschah. In der Trauerberatung kann man ihnen helfen, mit diesen Auswirkungen eines plötzlichen Todesfalls umzugehen und ihnen die Erkenntnis näherbringen, dass das Ereignis Realität ist.

Ein zweites Merkmal der Trauer nach plötzlichen Todesfällen ist die Verstärkung von Schuldgefühlen. Zwar sind Schuldgefühle bei fast allen Trauernden anzutreffen, nach einem plötzlichen Todesfall sind sie jedoch oft ungewöhnlich stark und finden ihren Ausdruck in «Wenn ich doch»-Sätzen wie: «Wenn ich ihn doch bloß nicht zu der Party hätte gehen lassen», oder: «Wenn ich doch bloß bei ihm gewesen wäre.» Wichtig ist, diese Schuldgefühle in den Mittelpunkt der Beratung zu stellen und den Trauernden zu helfen, sie mittels einer kritischen Realitätsprüfung zu hinterfragen. Kinder haben nach plötzlichen Todesfällen oft Schuldgefühle, die mit der vermeintlichen Erfüllung feindseliger Wünsche in Verbindung stehen. Nicht selten haben sie sich vorher gewünscht, ihre Eltern oder Geschwister mögen sterben, und der plötzliche Tod einer Person, gegen die sich so ein aggressiver Wunsch womöglich richtete, kann sie mit schwerwiegenden Schuldproblemen belasten. (Worden, 1996)

Mit den eigenen Schuldgefühlen hängt oft das Bedürfnis zusammen, anderen die Schuld zuzuweisen (Merkmal Nummer drei). Auch dieses Phänomen kann durch plötzliche Todesfälle verstärkt werden. So kommt es nicht selten vor, dass in den betroffenen Familien jemand – leider häufig ein Kind – zum Sündenbock gemacht wird.

Ein viertes Merkmal der Trauer nach einem plötzlichen Todesfall ist, dass oft die Polizei eingeschaltet wird, besonders bei Unfällen oder Morden. Für alle, die eine wichtige Bezugsperson durch einen Mord verloren haben, ist die Bewältigung der Traueraufgaben schwierig – wenn nicht gar unmöglich -, solange die legalen Aspekte des Falles nicht abgeschlossen sind. Bei einer Familie, deren Tochter als junge Erwachsene ermordet wurde, zogen sich die Gerichtsprozesse noch sechs Jahre nach dem Todesfall weiter hin, ohne dass ein Ende in Sicht kam. Der Vater sagte: «Normalerweise, wenn in der Familie jemand stirbt, hat man den Todesfall, dann hat man die Trauer und langsam aber sicher geht dann irgendwann das eigene Leben weiter. Solange dies hier aber weitergeht, gibt es für uns kein Ende der Trauer, wir haben keine Chance, das Ganze hinter uns zu bringen» (Kerr, 1989). Einige haben auch das Gefühl, durch das System, das ihnen doch eigentlich helfen sollte, noch einmal zu Opfern gemacht zu werden. Solche Todesfälle müssen polizeilich untersucht werden, und sollte sich der dringende Verdacht einer strafbaren Handlung ergeben, kann das eine gerichtliche Untersuchung und ein Gerichtsverfahren nach sich ziehen. Bekanntlich ist das Gerichtswesen ein äußerst schwerfälliger Apparat und in vielen Fällen dauert es sehr lange, bis das Verfahren abgeschlossen ist. Solche Umstände können zweierlei zur Folge haben: Werden die Trauernden durch die Einzelheiten des Gerichtsverfahrens so stark abgelenkt und beunruhigt, dass sie dies gedanklich und emotional völlig in Anspruch nimmt, können die Umstände des Verfahrens den Trauerprozess verzögern. Doch können sie sich andererseits durchaus auch positiv auf die Trauerarbeit auswirken: Ergeht schließlich ein Urteil und der Fall ist abgeschlossen, können die Betroffenen ein gutes Stück in ihrem Trauerprozess vorangekommen sein.

Das fünfte Merkmal der Trauer nach einem unerwarteten Todesfall ist ein ausgeprägtes Gefühl der Hilflosigkeit. Der plötzliche Tod eines nahe stehenden Menschen ist ein direkter Anschlag auf unser Bedürfnis, unser Leben unter Kontrolle zu haben und in geordneten Bahnen verlaufen zu lassen. Oft ist diese Hilflosigkeit mit einer unglaublich großen Wut verbunden – und mit dem Drang, diese Wut an irgendjemandem auszulassen. So kann gelegentlich sogar das Krankenhauspersonal zur Zielscheibe gewalttätiger Angriffe werden. Oder die Betroffenen stoßen wilde Drohungen aus, bestimmte Personen umbringen zu wollen, weil sie den Tod einer für sie immens wichtigen Person mit verursacht hätten. Manche strengen aus solchen Gründen auch gerichtliche Prozesse an. Das Ausleben ihrer Wut erlaubt ihnen, von dem Gefühl der Hilflosigkeit abzulenken, das ihnen so zu schaffen macht. Man sollte sich daher stets vor Augen halten, dass der Wunsch nach Vergeltung oft im Grunde nichts anderes ist als eine Verteidigungsstrategie gegen die Realität und den Schmerz des Todes (Rynearson, 1994).

Typisch ist auch eine deutliche Übererregung. Der mit einem unerwarteten Todesfall verbundene Stress kann eine «Kampf oder Flucht»-Reaktion auslösen, die u.a. durch einen plötzlichen Ausstoß von Adrenalin gekennzeichnet ist.

Ungelöste Konflikte sind ein weiterer Punkt, der Trauernden nach einem plötzlichen Todesfall besonders zusetzen kann. Sie bedauern jetzt, es versäumt zu haben, der verstorbenen Person bestimmte Dinge gesagt oder etwas für sie getan zu haben. Mit gezielten Interventionen kann man den Betroffenen helfen, diese unerledigten Angelegenheiten beim Namen zu nennen und zum Abschluss zu bringen.

Das letzte Merkmal der Trauer nach einem unerwarteten Todesfall ist das große Bedürfnis, das Geschehene verstehen zu wollen. In Kapitel 2 haben wir bereits erwähnt, dass die Hinterbliebenen nach einem jeden Todesfall wissen wollen, wie es dazu kommen konnte. Das Finden von Erklärungen ist ein großer Teil von Traueraufgabe III. Nach einem plötzlichen Todesfall scheint dieses Interesse besonders stark und vor allem nach traumatischen Erlebnissen mit dem Wunsch nach Kontrolle verbunden sein. Hinzu kommt natürlich auch das Bedürfnis, nicht nur die Ursachen zu ergründen, sondern auch die Schuldigen auszumachen. An diesem Punkt glauben manche, für ihre Anklagen nur eine Zielscheibe zu finden – Gott. Nicht selten hört man daher: «Ich hasse Gott!», wenn Trauernde versuchen, nach einem plötzlichen Todesfall die Bruchstücke ihres Lebens wieder zusammenzufügen.

Lassen Sie uns einige Interventionen anschauen, mit denen man Trauernden nach einem plötzlichen Todesfall helfen kann. Tatsächlich handelt es sich in solchen Fällen oft um echte «Kriseninterventionen», sodass die dafür geltenden Grundsätze hier völlig angebracht sind. Historisch interessant ist, dass man über Kriseninterventionen eigentlich erst zu schreiben begann, nachdem Lindemann (1944) von seiner trauertherapeutischen Arbeit mit den Überlebenden des verheerenden Großbrandes im Bostoner Nachtclub «Coconut Grove» mit mindestens 490 Toten berichtet hatte.

Kriseninterventionen setzen häufig schon am Schauplatz der Krise ein, in vielen Fällen im Krankenhaus. Wichtig ist, dass man von sich aus die Initiative ergreift und entschlossen seine Hilfe anbietet. Nicht immer können Menschen, die von dem Geschehen noch wie betäubt sind, von sich aus um Hilfe bitten. Werden sie gefragt: «Brauchen Sie Hilfe?», antworten viele von ihnen vielleicht ablehnend. Besser ist es, gleich betont konstruktiv zu beginnen und das Hilfsangebot als gegebene Tatsache zu formulieren: «Meine Aufgabe ist es, Menschen nach einem schweren Verlust beizustehen, und ich bin hier, um mit Ihnen zu sprechen. Als Erstes müssen wir aber wohl ein paar Anrufe tätigen ...» Die eigene Ich-Stärke zur Verfügung zu stellen, kann kurzfristig sehr hilfreich sein, auf lange Sicht steht jedoch die Stärkung der Kompetenzerwartung der Betroffenen und die Überwindung regressiver Tendenzen auf der Prioritätenliste ganz oben.

Helfen Sie den Trauernden, den Verlust zu realisieren. Dafür gibt es mehrere Möglichkeiten. Eine besteht darin, den Trauernden die Chance zu geben, die Toten zu sehen und bewusst von ihnen Abschied zu nehmen. Da es den Trauerprozess befördert und es den Trauernden einfacher macht, den Tod als Realität zu akzeptieren, sollten Sie dies in jedem Fall vorschlagen. Ich habe oft beobachtet, dass es eine heilsame Erfahrung ist, und empfehle deshalb, allen Hinterbliebenen die Möglichkeit zu geben, den würdig aufgebahrten Leichnam noch einmal zu sehen, auch wenn ein schwerer Verkehrsunfall oder eine andere Gewalteinwirkung den Tod verursacht hat. Ist die Leiche entstellt, sollte man dies den Angehörigen allerdings unbedingt vorher sagen. Aber auch in solchen Fällen kann der Anblick der Leiche dazu beitragen, dass den Trauernden die Realität des Verlusts bewusst wird, was zur Traueraufgabe I gehört. Ich habe mehrfach von Menschen gehört, dass sie die Leiche nach einem Unfall nicht gesehen haben und dies noch Jahre später zutiefst bedauerten. Die Akzeptanz des Verlusts kann man zusätzlich fördern, indem man konsequent darauf achtet, dass das Hauptaugenmerk der

Hinterbliebenen auf den Tod (den Verlust) und nicht auf die näheren Umstände des Unfalls oder gar die Schuldfrage gerichtet bleibt.

Eine andere Intervention, mit der man Trauernde an die Realität des Verlusts heranführen kann, ist die Verwendung des Wortes «tot», z. B.: «Jenny ist tot. Wen möchten Sie von ihrem Tod benachrichtigen?» Mit solchen Formulierungen unterstreicht man die Realität des Verlusts und gibt zugleich Hilfestellung bei der Bewältigung der zu erledigenden Formalitäten.

Es ist auch nützlich, sich im Krankenhaus gut auszukennen, sodass man die Angehörigen zu einem ruhigen Raum führen kann, wo sie sich abseits der Hektik der Unfallstation zurückziehen können. Überhaupt sollte man alles Menschenmögliche tun, um den äußeren Rahmen möglichst angenehm zu gestalten.

Versuchen Sie nicht, Ihr eigenes Gefühl der Hilflosigkeit damit zu überspielen, dass Sie irgendwelche Plattitüden von sich geben. Leider hören wir gelegentlich im Krankenhaus noch immer Bemerkungen wie: «Aber Sie haben ja noch Ihren Mann», oder: «Aber Sie haben ja noch Ihre Kinder.» Solche Phrasen mögen gut gemeint sein, werden jedoch zu Recht von den Trauernden nicht als tröstlich empfunden. Sagt man ihnen: «Es wird alles wieder gut», macht man schlicht zu große Versprechungen. Sagt man stattdessen: «Sie werden es überstehen», so ist das keine Plattitüde, sondern eine wahre Aussage, und mitunter kann man damit jemanden in einer solchen Krise tatsächlich ein wenig trösten.

Weisen Sie am Ende des Gesprächs auf, wie es weitergehen kann, z. B. mit einer Beratung bei Ihnen oder mit der Inanspruchnahme anderer Angebote. Mancherorts gibt es spezielle Selbsthilfegruppen für Trauernde, die eine wichtige Bezugsperson durch eine Gewalttat verloren haben. Wichtig ist, dass Sie über alle Angebote in Ihrer Region informiert sind, um entsprechende Empfehlungen an die Betroffenen weitergeben zu können.

Immer, wenn es um plötzliche Todesfälle geht, sollte man auch die Möglichkeit eines Traumas erwägen. Gewaltsame Todesursachen wie Morde können sowohl Trauma- als auch Trauerreaktionen hervorrufen. Die wichtigsten Merkmale eines Traumas sind intrusive Bilder, Vermeidungsverhalten und Übererregung, wie man sie z. B. bei jemandem beobachten kann, der die Fehlzündung eines Autos hört und den Knall für einen Gewehrschuss hält. Nach dem heutigen Kenntnisstand empfiehlt es sich, erst die posttraumatischen Belastungssymptome zu behandeln und sich dann der Trauerarbeit zuzuwenden (Parkes, 1993; Rando, 1993). Rynearson, der auf dem Gebiet der Forschung über die Trauer nach Morden Pionierarbeit geleistet hat, und McCreery (1993) stellen fest:

> Desintegrative Effekte traumatischer Bilder und des Vermeidens bestimmter Gedanken, Affekte und Verhaltensweisen beeinträchtigen die eher introspektiven und reflektiven Vorgänge bei der Auseinandersetzung mit einem schmerzlichen Verlust. Zwar zielt die Therapie letztlich darauf ab, dass der Verlust und die Notwendigkeit, sich an ihn anzupassen, als Realität anerkannt werden ... Vordringlich sollte die Behandlung jedoch darin bestehen, die intrusiven und auf Vermeidung ausgerichteten Reaktionen zu lindern (S. 260).

Für Menschen, bei denen eine Posttraumatische Belastungsstörung diagnostiziert wurde, gibt es spezifische Interventionen wie das EMDR (Solomon & Rando, 2007). In jedem Fall sollte man sich zu Beginn der Behandlung darauf konzentrieren, die Trauernden zu unterstützen und ihre psychische Stabilität wiederherzustellen, anstatt gleich die verschiedenen Mediatoren der Trauer wie ambivalente Beziehungen und Schuldfragen anzugehen.

Plötzlicher Kindstod

Eine Sonderform des plötzlichen Todesfalls, auf die wir etwas ausführlicher eingehen sollten, ist der plötzliche Kindstod, auch bekannt unter der englischen Abkürzung SIDS (Sudden Infant Death Syndrome), der allein in den USA jährlich sieben- bis zehntausend Säuglinge (Jungen häufiger als Mädchen) meist im ersten Lebensjahr und am häufigsten zwischen dem zweiten und sechsten Lebensmonat trifft. Die Ursachen sind bis heute nicht vollständig geklärt. Dennoch gibt es bestimmte Risikofaktoren und auch Empfehlungen an die Eltern zur Prävention des plötzlichen Kindstods (Task Force on Sudden Infant Death Syndrome, 2005). Eltern, deren Säugling durch den plötzlichen Kindstod ums Leben kam, sind oft der Meinung, das Kind sei erstickt oder habe eine vorher nicht erkannte Krankheit gehabt.

Mehrere Faktoren erschweren die Trauer nach einem plötzlichen Kindstod. Erstens tritt er ohne Vorwarnung bei Säuglingen ein, die bis dahin vollkommen gesund erschienen. Die Eltern haben also keinerlei Chance, sich auf den Verlust vorzubereiten, wie dies z. B. bei Kindern der Fall ist, die an einer unheilbaren Krankheit sterben. Zweitens liegt keine eindeutige Ursache vor, was zu beträchtlichen Schuldgefühlen und Schuldzuweisungen Anlass geben kann. Ständig steht die Frage im Raum: «Warum ist das Baby gestorben?» Angesichts mangelnder eindeutiger Informationen kann rasch der Verdacht aufkommen, die Eltern hätten irgendetwas falsch gemacht. Bei den Eltern wiederum kann die fehlende Erklärung zu einer nicht enden wollenden Suche nach den Gründen führen. Das gesteigerte Forschungsinteresse an bestimmten Risikofaktoren (wie z. B. der Einnahme bestimmter Substanzen in der Schwangerschaft) kann die Schuldgefühle der Eltern weiter schüren (Gaines & Kandall, 1992).

Als dritter erschwerender Faktor kommen behördliche Ermittlungen hinzu, denn bei jedem plötzlichen Kindstod wird die Polizei eingeschaltet, die prüfen muss, ob ein Tötungsverbrechen vorliegt. Viele Betroffene berichten von unsensiblen Befragungen, ja vereinzelt sogar von Inhaftierungen. Da Fälle von Misshandlung und Vernachlässigung kleiner Kindern immer mehr ins öffentliche Bewusstsein dringen, müssen Eltern plötzlich verstorbener Kinder jedoch in erhöhtem Maße damit rechnen, in Verdacht zu geraten und Gegenstand behördlicher Ermittlungen zu werden, was die ohnehin schon belastende Situation noch schlimmer macht.

Ein anderes Problem liegt in der Auswirkung auf die *Geschwister*. Nicht selten haben ältere Geschwister Ressentiments gegen die Ankunft eines weiteren Babys in der Familie. Wenn das Kleine dann wenige Monate nach der Geburt stirbt, kann das zu heftigen Schuldgefühlen führen. Eine Studie stellte bei 4- bis 11-jährigen Geschwistern zwei Jahre nach dem plötzlichen Kindstod ein überdurchschnittliches Vorkommen von Depression, Aggression und sozialem Rückzug fest (Hutton & Bradley, 1994).

Auch das Risiko, dass die Ehe zerbricht, ist nach einem plötzlichen Kindstod überdurchschnittlich hoch. Nach dem Tod des Babys bauen sich Spannungen auf; manche Paare verzichten auf sexuelle Beziehungen, weil sie fürchten, dass es wieder zu einer Schwangerschaft kommt und sich die schreckliche Erfahrung wiederholen könnten. Die Frau glaubt manchmal, dass ihrem Mann der Tod des Kindes nicht so nahe geht, weil er nicht mit ihr weint. Sie erkennt nicht, dass er vielleicht deshalb nicht weint, weil er seine Frau nicht zusätzlich beunruhigen möchte oder weil es ihm unangenehm ist zu weinen. Solche und andere Missverständnisse können eine Beziehung so stark belasten, dass am Ende unter dem übergroßen Druck überhaupt keine Kommunikation mehr möglich ist. Zu der Traurigkeit kommt außerdem in vielen Fällen Wut hinzu. Ein Vater, dessen Kind im Alter von zwei Monaten plötzlich gestorben war, sagte mir: «Ich hatte ihm in meinem Leben einen riesigen Platz eingeräumt – und nach zwei Monaten hat er mich einfach verlassen.» Anfangs hatte er wegen dieser Empfindungen Schuldgefühle; die Beratung half ihm zu verstehen, dass seine Reaktion ganz normal war.

Überhaupt können wir einiges tun, um den Betroffenen zu helfen, mit einem so schmerzlichen Verlust besser zurechtzukommen. Viel hängt schon einmal davon ab, wie die Eltern im Krankenhaus behandelt werden. Ein plötzlich verstorbener Säugling wird in der Regel auf schnellstem Wege ins Krankenhaus gebracht, wo er dann für tot erklärt wird. Die Art und Weise, wie man den Eltern diese Mitteilung macht, beeinflusst, wie sie den Verlust weiter verarbeiten. Eine sensible

Intervention seitens des Personals wäre es außerdem, den Eltern freizustellen, noch eine Zeitlang bei ihrem toten Kind zu bleiben. Das kann extrem wichtig sein, weil die Eltern häufig die Nähe zu ihrem toten Kind suchen, es halten und zu ihm sprechen wollen. Bei den Mitarbeiterinnen und Mitarbeitern von Krankenhäusern gibt es zu diesem Vorgehen unterschiedliche Meinungen. Meines Erachtens ist es aber sehr wichtig, den Eltern diese Option zu geben. Mehrfach haben Eltern, die noch einige Zeit mit ihrem toten Kind verbrachten, später berichtet, dass es ihnen geholfen habe, diese schwierige Zeit durchzustehen.

Zweitens kann die Wichtigkeit einer Einwilligung zur Autopsie gar nicht oft genug betont werden. Die Autopsie bedeutet ein Stück Realitätsprinzip, kann doch nur sie Aufschluss darüber geben, was wirklich geschehen oder nicht geschehen ist. Morgan und Goering (1978) schlagen vor, in diesem Zusammenhang eher von einer «Untersuchung nach dem Tod» als von einer «Autopsie» zu sprechen, um den Eltern die Scheu vor dem Fachbegriff zu nehmen. Ein Grund für die Verweigerung der Einwilligung können Schuldgefühle sein. In jedem Fall sollte man triftige Argumente dagegen halten: Die Autopsie ist die letzte Gelegenheit, möglichst viel über den Gesundheitszustand des Kindes und die Todesursache zu erfahren. Der Tod ist leichter zu akzeptieren, wenn wir wissen, dass er unvermeidlich war. Und schließlich ist die Kenntnis der genauen Todesursache für die Regelung versicherungstechnischer und rechtlicher Angelegenheiten oft unentbehrlich. Die Einwilligung zur Autopsie wird wahrscheinlich eher gegeben, wenn die Person, die mit den Eltern darüber spricht, von deren Wichtigkeit überzeugt ist. Man sollte die Eltern nicht drängen oder gar unter Druck setzen, sondern sie so taktvoll wie möglich dazu ermutigen, der Autopsie zuzustimmen.

Sehr wichtig ist auch, dass eine Ärztin oder ein Arzt die Angehörigen über den plötzlichen Kindstod informiert und mögliche Fragen beantwortet. Ebenso wichtig sind erste Informationen über den Trauerprozess, damit sie nicht Angst bekommen, den Verstand zu verlieren oder in niemals enden wollender Verzweiflung zu versinken. Auch die Geschwister und ihre Gedanken und Gefühle sollten berücksichtigt werden. Das kann im Rahmen einer Familientherapie, aber auch durch eine aufmerksame Beobachtung ihres Verhaltens geschehen. Oft stellen sich bei den Geschwistern Schlafstörungen oder schulische Probleme ein.

Zum Schluss noch der Hinweis, dass man die Eltern auch hinsichtlich künftiger Schwangerschaften beraten kann. Eltern, die einen Säugling durch plötzlichen Kindstod verloren haben, scheuen oft davor zurück, ein weiteres Kind zu bekommen. Außerdem ist zu bedenken, dass es durch die Todesumstände, das Alter des Kindes und der Plötzlichkeit seines Todes mit großer Wahrscheinlichkeit zu einem Leugnungsverhalten kommt. Viele Eltern haben das Bedürfnis, am Zimmer des verstorbenen Kindes nichts zu verändern, ihm weiterhin täglich sein Bad vorzubereiten und mit den gewohnten Verrichtungen solange fortzufahren, wie sie brauchen, um schrittweise Traueraufgabe I zu bewältigen – also als Realität anzuerkennen, dass das Kind tot ist und nicht mehr wiederkehren wird.

Die Beratung sollte sich über einen längeren Zeitraum erstrecken, weil es für die betroffenen Eltern sehr schwierig ist, alle Informationen auf einmal aufzunehmen, und sich im Laufe der Zeit neuer Gesprächsbedarf entwickeln kann. Ein wichtiger Bestandteil der Beratung ist meines Erachtens, dass man die Betroffenen ermutigt, mit anderen Paaren oder Familien zu sprechen, die ein ähnliches Trauma erlitten haben. Selbsthilfegruppen sind hier besonders nützlich. Das Gespräch mit anderen Betroffenen fördert die Erkenntnis, dass die Eltern am Tod ihres Babys nicht schuld sind und es nichts gab, was sie hätten tun können, um ihn zu verhindern. (Oft hört man von Eltern, deren Kind in der Nacht gestorben ist: «Wenn ich doch bloß wach gewesen wäre!») Die Vermittlung des Kontakts zu einer örtlichen Selbsthilfegruppe sollte auf der Prioritätenliste ganz oben stehen.

Fehlgeburten

Die statistischen Angaben darüber, wie viele Schwangerschaften mit einer Fehlgeburt enden, variieren; realistische Schätzungen liegen bei einem Fünftel bis zu einem Drittel. Trotz des relativ häufigen Vorkommens ist leider noch immer ungewiss, ob die betroffenen Eltern nach einer Fehlgeburt von ihrem familiären und sozialen Umfeld Unterstützung bekommen. Der bei einer Fehlgeburt erlebte Verlust wird allzu oft sozial negiert. Hinzu kommt, dass die Schwangerschaft in vielen Fällen noch nicht allgemein bekannt war und es den betroffenen Frauen peinlich sein kann, von sich aus zu erwähnen, dass sie ein Kind verloren haben. In einer Kultur, die das Glück der Mutterschaft betont, kann sie soziale Isolation empfinden, was die Verarbeitung der Trauer nicht gerade einfacher macht (Frost & Condon, 1996). Dieses und andere typische Erlebnisse erschweren den Trauerprozess.

Hat eine Frau eine Fehlgeburt, ist man zunächst vor allem um ihre Gesundheit besorgt. Die Tragweite des dabei erlittenen Verlusts wird oft erst später erkannt. Auch im medizinischen Umfeld wird seine Bedeutung eher heruntergespielt. Ist die Frau zum ersten Mal schwanger gewesen, beschäftigt sie verständlicherweise die Frage, ob sie überhaupt ein gesundes Kind zur Welt bringen kann. Ärztinnen und Ärzte antworten oft bereitwillig auf solche Fragen, halten sich dabei jedoch vorwiegend an Statistiken, mit deren Hilfe sie einer Patientin vorrechnen, mit welcher Wahrscheinlichkeit für eine Frau ihres Alters und ihres Gesundheitszustands Aussicht auf einen guten Verlauf einer künftigen Schwangerschaft besteht. Diese Informationen können der Frau durchaus eine Hilfe sein, doch dürfen Ärztinnen und Ärzte nicht verkennen, dass ihre Patientin einen bedeutsamen Verlust erlitten hat. Sie sollten nicht versuchen, diesen Verlust zu verschleiern oder herunterzuspielen, indem sie die Möglichkeit künftiger Schwangerschaften in den Mittelpunkt des Gespräches rücken. Sicherlich ist die Frage nach künftigen Schwangerschaften für die Frau wichtig. Leider kommt es jedoch häufig vor, dass Ärztinnen und Ärzte ausschließlich diesen Punkt hervorheben und das Thema Fehlgeburt vermeiden, weil es ihnen selbst unangenehm ist.

Ein weiteres großes Problem der Frauen sind ihre Selbstvorwürfe. In dem Bedürfnis, einen «Schuldigen» zu finden, richten sie die in ihnen aufsteigende Wut oft gegen sich selbst: War das Joggen schuld? Das Tanzen? Eine andere körperliche Betätigung? Viele Frauen entscheiden sich heute dafür, zunächst die eigenen Karriereziele zu verfolgen und die Familienphase auf später zu verschieben. Unter solchen Umständen eine Fehlgeburt zu erleiden kann die Selbstvorwürfe und die Auswirkungen des Verlusts verstärken. Auch ihren Männern können die betroffenen Frauen einen Teil der Schuld zuweisen. «Hätte mein Mann nicht unbedingt Sex haben wollen, wäre das nicht passiert», sagte eine Patientin, kurz nachdem sie eine Fehlgeburt erlitten hatte. Zu Zielscheiben der weiblichen Wut werden die Männer auch deshalb, weil die Frauen den Eindruck haben, dass sie nicht dasselbe empfinden wie sie. Die Männer wiederum fühlen sich angesichts einer Fehlgeburt oft schrecklich ohnmächtig, und ihr Bedürfnis, trotzdem nach außen hin stark zu erscheinen und ihren Frauen beizustehen, könnte von diesen als Mangel an Betroffenheit missdeutet werden.

Aus diesem Gefühl der Hilflosigkeit heraus finden viele Männer Verbündete in den – oft männlichen – Ärzten, die vor allem betonen, dass bei dem Paar aus medizinischer Sicht nichts einer baldigen neuen Schwangerschaft im Wege steht. Das mag den Männern den Rücken stärken und «aus medizinischer Sicht» ja auch durchaus realistisch sein, ist aber aller Wahrscheinlichkeit nach nicht das, was die Frauen zu dem Zeitpunkt hören möchten. Wie bei anderen schmerzlichen Verlusten ist es auch in dieser Situation sehr wichtig, dass alle Beteiligten offen und ehrlich über ihre Gefühle sprechen können.

Entsprechende Studien zeigen, dass sowohl Männer als auch Frauen nach einer Fehlgeburt trauern. Allgemein lässt sich sagen: Je länger die Schwangerschaft bestand, desto intensiver ist die Trauer – dies gilt insbesondere für den Vater. Auch die jeweilige Bindung spielt eine Rolle (Robinson, Baker & Nackerud, 1999). Männer und Frauen betrauern den verlorenen Traum von einer innerlich bereits in schönen Farben ausgemalten Zukunft. Die Frau hat in der Regel eine stärkere

Bindung an den Fötus; Ultraschallbilder können jedoch auch bei dem Vater zu einer ersten Bindung führen (Beutel, Deckardt, von Rad & Weiner, 1995).

Da es bei einer Fehlgeburt um den Tod eines menschlichen Wesens geht, kommt der Trauerarbeit große Bedeutung zu. Geteilte Meinungen gibt es in der Frage, ob es dem Trauerprozess förderlich ist, wenn die Eltern den Fötus sehen. Ich habe mit mehreren Eltern gesprochen, die den Fötus auf ihren eigenen Wunsch hin sahen und berichteten, es habe ihnen sehr dabei geholfen, die Realität des Verlusts zu akzeptieren und besser mit ihren Gefühlen umgehen zu können. «Erst als ich es gesehen habe, konnte ich begreifen, dass es tatsächlich gestorben war», sagte eine Frau, die erreicht hatte, den Fötus sehen zu dürfen. Nur so habe sie von ihrem ungeborenen Kind innerlich wirklich Abschied nehmen können, und das habe ihr bei der späteren Trauerarbeit sehr geholfen.

Wie bei allen schmerzlichen Verlusten besteht nach einer Fehlgeburt – ebenso wie nach einem Schwangerschaftsabbruch – bei den Beteiligten ein starkes Bedürfnis, über den erlittenen Verlust zu sprechen. Das familiäre und soziale Umfeld reagiert auf diesen Wunsch leider oft abwehrend. Angehörige und Freunde signalisieren, dass es ihnen unangenehm ist, über dieses Thema zu sprechen – ein Verhalten, das den betroffenen Eltern die Trauer sehr erschweren kann. Die Trauerberatung oder -therapie kann hier einspringen und wird in solchen Fällen zunächst einmal die Aufgabe haben, einen geschützten, verständnisvollen Raum zu schaffen, in dem die Beteiligten das Erlebte ebenso wie ihre damit in Verbindung stehenden Gefühle offen schildern und so nach und nach verarbeiten können.

Gibt es noch andere Kinder in der Familie, entsteht das Problem, wie man ihnen von dem Tod des ungeborenen kleinen Geschwisters erzählen soll. Im Allgemeinen empfiehlt es sich, mit den älteren Kindern so offen wie möglich von der Fehlgeburt zu berichten und ihnen die Gelegenheit zu geben, über ihre Gedanken und Gefühle zu sprechen. Auch sie müssen die Chance haben, ihr noch vor der Geburt gestorbenes kleines Geschwister zu betrauern.

Leider gibt es bei einer Fehlgeburt noch keine etablierten Trauerrituale. Mit ein wenig Fantasie lassen sich eigene Rituale entwickeln, die helfen können, den Verlust greifbar zu machen und die Trauer zum Ausdruck zu bringen. Man kann die Eltern ermutigen, dem Fötus einen Namen zu geben, eine Art Gedenkfeier für ihn zu halten, eine Kerze anzuzünden und ihm all das zu sagen, was sie ihm noch mitgeben möchten, einen Baum zu pflanzen, die eigenen Hoffnungen und Träume für das kleine Kind in einem Gedicht in Worte zu fassen oder ihm einen ganz persönlichen Brief zu schreiben (Brier, 1999).

Totgeburten

Was für Fehlgeburten gilt, trifft weitgehend auch auf Totgeburten zu. Am meisten hilft man den Eltern, wenn man anerkennt, dass sie einen schweren Verlust erlitten haben und den Tod eines geliebten Menschen verkraften müssen.

Versuchen Sie nicht, diesen Verlust mit einem optimistischen Ausblick in die Zukunft mit anderen Schwangerschaften und anderen Kinder kleinzureden. Die Eltern wollen nicht *irgendein* Kind, sie wollten *dieses* Kind. Und es wäre auch gar nicht unbedingt förderlich, sofort eine neue Schwangerschaft zu planen. Raten Sie den betroffenen Eltern, damit ruhig noch ein wenig zu warten, bis die Trauerarbeit für das verstorbene Kind weitgehend abgeschlossen ist.

Wichtig ist, mit beiden Partnern zu sprechen. Auch Väter müssen trauern, und sie tun es, auch wenn gelegentlich das Gegenteil behauptet wird. Manche weinen, wenn sie allein mit dem Auto unterwegs sind. Manche gehen allein zum Grab. Obgleich die Rolle der Väter sich in unserer Gesellschaft wandelt und sie sich fürsorglicher und emotional freier zeigen können, lastet noch immer ein Druck auf den Männern, jederzeit stark zu sein und in Zeiten einer Krise weniger Emotionen zu zeigen (O'Neill, 1998). Studien belegen, dass eine Totgeburt am besten verarbeitet werden kann, wenn beide Eltern ähnliche Bewältigungsstile haben und offen kommunizieren können (Feely & Gottlieb, 1988–1989). In der Trauerberatung oder –therapie sollten sie viel Raum dafür bekommen, über ihre Gefühle, insbesondere über ihre Angst und ihre Schuldgefühle, sprechen zu können. Vorherrschend sind häufig die Angst vor dem ungewissen Verlauf zukünftiger Schwangerschaften, die Angst vor negativen Auswirkungen des Verlusts auf die Paarbeziehung sowie die Angst, als Elternteil versagt zu haben. Schuldgefühle können zu Schuldzuweisungen oder Selbstvorwürfen führen. Gehen sie diesen Tendenzen und den daraus folgenden Konsequenzen auf die Selbstachtung ausführlich nach.

Schauen Sie sich gemeinsam mit den Eltern an, welche Fantasien sich bei ihnen mit dem jetzt verstorbenen Kind verbunden haben. Das schließt auch die Bedeutung der Schwangerschaft ein. War sie geplant, von beiden Elternteilen gewünscht oder von ambivalenten Gefühlen begleitet? War sie durch eine medizinische Behandlung bei unerfülltem Kinderwunsch zustande gekommen? War es eine besonders frühe oder eine besonders späte Schwangerschaft? War das Kind missgebildet, haben die Eltern zwei Verluste zu betrauern: den Verlust des Kindes, dass sie sich erträumt hatten, und den Verlust des Kindes, das tatsächlich bei der Geburt gestorben ist.

Helfen Sie den Eltern, den Verlust als Realität zu begreifen, indem Sie sie dazu ermutigen, gemeinsamen Entscheidungen über den Verbleib des toten Kindes zu treffen, dem Baby einen Namen zu geben und Rituale wie eine Beerdigung oder eine Gedenkfeier zu planen. Ein kleines Schatzkästchen mit Gegenständen, die mit dem Baby zusammenhängen, mit Ultraschallbildern, aber durchaus auch mit Fotos des toten Kindes, der Geburtsurkunde, einem Fußabdruck, einer Haarlocke, dem Armband mit dem Namen sowie Karten und Briefen von Angehörigen und Freunden kann ebenfalls dazu beitragen, den Verlust real zu machen und Trauerrituale zu ermöglichen. Der Autopsiebericht kann der Realitätsprüfung hinsichtlich der Todesursache dienen und den Eltern Gelegenheit geben, Fragen zu stellen und beantwortet zu bekommen.

Die Sinnfindung ist ein wichtiger Teil des Trauerprozesses (siehe Traueraufgabe III). Nach dem Tod eines Babys kommt ihr besondere Bedeutung zu. «Warum nur? Warum?», lautet der universelle Aufschrei aller trauernden Eltern. Wir können ihnen bei der Suche nach einer Antwort helfen – auch wenn dabei herauskommen kann, dass es keine Antwort gibt.

Auf keinen Fall sollten Sie die Geschwister vergessen. Der Tod bei der Geburt ist für die Kinder zu Hause ein unsichtbarer Tod. Weil sie nicht dabei waren, erscheint ihnen der Verlust irreal – ein Effekt, der verstärkt wird, wenn die Eltern nicht offen über den Verlust sprechen. Wie ein Kind den Verlust versteht, hängt natürlich von seiner jeweiligen kognitiven und emotionalen Entwicklung ab. Ein unzureichendes Verständnis, gepaart mit magischem Denken, kann zu Schuldgefühlen oder Angst vor der Sterblichkeit der Eltern führen. Das Kind kann um seine eigene Sicherheit besorgt und hinsichtlich seiner Bedeutung für die Eltern verunsichert sein. Den Eltern wiederum kann es schwerfallen, ihren Kindern beizustehen, weil es ihnen selbst sehr schlecht geht. Ein vierjähriger Junge, dessen Bruder tot geboren wurde, sagte zu seiner Mutter: «Sei nicht traurig, Mama. Ich bin doch dein lebender Junge» (Valsanen, 1998, S. 170). Die größte Unterstützung erfährt das Kind, wenn man seine Trauer erkennt und anerkennt, seine Fragen anhört und ihm ehrlich darauf antwortet (Wilson, 2001).

Bei einer Totgeburt trauert die Familie ebenso sehr um das, was hätte sein können, wie um das, was sie verloren hat. Auch die Großeltern haben einen Verlust erlitten und sollten in die Beratung eingeschlossen werden. Die Vermittlung an eine Selbsthilfegruppe ist in vielen Fällen sinnvoll. Gibt es bisher in Ihrer Gegend keine solche Gruppe, können Sie sie ins Leben rufen. Vereinbaren Sie parallel weitere Beratungstermine mit den betroffenen Eltern und anderen Angehörigen. Am Massachusetts General Hospital haben wir ein sehr gutes Programm zur Beratung von Eltern nach Totgeburten entwickelt; Details dazu finden Sie bei Reilly-Smorawski, Armstrong und Catlin (2002).

Allen, die Frauen pränatal beraten, die zuvor schon einmal eine Totgeburt hatten, gibt Peterson (1994) gute Hinweise.

Schwangerschaftsabbrüche

Viele Menschen meinen, einen Schwangerschaftsabbruch würden die Betroffenen auf die leichte Schulter nehmen. Diese Einstellung grenzt an Arroganz. Während meiner Tätigkeit in einer universitären Beratungsstelle hatte ich immer wieder mit Frauen zu tun, die einen Schwangerschaftsabbruch hinter sich hatten und nicht erkannten, dass die damit zusammenhängende unbewältigte Trauer hinter dem Problem steckte, das ihnen aktuell zu schaffen machte. Das kommt u.a. daher, dass ein Schwangerschaftsabbruch zu den unangenehmen Erfahrungen gehört, die man am liebsten rasch vergessen würde. Oberflächlich gesehen ist er ja auch zunächst mit einem Gefühl der Erleichterung verbunden, und dennoch handelt es sich um einen Verlust, der sich, wenn er nicht ausreichend betrauert wird, sich später irgendwann bemerkbar macht.

Ein typisches Beispiel für diese Art der verzögerten Trauer ist Maria, die 27-jährige Teilnehmerin einer wöchentlichen Therapiegruppe. Eines Tages kam sie ganz traurig und verstört zur Gruppensitzung. Eine Freundin und Kollegin von ihr hatte nach sechs Monaten Schwangerschaft ihr Kind verloren. Maria war darüber sehr unglücklich und die Gruppe tat alles, um sie zu trösten und zu unterstützen. Bei der nächsten Sitzung in der darauffolgenden Woche brachte sie dasselbe Problem erneut zur Sprache und wieder stand ihr die Gruppe bei. Als dies fünf oder sechs Wochen so weiterging, fragte ich mich, ob Maria auf diesen Vorfall nicht übermäßig stark reagierte, und schöpfte den Verdacht, dass es in ihrem Leben ein nicht ausreichend betrauertes Ereignis ähnlicher Natur gegeben haben könnte. Als ich vorsichtig nachfragte, stellte sich heraus, dass meine Vermutung zutraf. Vor drei Jahren war Maria schwanger geworden, hatte die Schwangerschaft aber abgebrochen und versucht, das alles ganz schnell wieder zu vergessen. Da sie zu dem Vater des Kindes nur eine sehr kurze Beziehung gehabt hatte, sagte sie ihm nichts davon, und wegen ihrer katholischen Erziehung verschwieg sie es auch ihren Eltern. Auf diese Weise erfuhr sie keinerlei emotionale Unterstützung. Durch den Versuch, das Ganze so schnell wie möglich zu vergessen, brachte sie sich um den notwendigen Trauerprozess. Dass es nötig war, den Verlust zu betrauern, war ihr damals nicht klar gewesen, erst anlässlich der Fehlgeburt ihrer Freundin und Kollegin kam es ihr zu Bewusstsein. Mit der Unterstützung der Therapiegruppe konnte Maria nun ihre damalige Trauer zulassen und den Verlust verarbeiten.

Mit der Trauer um eine abgebrochene Schwangerschaft lässt sich besser umgehen, wenn die betroffene Frau schon vor dem Eingriff umfassender beraten wird und sie die Chance erhält, ambivalenten Gefühle nachzugehen, verschiedene Optionen abzuwägen und emotionale Unterstützung zu erfahren. Die meisten Frauen, die eine Schwangerschaft abbrechen wollen, tun dies überstürzt und erhalten wegen des mit einem Schwangerschaftsabbruch verbundenen Stigmas und Schamgefühls oftmals keine oder nur wenig emotionale Unterstützung.

Wünschenswert ist deshalb auch immer eine Beratung nach dem Abbruch, doch werden viele Frauen in dieser Hinsicht nicht von sich aus aktiv. In unserer Gesellschaft wird der Schwangerschaftsabbruch nach wie vor sozial negiert. Ihn als Tod anzusehen, der einer angemessenen Trauerarbeit bedarf, kann starke Schuldgefühle wachrufen. Die Trauer kann auch erst sehr viel später hochkommen, z. B. wenn die Frau in die Wechseljahre kommt oder wenn sie erfährt, dass sie keine Kinder mehr bekommen kann (Joy, 1985). Eine solche Trauer manifestiert sich oft in Wut oder Schuldgefühlen, die zur Selbststrafe durch Depression führen können. Die langfristigen Folgen eines Schwangerschaftsabbruchs sollten deshalb Teil einer nachfolgenden Behandlung sein (Broen, Moum, Bodtker & Ekeberg, 2004).

Speckhard und Rue (1993) geben einige wichtige Hinweise für die Beratung nach einem Schwangerschaftsabbruch:

> Stimmt eine Frau zu, dass es hilfreich sein kann, über ihren Schwangerschaftsabbruch (oder mehrere Schwangerschaftsabbrüche) zu sprechen, sollte man sie bitten zu erzählen, wie sie schwanger geworden ist, wann sie es das erste Mal selbst gespürt (und nicht nur durch eine ärztliche Untersuchung erfahren) hat, welche Gedanken und Gefühle sie für den sich entwickelten Embryo hatte, ob sie ihn personifiziert und mit irgendwelchen Anzeichen einer ersten Bindung (z. B. als «mein Baby») an ihn gedacht hat und wie sie zu der Entscheidung gekommen ist, die Schwangerschaft abzubrechen. Diese Fragenfolge ist sehr gut dazu geeignet, den dualen Gedankenprozess von Bindung und Leugnung der Bindung an das ungeborene Kind freizulegen (S. 23).

Minderjährige Mädchen kommen seltener nach einem Schwangerschaftsabbruch zur Beratung, obgleich es für sie noch schwieriger ist, emotionale Unterstützung zu finden. Die Eltern sind in der Regel wütend, weil sie schwanger geworden sind, die Geschwister werfen ihnen möglicherweise vor, ihr

Kind getötet zu haben. Auch an ihre gleichaltrigen Freundinnen und Freunde können sie sich oft nicht wenden, weil Schwangerschaften in jungen Jahren mit einem besonderen Stigma behaftet sind. In einer Studie im Raum Chicago stellte

Horowitz (1978) fest, dass viele der von ihr angesprochenen Teenager über ihre Schwangerschaftsabbrüche und die damit verbundenen Gefühle nicht sprechen mochten. Manche Teenager versuchen, ihre Trauer nach einem Schwangerschaftsabbruch durch eine alsbaldige neue Schwangerschaft zu bekämpfen. Die Gründe dafür werden oft im Unbewussten gesucht. Horowitz und ihr Team (1978) kamen jedoch zu dem Schluss, dass viele junge Frauen *bewusst* wieder schwanger werden, um so mit ihren Gefühlen hinsichtlich des früheren Schwangerschaftsabbruchs fertig zu werden (Horowitz, 1978). Zu versuchen, den Abbruch zu vergessen, heißt, dessen Bedeutung herunterzuspielen. Ich glaube jedoch nicht, dass sie auf Dauer heruntergespielt werden kann, und halte eine entsprechende Trauerarbeit für unbedingt erforderlich.

Antizipatorische Trauer

Mit antizipatorischer Trauer ist eine Trauer schon *vor* dem Eintreten des zu erwartenden Verlusts gemeint. Insofern unterscheidet sie sich von allen anderen bisher besprochenen Arten der Trauer, die reaktiv auf einen bereits eingetretenen Verlust folgen. Viele Todesfälle sind jedoch vorhersehbar, sodass es in der Phase zwischen erster Gewissheit und tatsächlichem Todesfall bereits zu den üblichen Trauerreaktionen kommen kann. Dabei können ganz bestimmte Probleme auftreten, die spezieller Interventionen bedürfen. Während plötzliche Todesfälle oft überaus traumatisch wirken, kann eine sich über lange Zeit hinziehende Sterbephase Groll erzeugen, der irgendwann zu Schuldgefühlen führt.
Der Begriff «antizipatorische Trauer» wurde schon vor einiger Zeit von Lindemann (1944) geprägt, der beobachtet hatte, dass bei manchen Hinterbliebenen die zu erwartenden Trauerreaktion ausblieb, weil sie offenbar schon vor dem tatsächlichen Verlust alle Phasen der normalen Trauer durchlaufen und sich aus den emotionalen Bindungen an die gestorbene Person gelöst hatten. Weiterentwickelt wurde der Begriff von dem Psychiater Knight Aldrich in seinem einflussreichen Aufsatz «The Dying Patient's Grief» (1963).

Eine der ersten Fragen, die sich in diesem Zusammenhang stellen, lautet: «Erleichtert die antizipatorische Trauer die Situation nach dem Verlust?» Das heißt: Kommen Menschen, die vor dem Verlust schon getrauert haben, danach mit der veränderten Situation besser zurecht und trauern sie weniger lang als Menschen, die erst mit dem Todesfall zu trauern beginnen? Manche Ergebnisse, vor allem aus den Studien von Parkes (1975), scheinen darauf hinzudeuten, dass es Menschen, die auf den bevorstehenden Verlust gefasst waren, bei einer Befragung 13 Monate nach dem Todesfall besser ging als Trauernden, die keinerlei Vorwarnung hatten. Allerdings kommen nicht alle Studien zu demselben Schluss. Hogan, Morse und Tason (1996) stellen fest, dass antizipatorische Trauer den Trauerprozess nicht erleichtert oder verkürzt. Die Datenlage ist also nicht eindeutig. Auch bei diesem Aspekt gilt es zu berücksichtigen, dass Trauer immer multifaktoriell ist und es, wie in Kapitel 3 erklärt, viele Mediatoren gibt, die sie beeinflussen. Einer dieser Mediatoren ist die Vorwarnung, die Gelegenheit zu antizipatorischer Trauer gibt. Gleichzeitig sind jedoch noch viele andere Mediatoren wirksam. Bloß eine einzige Variable zu betrachten, hieße die Dinge zu stark zu vereinfachen.

Vom klinischen Standpunkt aus gesehen ist es wichtig, sich mit dem Phänomen der antizipatorischen Trauer auszukennen, um bei einem zu erwartenden Todesfall allen Beteiligten bestmöglich helfen zu können (Rando, 2000).

In einer solchen Situation beginnt der Trauerprozess früh, sodass sich auch die bereits beschriebenen Traueraufgaben zum Teil etwas anders stellen. Was Aufgabe I betrifft, kann die oder der Trauernde bereits vorab eine gewisse Akzeptanz des bevorstehenden Todes einer schwer kranken Person entwickeln. In den allermeisten Fällen wechseln jedoch das Bewusstsein für die Unabwendbarkeit des Todes und das Leugnen der Tatsache, dass es tatsächlich so kommen wird, einander ab. Von allen Traueraufgaben wird Aufgabe I durch die antizipatorische Trauer vielleicht am meisten erleichtert, vor allem wenn der Zustand der todkranken Person sich über längere Zeit sichtlich verschlechtert.

Mit ansehen zu müssen, wie es mit ihr immer weiter bergab geht, macht die Realität und Unabwendbarkeit des Todes immer deutlicher. Ich habe allerdings auch schon gesehen, dass Menschen entgegen aller Anzeichen die Hoffnung auf eine Genesung nicht aufgaben und die Möglichkeit des Todes umso heftiger leugneten.

Im Hinblick auf Traueraufgabe II können mit dem antizipierten Verlust Gefühle einhergehen, die wir sonst aus der Trauer nach einem Todesfall kennen. So kann es in dieser Phase häufig zu wachsenden Angstgefühlen kommen. Im Kapitel 3 haben wir ausführlich über die Trennungsangst gesprochen, woher sie kommt und was sie bedeuten kann. Bei vielen Menschen nimmt die Angst mit der Länge der antizipatorischen Trauer und der Nähe des zu erwartenden Todes immer rascher zu. Aldrich (1963) vergleicht dies mit der Unsicherheit einer Mutter, die dem ersten Schultag ihres Kindes entgegen bangt und deren Besorgnis kurz vor dem Schulbeginn größer ist als ein paar Wochen vorher.

Zu den Problemen der Trennungsangst kommt hinzu, dass unter diesen Umständen die existenzielle Angst durch das gesteigerte Bewusstsein der eigenen Sterblichkeit verschärft wird (Worden, 1976). Wenn man sieht, wie sich der

Zustand eines an einer unheilbaren Krankheit leidenden Menschen immer mehr verschlechtert, kann man nicht umhin, sich mit dem Vorgang zu identifizieren und daran zu denken, dass einem selbst irgendwann vielleicht das gleiche Schicksal bevorsteht. Sind es gar die eigenen Eltern, die man gebrechlich werden und immer mehr verfallen sieht, wird einem bewusst, dass man dabei ist, eine Generation weiter zu rücken und bald zu denen gehören wird, die als nächste dem Tod entgegenblicken müssen.

Ein interessantes Phänomen ergibt sich im Zusammenhang mit Aufgabe III, der Anpassung an eine veränderte Welt, in der die verstorbene Person fehlt. Sieht jemand das Ende der kranken Partnerin oder des kranken Partners nahen, probt er in Gedanken oft schon verschiedene neue Rollen, indem er sich z. B. fragt: «Wie werde ich das mit den Kindern schaffen?», «Wo werde ich wohnen?» oder: «Wie werde ich ohne sie/ihn zurechtkommen?» In seiner Studie über Chirurgiepatientinnen und -patienten nennt Janis (1958) dies «Sorgenarbeit» und stellt fest, dass diejenigen, die sich dieser «Arbeit» bereits vor dem chirurgischen Eingriff stellen, mit den späteren Folgen besser zurechtkommen. Das innere Erproben verschiedener Rollen ist normal und für die Gesamtbewältigung der zu erwartenden Situation sehr wichtig. Von den Mitmenschen allerdings kann es als sozial nicht akzeptables Verhalten betrachtet werden. Wenn jemand schon darüber spricht, was er nach dem Todesfall machen wird, empfinden andere das möglicherweise als unsensibel, verfrüht und geschmacklos. Beraterinnen und Berater können helfen, dieses Verhalten sowohl den Betroffenen selbst als auch ihrem Umfeld zu erklären. Die üblichen Floskeln wohlmeinender Zeitgenossinnen und -genossen wie: «Ach, machen Sie sich da mal keine Sorgen, das wird schon werden», sind jedenfalls wenig hilfreich und können den sehr wichtigen Prozess der «Sorgenarbeit» abwürgen.

Durch eine zu lange Phase der antizipatorischen Trauer kann unter Umständen das Problem entstehen, dass sich die trauernde Person emotional zu früh ablöst, was die Beziehung zu der sterbenden Person belasten kann. Michaels betagte Mutter z. B. war schon lange sterbenskrank und ihr Zustand verschlechterte sich zusehends. Er und die anderen Familienmitglieder rechneten mit ihrem Tod, verabschiedeten sich von ihr und trafen die entsprechenden Vorkehrungen. Aber die Mutter lebte weiter, wenn auch weiterhin jederzeit mit ihrem Tod zu rechnen war. Eines Tages bekundete Michael in der therapeutischen Sitzung, innerlich völlig zerrissen zu sein und große Schuldgefühle zu haben, weil er für sich und seine Familie einen Winterurlaub buchen wollte, wie sie ihn seit Jahren immer um diese Zeit machten. Diesmal hatte er jedoch das Gefühl, nicht planen zu können, solange die Mutter noch lebte. Unter diesen Umständen wünschte Michael ihren raschen Tod herbei – und fühlte sich deshalb sehr schuldig. Das ist keine ungewöhnliche Situation, besonders wenn die todkranke Person viel Pflege braucht und ihr Zustand sehr ernst ist. Weisman und Hackett (1961) sprechen in diesem Zusammenhang von einem Rückzug der Angehörigen und merken an, dass bestimmte Verhaltensweisen wie das Herunterlassen der Jalousien, das Sprechen im Flüsterton usw. dem kranken Menschen Kapitulation und Verlassenwerden signalisieren können.

Aber es gibt auch das entgegengesetzte Verhalten, dass die Angehörigen emotional zu nah an die sterbende Person heranrücken und ihr nicht genug Raum lassen. Oftmals wollen sie dadurch Schuld- und Verlustgefühlen vorbeugen und neigen manchmal auch zu übertriebenen Forderungen an das medizinische und pflegerische Personal. Dies trifft insbesondere dann zu, wenn versucht wird, ambivalente Gefühle für die sterbende Person und die damit verbundenen Schuldgefühle in Schach zu halten. Die Angehörigen werden überfürsorglich oder verlangen unübliche Behandlungsverfahren, was nicht nur für die kranke Person selbst, sondern auch für das ärztliche Personal problematisch werden kann.

Eine Frau, deren todkranker Mann als Privatpatient im Krankenhaus lag, wollte ihn um jeden Preis am Leben erhalten und ging dabei selbst nach konservativster medizinischer Auffassung bis zum Äußersten. Für die an seiner Behandlung und Pflege beteiligten Personen sah es so aus, als hinge sie so sehr an ihrem Mann, dass sie ihn deshalb unter keinen Umständen verlieren wollte. Man brauchte aber nur ein wenig an der Oberfläche zu kratzen und schon zeigte sich, dass die Frau zu ihrem Mann eine extrem ambivalente Beziehung hatte und die starke Zwiespältigkeit ihrer Gefühle durch extreme Überfürsorglichkeit zu kompensieren versuchte.

Die Zeit vor einem absehbaren Todesfall lässt sich sehr gut nutzen, indem man die sterbende Person und ihre Angehörigen dazu ermuntert, bislang Unerledigtes zu klären. Damit ist nicht nur die Regelung des Nachlasses gemeint. Viel wichtiger sind die unerledigten zwischenmenschlichen Dinge. Nicht nur die sterbende Person kann ruhiger sein, wenn sie zum Ausdruck bringen kann, was ihr am Herzen liegt, bisher aber ungesagt blieb. Auch die Angehörigen können ihr gegenüber in Worte fassen, was sie an ihr schätzen und wo sie ihnen Enttäuschungen bereitet hat. Sie haben eine letzte Chance, ihr all das zu sagen, was sie ihr sagen möchten, ehe sie für immer von ihnen geht. Wenn es Beraterinnen und Beratern gelingt, Sterbende und ihre Angehörigen zu einer solchen Kommunikation zu bewegen, kann die Zeit vor dem Tod für alle Beteiligten eine sehr positive Dimension gewinnen. Mit allem, was in dieser Situation ausgesprochen wurde, brauchen sich die Trauernden anschließend nicht mehr lange zu befassen. Das Bedauern darüber, zu Lebzeiten der verstorbenen Person etwas nicht gesagt zu haben, solange dazu noch die Gelegenheit war, wird gegenstandslos. Falls Sie also zu todkranken Patientinnen und Patienten und deren Familien Kontakt haben, sollten Sie ihnen helfen, sich klarzumachen, dass die schwere Zeit des Sterbeprozesses ihnen auch die Chance bietet, Dinge zu klären, die sie gern klären möchten, ehe es zu spät ist. Oft brauchen die Betroffenen dazu von außen Erlaubnis und Ermutigung; meiner Erfahrung nach kommt es eher selten vor, dass sie eine solche Aussprache von sich aus initiieren.

Doch nicht nur die Angehörigen, auch die Sterbenden selbst können antizipatorische Trauer verspüren, auch wenn sie für sie eine deutlich andere Bedeutung hat. Die Angehörigen verlieren «nur» den einen geliebten Menschen, die Sterbenden dagegen haben häufig noch viele Bindungen an wichtige Bezugspersonen und werden diese alle auf einmal verlieren. Die Antizipation dieses Verlusts kann niederschmetternd wirken; sehr oft ziehen sich todkranke Patientinnen und Patienten in sich zurück und drehen das Gesicht zur Wand, um mit der erschütternden Erkenntnis fertig zu werden. Beraterinnen und Berater können dieses Verhalten sowohl den Betroffenen, die damit womöglich selbst Probleme haben, als auch den Angehörigen und anderen Bezugspersonen erklären.

Auf einen anderen Punkt sollten wir noch eingehen, ehe wir diesen Abschnitt über die antizipatorische Trauer beenden, nämlich die Rolle von Selbsthilfegruppen. Vor allem eine Gruppe antizipatorisch Trauernder belastet die Situation ganz besonders und ist mit so großem Leid verbunden, dass die Trauernden sehr viel Beistand brauchen: Eltern, die wissen, dass ihr unheilbar erkranktes Kind bald sterben wird. Ein Kind zu verlieren gehört zu den schlimmsten menschlichen Erfahrungen. Kinder sollten nicht vor ihren Eltern sterben – ihr Tod widerspricht vollkommen dem als natürlich empfundenen Lauf der Dinge. Dies und eine Vielzahl anderer niederschmetternder Erfahrungen wie eine lange Reihe medizinischer Untersuchungen und letztlich fruchtloser Behandlungsversuche sind für alle Beteiligten – nicht nur für die Eltern, sondern auch für die betroffenen Kinder – außerordentlich belastend (Davies, Gudmundsdottir, Worden, Orloff, Sumner & Brenner, 2004).

Für Eltern todkranker Kinder gibt es vielerorts Selbsthilfegruppen und andere unterstützende Einrichtungen wie Kinderhospize, die dabei helfen können, die antizipatorische Trauer zu bewältigen. Viele Eltern, die an solchen Gruppen teilnahmen, berichteten, es habe ihnen sehr geholfen, sich über ihre Gefühle mit anderen Eltern auszutauschen, die das Gleiche durchmachten wie sie. Es half ihnen auch, mit den Belastungen für ihre eigene Beziehung besser umzugehen und manche Schwierigkeiten im Umgang mit ihren anderen Kindern zu überwinden, zumal viele das schlechte Gewissen quälte, über die intensive Aufmerksamkeit, die sie dem sterbenden Kind schenkten, die Geschwisterkinder zu vernachlässigen.

Im Adressteil am Ende dieses Buches finden Sie Anlaufstellen für die Suche nach örtlichen Selbsthilfegruppen.

Aids

Die erste Auflage dieses Buches erschien etwa zu der Zeit, als die HIV/Aids-Pandemie begann. In den letzten 25 Jahren hat die Zahl der an Aids erkrankten und verstorbenen Menschen stetig zugenommen. Zwei wichtige Veränderungen sind jedoch festzuhalten:

Erstens ist inzwischen ein sehr viel breiteres Segment der Gesellschaft von der Infektion mit dem HIV-Virus betroffen. Galt Aids in den Anfangsjahren oft als Krankheit homosexueller Männer, leben heute immer mehr Frauen, Kinder und heterosexuelle Männer mit der Krankheit oder sind an ihr gestorben. Gleichzeitig gibt es eine wachsende Anzahl von Kindern, deren Eltern HIV-positiv sind, Aids haben oder daran gestorben sind (Rotheram-Borus, Weiss, Alber & Lester, 2005). Aronson (1995) schildert ein effektives, schulbasiertes Programm zur Beratung und Behandlung solcher Kinder.

Zweitens sind in den 1990er Jahren neue Wirkstoffe und Wirkstoffkombinationen entwickelt worden, die das Leben von Menschen mit HIV-Infektion und Aids deutlich verlängern können. Aids hat damit eher den Charakter einer chronischen Erkrankung bekommen. Diese Entwicklung hat durchaus zwei Seiten (Demmer, 2000). Kam eine Aids-Erkrankung früher einem unausweichlichen Todesurteil gleich, kann es heute längere Phasen der Besserung geben, die den Erkrankten und ihren Angehörigen Hoffnung machen. Der wenig voraussagbare Verlauf wirft jedoch neue Fragen auf, z. B.: «Kehre ich zur Arbeit zurück oder bleibe ich behindert?», «Werde ich so lange leben, bis ein wirkliches Heilmittel gefunden ist?» Für viele, wenn nicht gar für die meisten, fällt das Damoklesschwert dann doch irgendwann und hinterlässt einen neuen Kreis von Trauernden, die für die zusätzlich geschenkte Lebenszeit dankbar sind, aber einen noch tieferen Schmerz empfinden, weil ihre Hoffnungen schließlich doch zunichte gemacht wurden.

Zum Jahrtausendwechsel waren allein in den USA eine halbe Million Menschen an den Folgen von Aids gestorben. Jeder von ihnen lässt Angehörige und Freunde mit den Folgen einer sehr spezifischen Verlusterfahrung zurück. Angehörige von Menschen, die an Aids verstorben sind, sind eine Gruppe von Trauernden, zu deren Beratung und Therapie es noch wenig Erfahrung gibt und die

die Fachwelt vor ganz besondere Herausforderungen stellt. Tatsachen, wie dass die Erkrankung durch ein übertragbares Virus hervorgerufen wird, dass sie bis heute nicht heilbar ist, dass sie mit einem sozialen Stigma verbunden ist und zu einem sehr langwierigen Krankheitsverlauf führt, beeinflussen das Trauerverhalten der Hinterbliebenen. Einige der Merkmale, die den Trauerprozess nach einem Todesfall durch Aids prägen, wollen wir uns deshalb in den folgenden Abschnitten etwas näher anschauen.

Ansteckung

Da Aids durch Körperflüssigkeiten übertragen wird, können die Sexualpartnerinnen und -partner der verstorbenen Person Angst um ihre eigene Gesundheit haben. Körperliche Begleiterscheinungen eines normalen Trauerprozesses, wie Müdigkeit, Schlafprobleme oder Kopfschmerzen, werden von ihnen leicht als Symptome einer beginnenden Aids-Erkrankung interpretiert. Eine wichtige Aufgabe von Beraterinnen und Beratern besteht folglich darin, die Trauernden über den Trauerprozess und seine Begleiterscheinungen aufzuklären, damit sie diese nicht als Aids-Symptome fehlinterpretieren. Angstgefühle lassen sich auf diese Weise erfahrungsgemäß deutlich reduzieren.

Ist die trauernde Person HIV-positiv, kann das Bewusstsein für die eigene Verletzlichkeit und die Angst vor dem Ausbruch der Krankheit von heftigen Wutgefühlen für die verstorbene Person begleitet sein. Ein Betroffener sagte mir: «Ich komme mir vor wie eine wandelnde Zeitbombe.» Ein Teil der gefühlten Verletzlichkeit ist real und nicht neurotisch. Zu der Frage, wie der Stress durch die Verlusterfahrung sich auf das möglicherweise durch das Virus schon angegriffene Immunsystem der trauernden Person auswirkt, gibt es erste Forschungsarbeiten (Kemeny, Weiner, Taylor, Schneider, Visscher & Fahey, 1994).

Ein weiterer mit der Ansteckungsgefahr zusammenhängender Faktor sind Schuldgefühle. Manche Trauernden fühlen sich für die Übertragung des Virus an ihre Partnerin oder ihren Partner oder für Verhaltensweisen, die die Wahrscheinlichkeit einer Ansteckung erhöhten, zutiefst schuldig. Diese Schuldgefühle müssen angesprochen und evaluiert werden. Das Thema der Ansteckung spielt auch eine Rolle, wenn die trauernde Person eine neue Beziehung aufbauen möchte. Einige Menschen lehnen Beziehungen zu Personen, deren Partnerin oder Partner an Aids gestorben ist, grundsätzlich ab. In anderen Fällen haben die Trauernden selbst Vorbehalte, neue Beziehungen einzugehen.

Stigma

Ein durch Aids verursachter Tod kann zu den bereits erwähnten Todesfällen gehören, über die nicht gern gesprochen wird. Wegen des mit Aids noch immer verbundenen Stigmas, das oft stärker sein kann als bei Suizid (Houck, 2007), fürchten einige Trauernde, dass sie zurückgewiesen oder verurteilt werden, wenn die Todesursache bekannt wird. Manche verschweigen aus diesem Grund die Aids-Erkrankung der verstorbenen Person und geben Krebs oder eine andere, «gesellschaftsfähigere» Todesursache an. Das mag sie zwar davon befreien, in die «Aids-Schublade» gesteckt zu werden, fordert aber seinen Preis, weil die Angst vor einer Enthüllung der Wahrheit durchaus belastend sein und Schuldgefühle und Wut auslösen kann. Diese negativen Gefühle lassen sich deutlich lindern, indem man den Trauernden hilft, mit dem Stigma umzugehen, und sie dabei unterstützt, die wahren Todesumstände in angemessener Weise nach außen zu tragen.

Mangel an sozialer Unterstützung

Weil Aids mit einem Stigma behaftet ist und in unserer Gesellschaft Trauer in erster Linie Verwandten zugestanden wird, haben viele Trauernde, die zu der verstorbenen Person keine traditionelle Beziehung hatten, Schwierigkeiten damit, das Verständnis und die Unterstützung zu bekommen, die sie nach dem Tod einer nahe stehenden Person so dringend brauchen. Dabei kann soziale Unterstützung nach einem Verlust durch Aids Depressionen nachgewiesenermaßen lindern (Ingram, Jones & Smith, 2001). Einer meiner Klienten wurde von seiner Mutter, die von der Beziehung ihres Sohnes zu seinem Lebenspartner nichts wusste, nach dessen Tod gefragt: «Wieso bist du so traurig? Er war doch nur dein Mitbewohner.» Wird eine Beziehung sozial nicht akzeptiert, ist es auch weniger wahrscheinlich, dass sie vom Gesetz und vom persönlichen Umfeld anerkannt wird. So kann die Familie der verstorbenen Person deren Lebenspartnerin oder Lebenspartner z. B. von der Planung und Teilnahme an den Trauerfeierlichkeiten ausschließen; auch von der Erbschaft oder sonstigen Regelung des Nachlasses kann er/sie ausgeschlossen sein.

Folta und Deck (1976) treffen zum Trauerprozess in nicht-traditionellen Beziehungen eine wichtige Feststellung:

> All diese Studien zeigen, dass Trauer ein normales Phänomen ist, bei dem die Intensität der Gefühle von der emotionalen Nähe zu der verstorbenen Person abhängt, lassen Freundschaften und Lebenspartnerschaften aber außen vor. Im Grunde wird also unter-

stellt, dass emotionale Nähe nur zwischen Eheleuten oder direkten Verwandten existiert (S. 239).

Eine Gruppe von Trauernden, die das mit Aids verbundene Stigma besonders hart trifft, sind Familien, die gleichzeitig von der Erkrankung und dem Lebensstil eines Familienmitglieds erfahren. Das Stigma kann solche Angst auslösen, dass es in der Beziehung zu einer starken Entfremdung kommt. Ein Elternpaar aus dem mittleren Westen der USA erfuhr erst kurz vor dessen Tod von der Erkrankung und dem Lebensstil ihres Sohnes. Aus Angst vor Ablehnung erzählten sie im Familien- und Freundeskreis, ihr Sohn sei bei einem Autounfall ums Leben gekommen. Die Verstellung ging mehrere Monate weiter, bis der innere Konflikt sie schließlich dazu brachte, doch die Wahrheit über den Tod des Sohnes zu sagen. Zu ihrer großen Überraschung wurden sie daraufhin gar nicht abgelehnt, sondern erlebten im Gegenteil eine Welle der Hilfsbereitschaft und des Mitgefühls.

Selbsthilfegruppen für Aidskranke und deren Freunde und Angehörige können hilfreiche emotionale Unterstützung geben (Monahan, 1994; Sikkema, Hansen & Ghebremichael, 2006). Im Adressteil am Ende dieses Buches finden sich entsprechende Anlaufstellen.

Viel zu früher Tod

Viele der Menschen, die an Aids sterben, sind zwischen 20 und 35 Jahre alt. Ihr Tod führt deshalb zu Reaktionen, wie wir sie von anderen verfrühten Todesfällen kennen, z. B. von Eltern, die ihre Kinder verlieren. Im persönlichen Umfeld herrscht durch den Todesfall oft ein erhöhtes Bewusstsein für die eigene Sterblichkeit, das mit Angstsymptomen verbunden sein kann (Worden, 1975). Viele Betroffene kommen in einem Alter, in dem man üblicherweise mit solchen Problemen noch nicht konfrontiert wird, unmittelbar mit dem Tod in Berührung.

Multiple Verluste

Viele Homosexuelle haben mehrere zentrale Bezugspersonen durch Aids verloren. Wie bereits mehrfach erwähnt, können multiple Verluste zu einer «Trauer-Überbelastung» führen, den Trauerprozess blockieren oder sich in diversen somatischen Symptomen äußern. Bei einer in New York durchgeführten Studie stieg die Anzahl der Symptome mit der Anzahl der an Aids gestorbenen Bezugspersonen; in besonderem Maße galt dies für HIV-positive Männer (Martin & Dean,

1993). Neuere Studien in Kalifornien konnten nur einen geringen Zusammenhang zwischen der Anzahl der Verluste und der Häufigkeit depressiver Symptome nachweisen; möglicherweise ist der Tod von Freunden und Partnern in der homosexuellen Szene fast «normal» geworden (Cherney & Verhey, 1996; Folkman, Chesney, Collette, Boccellari & Cooke, 1996; Summers et al., 1995). Multiple Verluste werden jedoch mit Trauersymptomen wie ständiger gedanklicher Beschäftigung mit der verstorbenen Person und Suchverhalten in Beziehung gebracht (Neugebauer, Rabkin, Williams, Remien, Goetz & Gorman, 1992) – eine Tatsache, die sich Beraterinnen und Berater vergegenwärtigen und in ihre spezifischen Interventionen einbeziehen sollten.

Multiple Verluste können zu massiver Trauer führen und Schuldgefühle verursachen, wie sie für Überlebende von Katastrophen typisch sind (Blechner, 1993; Boykin, 1991).

Erschwerend kommt außerdem hinzu, dass bei multiplen Verlusten nicht immer klar ist, um wen man gerade trauert, da die Verlustgefühle sich tendenziell vermischen können. Gelegentlich kann ein aktueller Verlust Trauergefühle auslösen, die mit einem früheren, bedeutsameren Verlust zusammenhängen. In der Beratung ist deshalb eine besondere Flexibilität erforderlich (Nord, 1996).

Menschen, die multiple Verluste erleiden, können zögern, sich anderen mitzuteilen, und sich isoliert fühlen, weil sie das Gefühl haben, andere wollten nichts von ihren Gefühlen wissen. Selbsthilfegruppen können hier besonders hilfreich sein. Andererseits gibt es Betroffene, die nicht an solchen Gruppen teilnehmen wollen, weil sie Angst haben, dass es innerhalb der Gruppe zu weiteren Todesfällen kommen kann.

Schließlich kann die Verarbeitung multipler Verluste auch für die Fachleute, die mit Aidskranken arbeiten, zum Problem werden. Ein Berater aus San Francisco sagte: «Am Ende kam ich in meinem beruflichen und privaten Leben an einen Punkt, an dem ich keinen weiteren Tod mehr verkraftet hätte. Die schreckliche Häufung der Todesfälle war einfach zu viel für mich» (Bell, 1988). Menschen, die Aidskranke betreuen, müssen Gelegenheit haben, ihre Trauer zum Ausdruck zu bringen, und sollten stets darauf achten, mit lebensbejahenden Aktivitäten im Kontakt zu bleiben, um ein Burn-out-Syndrom zu vermeiden.

Langwierige Krankheit und körperliche Entstellung

Das HI-Virus schwächt das Immunsystem, sodass der Organismus für so genannte opportunistische Infektionen sehr viel anfälliger wird. Viele dieser Infektionen können zu einer fortschreitenden Verschlechterung der psychischen und physischen Gesundheit führen. Damit einher geht ein Rückgang der psychischen und physischen Fähigkeiten. Wirkten sie zuvor auch noch so jugendlich und attraktiv, in der akuten Phase können Aidskranke aussehen wie Internierte eines Todeslagers. Das erschreckt manche so, dass es ihnen schwer fällt, den Kontakt zu ihnen zu halten. In meiner Berufspraxis hatte ich mehrfach mit Trauernden zu tun, die große Schuldgefühle hatten, weil sie nicht dabei waren, als die aidskranke Person schließlich starb. Anderen, die ausgeharrt hatten, fiel es äußerst schwer, sich von der Erinnerung an den Anblick und das Leid der verstorbenen Person zu lösen. Meiner Erfahrung nach hilft es diesen Menschen sehr, wenn man ihnen erklärt, dass diese Reaktion völlig normal ist und sie mit der Zeit zu einem ausgewogeneren Verhältnis guter und schlechter Erinnerungen finden werden.

Neurologische Komplikationen

Ein weiteres häufiges Merkmal von Aids sind neurologische Störungen. So zeigte sich bei Autopsien bei bis zu 80 Prozent der verstorbenen Aidskranken eine Schädigung des zentralen Nervensystems. Manchmal kommt es dadurch nur zu kleinen, kaum wahrnehmbaren Verhaltensänderungen, öfter sind schwerwiegendere Beeinträchtigungen zu verzeichnen, was von der jeweils von dem Virus in Mitleidenschaft gezogenen Hirnregion abhängig ist. Die Verschlechterung mentaler Funktionen erinnert an die Symptomatik der Alzheimer-Krankheit. Bei einer fortschreitenden Demenz verlieren Angehörige und Freunde die Person, die sie kannten und liebten, schon vor deren eigentlichem Tod, was, ähnlich wie bei der Alzheimer-Krankheit, frühe Trauerreaktionen auslösen kann (McKeough, 1995).

Aus heutiger Sicht ist damit zu rechnen, dass Aids auch weiterhin ein größeres Segment der Gesellschaft betreffen wird. In der Trauerberatung und -therapie müssen wir uns daher darauf gefasst machen, in den kommenden Jahren noch mehr Trauernde zu sehen, die ihnen nahe stehende Menschen durch Aids verloren haben.

8 Trauer im Familiensystem

Bislang haben wir uns hauptsächlich mit den Trauerreaktionen Einzelner und ihrer Beziehung zu der verstorbenen Person befasst. Die meisten Todesfälle ereignen sich jedoch in einem familiären Kontext, weshalb wir uns auch mit den Auswirkungen eines Todesfalls auf das gesamte Familiensystem beschäftigen müssen.

In den meisten Familien besteht ein gewisses homöostatisches Gleichgewicht. Der Verlust eines bedeutsamen Mitglieds innerhalb des Systems kann diese Homöostase so nachhaltig stören, dass die Familie enormen Leidensdruck verspürt und Hilfe sucht. Nach Aussage des bekannten Familientherapeuten Murray Bowen (1978) ist die möglichst genaue Kenntnis der gesamten Familienstruktur, der Rollen der verstorbenen Person in der Familie sowie des allgemeinen Anpassungsgrads der Familie für alle, die der Familie vor, bei oder nach einem Todesfall helfen wollen, wesentlich.

Zu den spezifischen Faktoren, die den Trauerprozess der Familie prägen und das Ausmaß familiärer Störungen beeinflussen, gehören die jeweilige Phase im Lebenszyklus der Familie, die Rollen der verstorbenen Person in der Familie, die relevanten Muster gegenseitiger Zuneigung und Kommunikation sowie soziokulturelle Faktoren (Davies, Spinetta, Martinson & Kulemkamp, 1986; Vess, Moreland & Schwebel, 1985–1986; Walsh & McGoldrick, 1991).

Mir geht es hier darum zu erklären, wie die familiäre Dynamik den Trauerprozess behindern kann. An eine wissenschaftliche Abhandlung über das Thema Familientherapie ist dabei nicht gedacht. Gewisse Kenntnisse über die Grundlagen und Anwendungsweisen dieser Therapie werden vorausgesetzt.

Dem Konzept der Familientherapie liegt die Auffassung zugrunde, dass die Familie eine Interaktionseinheit ist, in der alle Mitglieder einander wechselseitig beeinflussen. Diesem Konzept zufolge genügt es nicht, jedes Individuum mit seiner Trauer und seiner Beziehung zu der verstorbenen Person einzeln zu behandeln, ohne diese zum gesamten Familiennetzwerk in Bezug zu setzen. Die Charakteristika jedes einzelnen Familienmitglieds prägen den Charakter des

Familiensystems, doch ist dieses System immer mehr als die Summe der Charakteristika seiner Mitglieder. Deshalb verdienen die Trauerreaktionen einer Familie auch unabhängig von denen ihrer einzelnen Mitglieder eine Würdigung (Rosen, 1990). Ein Grund dafür, neben der individuellen Trauer auch die familiäre Trauer zu betrachten, ist die Herausbildung von Mythen innerhalb der Familie. Diese Mythen wirken als Verteidigungsmechanismen für den Einzelnen und geben der Familie als Ganzes Definition und Identität. Darüber hinaus steht jede Verwandlung, die nach dem Tod eines Familienmitglieds auftritt, symbolisch für den Tod der Familie selbst, wobei das Herausschälen einer neuen aus der alten Familie zur primären Aufgabe wird (Greaves, 1983).

Familien sind in unterschiedlichem Maße fähig, Gefühle zu zeigen und zu ertragen. Wird der offene Ausdruck von Gefühlen nicht toleriert, kann es zur Herausbildung problematischer, z. B. aggressiver oder sozial auffälliger Verhaltensweisen kommen, die als so genannte Traueräquivalente fungieren. Familien, die ihre Trauer am effektivsten bewältigen, lassen offene Gespräche über das verstorbene Familienmitglied zu, während es eher «geschlossenen» Familien nicht nur am freien Gedankenaustausch mangelt; Mitglieder, die sich äußern wollen, werden darüber hinaus häufig auch durch entsprechende Kommentare explizit oder implizit zum Schweigen aufgefordert. Funktionale Familien verarbeiten mit größerer Wahrscheinlichkeit die mit dem Tod zusammenhängenden Gefühle und akzeptieren eher das damit verbundene Bewusstsein für die eigene Sterblichkeit (Davies et al., 1986).

Ein wichtiges Argument für einen familiensystemischen Ansatz ist, dass unbewältigte Trauer nicht nur ein Schlüsselfaktor der Familienpathologie ist, sondern auch an der Herausbildung pathologischer Beziehungen quer durch die Generationen beteiligt sein kann (Gajdos, 2002). Walsh und McGoldrick (1991) weisen darauf hin, dass Erfahrungen von aufgeschobener Trauer in der Herkunftsfamilie den Umgang mit Gefühlen des Verlusts und der Trennung in der aktuellen Familienkonstellation erschweren können. Reilly (1978) beschäftigte sich mit diesem Phänomen im Zusammenhang mit dem Missbrauch von Drogen und vertritt die Ansicht, dass die Eltern von Jugendlichen, die Drogen nehmen, ihre ambivalenten Bindungen an ihre eigenen Eltern nie hinlänglich betrauert oder aufgelöst haben. Folglich neigen sie dazu, ihre Konflikte mit Verlust und Verlassenheit auf ihre jetzigen Familien zu projizieren. Um den Generationen übergreifenden Einfluss von Konflikten besser einschätzen zu können, rät Bowen (1978), gleich anfangs eine umfassende Familiengeschichte über mindestens zwei Generationen zu erheben.

Bei der Betrachtung der Trauer im Kontext familiärer Systeme sind wenigstens drei Hauptbereiche zu berücksichtigen: Der erste betrifft die funktionale Position oder Rolle, die das verstorbene Mitglied in der Familie innehatte. Wie wir wissen, können Familienmitglieder sehr verschiedene Rollen übernehmen, z. B. die Rolle des Kränklichen, des Wertebestimmers, des Sündenbocks, des Fürsorglichen, des Sippenoberhaupts usw. Entsprechend seiner funktionalen Rolle und deren Bedeutung für das Gesamtsystem wird der Tod eines Mitglieds das funktionale Gleichgewicht einer Familie stören. Nach Bowen (1978) befindet sich die Familie in einem Zustand des Gleichgewichts und der Ruhe, solange jedes Mitglied seine Rolle einigermaßen effizient erfüllt. Durch das Hinzukommen oder den Verlust eines Familienmitgliedes entsteht jedoch tendenziell ein Ungleichgewicht. Durch einen Todesfall kann eine wichtige Rolle vakant werden, zu deren Übernahme dann vielleicht ein anderes Mitglied ausersehen wird.

Auch Kinder spielen wichtige Rollen in der Familie und ihr Tod bringt die betroffenen Familien aus dem Gleichgewicht. Ich betreute einen Jugendlichen, das jüngste von drei Kindern, bevor er an Leukämie starb. Er hatte zahlreiche Krankenhausaufenthalte über sich ergehen lassen müssen und war über längere Zeit sehr pflegebedürftig gewesen. Sein Bruder, das älteste Kind, hegte einen starken Groll gegen ihn. Nach seinem Tod ließ er nicht zu, dass die Eltern sein Zimmer ausräumten oder seine Sachen verstauten oder verschenkten. Wurden solche Pläne in der Familie besprochen, geriet er sofort in Wut – die Verwirklichung dieser Pläne hätte ihn zwangsläufig mit der Endgültigkeit des Verlusts und der unbewältigten Ambivalenz der Gefühle für seinen Bruder konfrontiert.

Die Mutter litt, weil sie mit dem toten Kind eine ungewöhnlich enge Beziehung verband. In einer Umkehrung der Abhängigkeitsverhältnisse lehnte sie sich an dieses Kind an, um ihr nachlassendes Selbstwertgefühl zu stärken, und wies dem Kind damit eine Rolle zu, die eigentlich dem Ehemann besser angestanden hätte. Der Mann wiederum, der seiner Frau nie viel Aufmerksamkeit geschenkt hatte, ging nach dem Todesfall noch weniger auf sie ein und weigerte sich, über seine Gefühle zu sprechen. Über immer länger werdende Phasen hinweg blieb er von zu Hause fort. Gut schien es überhaupt nur dem Kind in der mittleren Geschwisterposition zu gehen, einem Mädchen, das nicht mehr im Elternhaus lebte. Eine Einzelberatung der verschiedenen Mitglieder dieser Familie hätte sicherlich einige Erfolge zeitigen können, doch bin ich der Ansicht, dass drei oder vier einzelne Beraterinnen oder Berater nicht so viel erreicht hätten wie eine Familientherapie, die es erlaubt, die relevanten Konflikte und Problembereiche im Beisein aller durchzuarbeiten. Der Psychiater Norman Paul (1986) glaubt sogar, dass die auf ein Individuum und seine Therapeutin oder seinen Therapeuten beschränkte Trauerarbeit das Beziehungspotential innerhalb der Familie beschneiden kann.

In einer noch jungen Familie kann der Tod eines Elternteils weitreichende Folgen haben. «Nicht nur wird das emotionale Gleichgewicht gestört, es fällt auch zu einer Zeit, in der diese Funktionen gerade am wichtigsten sind, der Ernährer oder die Mutter aus» (Bowen, 1978, S. 328). Ein weiterer Todesfall mit weitreichenden Folgen ist der eines patriarchalischen Sippenoberhaupts, das lange Zeit die Funktion des Entscheiders ausgefüllt hatte. Eine Frau hatte einen Großvater, der die Familie mit eiserner Faust regierte. Binnen zwei Jahren nach seinem Tode waren ihre Eltern geschieden, mit dem Familienunternehmen ging es bergab und die Familienmitglieder hatten sich in alle Winde zerstreut. Allerdings dürfen wir auch nicht vergessen, dass viele Menschen in ihren Familien eher periphere Rollen innehaben. In gewissem Sinne könnte man hier von «neutralen» Familienmitgliedern sprechen, deren Tod das gegenwärtige oder künftige Gleichgewicht der Familie nicht ganz so gravierend beeinträchtigt.

Der zweite Hauptbereich betrifft die emotionale Integration der Familie. In einer gut integrierten Familie helfen die Mitglieder einander besser und ohne viel Beistand von außen, den Tod selbst eines für das gesamte System sehr bedeutsamen Familienmitglieds zu verarbeiten. In einer weniger gut integrierten Familie zeigt sich bei einem Todesfall insgesamt gesehen vielleicht nur eine minimale Trauerreaktion, doch reagieren einzelne Mitglieder unter Umständen später mit verschiedenen physischen oder emotionalen Symptomen oder sozial auffälligem Verhalten. Dies zu verstehen ist äußerst wichtig, denn dass man eine Familie nach einem Todesfall dazu bringt, ihre Gefühle zum Ausdruck zu bringen, schafft nicht unbedingt gleich auch ein höheres Maß an emotionaler Integration (McBride & Simms, 2001).

Weil der Ausdruck von Affekten im Trauerprozess so wichtig ist, müssen wir – und dies ist der dritte Hauptbereich – auch einschätzen, inwieweit eine Familie das Zeigen von Gefühlen fördert oder verhindert. Dazu muss man wissen, wel chen Wert die Familie Emotionen beimisst und wie sie es mit Kommunikationsmustern hält, die ihren Mitgliedern erlauben, Gefühle auszudrücken oder für sich zu behalten. Davies und sein Team (1986) stellten fest, dass in einigen weniger funktionalen Familien Traurigkeit mit bedenklicher psychischer Labilität gleichgesetzt wird, was sich in entsprechenden Kommentaren niederschlägt, z. B.: «Du hast jetzt genug geheult.» Zu ihren Ergebnissen zählte auch, dass in funktionaleren Familien der Vater in der Lage war, seine Trauer offen zu zeigen, anstatt seine Gefühle zu verstecken oder seinen Sohn dafür zu loben, bei der Beerdigung nicht geweint zu haben. Letztgenanntes Verhalten verstärkt die Rigidität der Geschlechterrollen – wiederum ein Charakteristikum weniger funktionaler Familien.

Da ein Todesfall die verschiedensten intensiven Gefühle auslösen kann, kommt dem Kontext, in dem diese Gefühle erfahren, benannt und durchgearbeitet werden können, große Bedeutung zu. Wenn in einer Familie die stillschweigende

Übereinkunft herrscht, dass man andere mit seinen Gefühlen besser nicht behelligt, sondern innere Regungen tunlichst unterdrückt, kann dies das einzelne Familienmitglied an einer angemessenen Bewältigung seiner Trauer hindern (Traylor, Hayslip, Kaminski & York, 2003).

Karen war das jüngste von fünf Geschwistern, als ihr Vater, ein gescheiterter Alkoholiker, in einem örtlichen Hotel tot aufgefunden wurde. Da er der Familie schon seit langem das Leben schwergemacht hatte, ließ diese ihn sofort einäschern und die Urne ohne jegliche Zeremonie anonym begraben. Karen wollte ihrem Vater irgendein Zeichen des Gedenkens setzen, doch in der Familie war niemand dafür, und als jüngstes Familienmitglied konnte sie sich nicht durchsetzen. Sie empfand das Ganze als schrecklich unwürdig und konnte sich in der Folge gedanklich von ihrem Vater nicht lösen. In einer Art pathologischer Identifikation, die sich in den Jahren darauf bei ihr entwickelte, hielt sie an ihm fest. In der Familie hieß es oft: «Du bist genau wie dein Vater.» Als junge Frau entwickelte Karen dann ein ernsthaftes Alkoholproblem, das, wie sich herausstellte, zumindest teilweise mit der pathologischen Identifikation mit ihrem Vater zusammenhing. Erst durch eine Trauertherapie wurde es ihr möglich, die Zusammenhänge zu durchschauen, von ihrem Vater endgültig Abschied zu nehmen, sich mit den übrigen Familienmitgliedern über seinen Tod auseinanderzusetzen und schließlich auch ihr Alkoholproblem zu lösen.

Wahrscheinlich hätte diese Familie die Notwendigkeit einer Familientherapie nicht eingesehen, denn sie glaubte (oder wollte glauben), der Tod des Vaters habe sie oder das Familiensystem nur wenig tangiert. Dieser Fall zeigt aber auch, dass man im Gespräch mit einer Familie nach einem Todesfall die Fantasien und Gefühle aller Familienmitglieder, auch der jüngeren, einbeziehen sollte.

Wie die in Kapitel 2 beschriebenen Traueraufgaben für Einzelpersonen gibt es auch Aufgaben, die Familien bewältigen müssen, um sich an den Verlust eines Familienmitglieds anzupassen: Der Verlust muss ebenso als Realität akzeptiert werden wie die jeweils einmaligen Trauererfahrungen jedes einzelnen Familienmitglieds. (Gesunde Familien können diese Unterschiede als Stärken begreifen). Die Familie muss sich reorganisieren und Rollen neu verteilen oder teilweise ganz fallenlassen und so das Gefühl von Chaos minimieren. Und schließlich müssen die Familienmitglieder in die «neue» Familie investieren und gleichzeitig ein Gefühl der Verbindung mit der verstorbenen Person bewahren (McBride & Simms, 2001; Walsh & McGoldrick, 1991). Eine offene und ehrliche Kommunikation sowie angemessene Rituale und Zeremonien können der Familie helfen, ihre Traueraufgaben zu erfüllen (Gilbert, 1996; Rotter, 2000).

Eine weitere Traueraufgabe für Familien besteht, wie wir durch die wichtige

Arbeit von Janice Nadeau wissen, in der gemeinsamen Sinnfindung. Die einzelnen Mitglieder der Familie haben jeweils andere Überzeugungen und ein eigenes Verständnis von dem erlittenen Verlust. Ein Austausch über diese individuellen Gedanken mit anderen Familienmitgliedern hilft der Familie, für das Erlebte gemeinsame Erklärungen zu finden. Wie die Familie als Ganzes den Verlust eines Familienmitgliedes bewertet, beeinflusst stark, wie sie trauert. Wird der Tod als lang erwartetes Ende quälender Schmerzen gesehen, trauert die Familie anders als nach einem Todesfall, der nach Ansicht aller viel zu früh kam und hätte verhindert werden sollen (Nadeau, 1998, 2001).

Die Forschung hat gezeigt, dass Familien, die den Verlust eines Mitglieds am besten bewältigen, kohäsiver sind, die individuellen Unterschiede zwischen den Familienmitgliedern besser tolerieren können, offener miteinander kommunizieren, sich über ihre Emotionen ehrlicher austauschen, innerhalb wie außerhalb der Familie leichter Unterstützung finden und Probleme aktiver angehen (Greef & Human, 2004; Kissane, McKenzie, McKenzie, Forbes, O'Neill & Bloch, 2003; Worden, 1996). Nicht alle diese Charakteristika können durch familientherapeutische Interventionen beeinflusst werden, bei vielen ist dies aber durchaus möglich. Kissane und Bloch (2002) haben die Effektivität von Interventionen bei einem durch ein Screening-Verfahren ermittelten Subset trauernder Familien nachgewiesen.

Tod eines Kindes

Der Tod eines Kindes ist ein äußerst schwerer Verlust, der das Familiengleichgewicht sehr stark stören und manchmal pathologische Reaktionen hervorrufen kann.

Die überlebenden Geschwisterkinder werden oft zu Objekten unbewusster Manöver, mit denen Eltern ihre Schuldgefühle zu verringern und das Schicksal unter Kontrolle zu bringen versuchen. Eine der schwierigsten Rollen, die Eltern den Geschwisterkindern aufbürden können, ist die Rolle eines Ersatzes für das verstorbene Kind. Oft werden einem solchen Ersatzkind Eigenschaften des verstorbenen Geschwisters zugeschrieben – oder ein später geborenes Kind bekommt sogar den gleichen oder einen ähnlichen Namen wie das verstorbene Kind. Davies und ihr Team (1986) stellten fest, dass gesunde Familien in der Lage waren, den Verlust eines Kindes zu akzeptieren, ohne zu erwarten, dass andere Kinder die entstandene Lücke ausfüllten. Die Fähigkeit der Eltern, ihren überlebenden Kindern zu helfen, innerhalb der Familie offen zu kommunizieren und

Gefühle direkt zum Ausdruck zu bringen, kann zu einer gesunden Bewältigung der Traueraufgaben enorm viel beitragen (Schumacher, 1984).

Manche Familien versuchen ihre durch den Tod eines Kindes ausgelösten Gefühle dadurch zu bewältigen, dass sie die mit dem Verlust verbundenen Tatsachen verschweigen. So kann es kommen, dass die später geborenen Kinder nichts über das verstorbene Kind erfahren, ja in manchen Fällen nicht einmal wissen, dass sie ein älteres Geschwisterkind hatten. So ging es auch Judy. Das erste Kind ihrer Eltern, ein Junge, war im frühen Säuglingsalter gestorben. Die Eltern bekamen ein weiteres Kind, ein Mädchen, und dann ein drittes, Judy, das den toten Sohn ersetzen sollte. Das wurde nie direkt gesagt und Judy offenbar auch nicht zu verstehen gegeben. Doch obwohl die Eltern nie über den verstorbenen Bruder sprachen, verspürte sie doch irgendwie seine unterschwellige Präsenz. Unbewusst versuchte sie, all das, was möglicherweise einmal aus ihm geworden wäre, zu ersetzen, indem sie eine Unzahl «männlicher» Interessen, Aktivitäten und Hobbys verfolgte.

Erst viele Jahre später, als ihre krebskranke Mutter im Sterben lag, verlangte Judy von ihren Eltern eine Aussprache über den toten Bruder – über die Hoffnungen, die sein Tod vereitelt hatte und die die Eltern später in Judy gesetzt hatten. So schwer es ihr auch fiel, sie bohrte weiter, bis sich die Eltern ihre Enttäuschungen und Erwartungen bewusster eingestehen konnten. Obwohl es sie viel Mühe kostete und sie auf beträchtlichen Widerstand stieß, ließ sie nicht locker, weil sie das Gefühl hatte, dass es für sie wichtig war, dies vor dem Tod der Mutter zu klären. Glücklicherweise gelang es ihr, dieses Ziel zu erreichen. Anschließend war sie imstande, das belastende Vermächtnis abzustreifen und immer mehr sie selbst zu sein.

Häufig werden die Geschwister eines verstorbenen Kindes in der schwierigen Zeit während und nach dem Tod einfach übersehen (Worden, Davies & McCown, 2000). Manchmal wird angenommen, sie seien noch zu jung, um den Verlust zu begreifen oder müssten vor den belastenden Gefühlen in einer solchen Situation geschützt werden. Sehr oft bekommen sie aber auch einfach nicht die Aufmerksamkeit, die sie eigentlich bräuchten, weil ihre primären Bezugspersonen sich in einem traumatisierten Zustand befinden und nicht in der Lage sind, ihnen Unterstützung zu geben. In einer solchen Situation sind unterstützende Netzwerke hilfreich, die sich um die Kinder kümmern und ihnen eine Stütze sind, wenn ein Geschwisterkind stirbt (Worden, Davies & McCown, 2000).

Kinder wissen oft nicht recht, was sie ihren gleichaltrigen Freundinnen und Freunden sagen und wie sie mit dem Unbehagen anderer Menschen umgehen sollen, das sie sehr deutlich spüren, sobald das Gespräch auf den Tod ihres Geschwisters kommt. Aufgrund dieser Unsicherheit trauen sie sich häufig nicht zu spielen oder fröhlich zu sein, weil sie nicht wollen, dass andere denken, der Verlust ihres Geschwisters würde ihnen nichts ausmachen (Schumacher, 1984).

Ist keine offene und ehrliche Kommunikation möglich, suchen Kinder ihre eigenen Antworten auf Fragen, die über ihr Verständnis oft weit hinausgehen. Es ist besonders wichtig, dass Eltern magischem Denken und irrtümlichen Hypothesen über den Tod des Geschwisters widersprechen und sich um eine authentische emotionale Verbindung zu den verbleibenden Geschwisterkindern bemühen. Es handelt sich um eine für ihr Leben sehr wichtige Zeit, die ihre Persönlichkeitsentwicklung und ihre zukünftige Fähigkeit, Beziehungen anzuknüpfen und zu bewahren, stark beeinflussen kann (Schumacher, 1984).

Die Trauer der Eltern ist für den Verlust und seine Auswirkungen auf die Familie von zentraler Bedeutung. Ein Kind zu verlieren, egal in welchem Alter, gehört zu den schmerzlichsten Verlusten im Leben und wirkt sich nicht selten noch über Jahre hinweg auf die Familie aus. Sanders (1979) berichtete dies in ihrer oft zitierten, klassischen Studie, Middleton, Raphel, Burnett und Martinek (1998) replizierten ihre Ergebnisse in Australien. Elterliche Bindungen sind stark. In ihnen spiegeln sich verschiedene Aspekte der Persönlichkeit des jeweiligen Elternteils ebenso wie historische und soziale Dimensionen wider. Klass und Marwit (1988–1989) schreiben:

> Für den Elternteil repräsentiert ein Kind sowohl sein bestes als auch sein schlimmstes Selbst. Schwierigkeiten und Ambivalenzen im Leben des Elternteils zeigen sich in der Bindung an das Kind. Das Kind wird in eine Welt von Hoffnungen und Erwartungen geboren, in eine Welt von komplizierten psychologischen Bindungen, in einer Welt, die eine Geschichte hat. Die Eltern-Kind-Bindung kann auch eine Wiederholung der Bindung zwischen dem jeweiligen Elternteil und seinen Eltern sein, so dass der Elternteil meint, von seinem Kind gelobt oder getadelt zu werden. Von dem Tag an, an dem das Kind geboren wird, schlagen sich solche Hoffnungen und Erwartungen, Bindungen und vergangene Beziehungen in der Beziehung des Elternteils zu seinem Kind nieder (S. 33).

Angehörige und Freunde wissen möglicherweise nicht, wie sie auf den Tod eines Kindes reagieren sollen und wie sie die Eltern unterstützen können. Dies kann insbesondere dann der Fall sein, wenn seit dem Verlust schon einige Zeit verstrichen ist. Mehrere trauernde Mütter erzählten mir, ihre Freundinnen meinten, sie sollten allmählich über den Verlust hinwegkommen, da es nun schon über ein Jahr her sei, dass ihr Kind gestorben sei.

Die in Kapitel 3 vorgestellten Mediatoren der Trauer prägen auch die Erfahrungen mit dieser Art von Verlust. Kinder sterben oft plötzlich und grundsätzlich viel zu früh – Eltern sollten ihre Kinder nicht überleben. Viele Kinder kommen bei Unfällen ums Leben, was die Eltern zutiefst in ihrem Zutrauen in die eigene

Kompetenz trifft, besteht ein wichtiger Teil der Elternrolle doch darin, für die Sicherheit des Kindes zu sorgen. Starke Schuldgefühle sind oft die Folge (Davies, Gudmundsdottir, Worden, Orloff, Sumner & Brenner, 2004).

Schuldgefühle können sich aus mehreren Quellen speisen. Miles und Demi (1991–1992) unterscheiden fünf Typen von Schuld, die trauernde Eltern verspüren können. Der erste Typus ist die *kulturelle Schuld*. Die Gesellschaft erwartet von Eltern, dass sie ihre Kinder beschützen und für ihre Sicherheit sorgen. Der Tod des eigenen Kindes stellt einen Affront gegen diese soziale Erwartung dar. Die *kausale Schuld* ist der zweite Typus, der immer dann ins Spiel kommt, wenn sich ein Elternteil aufgrund einer realen oder subjektiv wahrgenommenen Verfehlung für den Tod des Kindes verantwortlich fühlt. Kausale Schuld kann es auch dann geben, wenn der Tod durch eine vererbte Störung verursacht worden ist. *Moralische Schuld*, der dritte Typus, ist durch das Gefühl charakterisiert, der Tod des Kindes ginge auf einen früheren oder aktuellen moralischen Verstoß zurück. Es gibt eine ganze Bandbreite solcher mutmaßlichen Verstöße, die häufig nicht auf den ersten Blick erkennbar sind, z. B. nach einem Schwangerschaftsabbruch zurückgebliebene Schuldgefühle: «Dafür, dass ich mich früher einmal entschlossen habe, eine Schwangerschaft abzubrechen, werde ich jetzt mit dem Tod meines Kindes bestraft.» Auch der vierte Typus, die *Überlebendenschuld*, kommt bei trauernden Eltern häufig vor: «Warum ist mein Kind gestorben und ich bin noch am Leben?» Typisch ist sie, wenn ein Elternteil und das Kind in denselben Unfall verwickelt waren, den nur der Elternteil überlebt hat. Der fünfte und letzte Typus schließlich ist die *Genesungsschuld*. Manche Eltern haben ein schlechtes Gewissen, wenn sie ihre Trauer abgeschlossen haben und sich nun wieder verstärkt ihrem eigenen Leben zuwenden wollen. Sie fürchten, das Andenken ihres toten Kindes dadurch irgendwie herabzuwürdigen und von der Gesellschaft dafür verurteilt zu werden. Ein Elternteil sagte: «Meine Schuldgefühle aufzugeben heißt, dass ich eine der letzten Verbindungen zu meinem Kind aufgeben muss» (Brice, 1991, S. 6).

Trauernde Eltern haben oft das Bedürfnis, jemandem die Schuld am Tod ihres Kindes zu geben und Vergeltung zu suchen. In besonderem Maße trifft dies auf trauernde Väter zu. Ist das Kind bei einem Unfall, durch Suizid oder eine Gewalttat ums Leben gekommen, ist das Bedürfnis besonders stark. Die gleiche Wut kann aber auch auftreten, wenn das Kind an natürlichen Ursachen stirbt. Manchmal richtet sich das Bedürfnis nach Schuldzuweisung auf die Ehepartnerin oder den Ehepartner oder ein anderes Familienmitglied und belastet so das Familiensystem. Gelegentlich wird ein Familienmitglied, z. B. ein Kind, das sich dagegen schlecht wehren kann, zum Sündenbock gemacht. Beraterinnen und Berater müssen sich dieser Dynamik bewusst sein und der Familie helfen, ihre Wut zu verarbeiten und ihre Schuldzuweisungen auf ein angemessenes Ziel zu richten (Drenovsky, 1994).

Beide Eltern haben einen Verlust erlitten, trotzdem kann die Trauer für jeden Elternteil je nach seiner individuellen Beziehung zu dem Kind und seinen persönlichen Bewältigungsstilen unterschiedlich ausfallen. Diese Tatsache kann die Beziehung zwischen beiden belasten und in der Folge zu Spannungen und Bündnisbildungen innerhalb der Familie führen (Robinson & Marwit, 2006).

Jeder Elternteil muss nicht nur seine eigene Art der Trauer, sondern auch die der Partnerin oder des Partners verstehen und akzeptieren (Littlewood, Cramer, Hoekstra & Humphrey, 1991). So kann z. B. überwiegend ein Elternteil seine starken Emotionen zeigen. Der offene Ausdruck von Gefühlen kann den anderen Elternteil einschüchtern, zu dessen Rückzug beitragen und so die Eltern weiter auseinander treiben. Bei der Arbeit mit einem Paar ist es wichtig, nicht den Eindruck zu erwecken, dass man für den emotional expressiveren Elternteil Partei ergreift. Der weniger expressive Elternteil könnte sich außen vor gelassen fühlen und die Beratung frustriert beenden. Zu Beginn der Beratung kann es sein, dass das Paar nur über die Beraterin oder den Berater miteinander kommunizieren kann. Es kann auch sein, dass ein Elternteil nur zögerlich teilnimmt oder nur kommt, um «dem anderen zu helfen». (In der Regel ist dies der Vater.) Manche Menschen glauben außerdem, es würde nichts helfen, in der schmerzlichen Vergangenheit «herumzuwühlen». Aus diesem Grund sprechen sie nicht gern über die Trauer, die sie empfinden (Worden & Monahan, 2001).

Beim Ausdruck von Trauer gibt es außerdem nachgewiesene Unterschiede zwischen den Geschlechtern (Polatinsky & Esprey, 2000; Schwab, 1996). Dies hängt mit den Erwartungen an die Geschlechterrollen zusammen, die Teil des Sozialisationsprozesses in unserer Gesellschaft und Kultur sind. Entsprechende Studien zeigen, dass Männer mit größerer Wahrscheinlichkeit als Frauen die Folgen emotionaler Offenheit in einem sozialen Kontext fürchten. Männer offenbaren daher auch deutlich weniger intime Informationen als Frauen. Für Männer basieren enge Freundschaften eher auf gemeinsamen Aktivitäten und gegenseitiger Loyalität als auf dem Austausch vertraulicher Informationen und dem Teilen von Gefühlen. Während sie noch darum kämpfen, mit dem Tod ihres Kindes zurechtzukommen, sind trauernde Väter mit mehreren Double-Binds konfrontiert: Erstens bekommen Väter wenig soziale Unterstützung, während gleichzeitig von ihnen erwartet wird, dass sie ihren Frauen, Kindern und anderen Familienmitgliedern eine Stütze sind. Zweitens sind Männer mit der kulturell idealisierten Vorstellung konfrontiert, dass Trauer sich am besten mit emotionaler Ausdrucksfähigkeit bewältigen lässt, während sie sich gleichzeitig beherrschen und keine maßlosen, andere möglicherweise erschreckenden Emotionen zeigen sollen (Cook, 1988). Diese Konflikte zwischen sozialen und persönlichen Erwartungen können dazu führen, dass Männer frustriert und wütend sind und sich in ihrer Trauer allein gelassen fühlen.

Darüber hinaus sind Eltern häufig von ihren eigenen Bedürfnissen und Reaktionen nach dem Tod ihres Kindes überrascht. Die Schwere des Verlusts löst eine Sehnsucht nach Nähe und Intimität aus, die manche Eltern abwehren, weil sie sich schuldig fühlen, wenn sie in sich den Wunsch verspüren, diese Bedürfnisse in der sexuellen Begegnung befriedigen zu wollen. Es ist wichtig, dass Eltern solche Wünsche und Gefühle als Teil des normalen Lebensprozesses erkennen und verstehen. Viele Paare berichten aber auch von sexueller Abstinenz infolge mangelnden sexuellen Interesses durch überwältigende Trauergefühle. Gilt dies nur für ein Elternteil, kann es auch dadurch zu einer Belastung für die Beziehung kommen (Lang, Gottlieb & Amsel, 1996).

Das Gegenteil kann ebenfalls zutreffen. Manche Paare suchen schon kurz nach dem Tod ihres Kindes die sexuelle Nähe. Die sexuelle Intimität dient ihnen als Bestätigung dafür, selbst noch am Leben zu sein, und stillt ihr starkes Bedürfnis, einander nah und füreinander da zu sein (Hagemeister & Rosenblatt, 1997). In einer Studie über trauernde Paare stellte Johnson (1984) fest, dass einige Männer, die ihren Frauen vorher ohne Sex nicht nah sein konnten, dazu nach dem Verlust durchaus in der Lage waren. Einige der Männer reagierten überrascht und sagten, jetzt könnten sie verstehen, warum ihre Frauen es so genossen und tröstlich fanden, «nur» miteinander zu kuscheln.

Häufig ist auch von einer erhöhten Scheidungsrate bei trauernden Eltern die Rede. Die Selbsthilfeorganisation The Compassionate Friends (1999) fand durch eine entsprechende Umfrage heraus, dass es keinen schlüssigen Beweis für eine erhöhte Scheidungsrate gibt, die auf die Trauersituation zurückgehen könnte. Andererseits gibt es ausreichende anekdotische Hinweise auf ein erhöhtes Scheidungspotenzial. Klass (1986–1987) beschreibt sehr gut die paradoxen Auswirkungen eines Kindstods auf die Beziehungen der Eltern:

> Der gemeinsam erlebte Verlust schafft eine neue und sehr tiefe Verbindung, gleichzeitig führt der von jedem individuell verspürte Verlust zu einer Entfremdung in der Beziehung. Wie sich dieses Paradox bei einem Paar niederschlägt, hängt mit seiner Beziehung vor dem Tod des Kindes zusammen (S. 239).

Klass schließt daraus, dass die Scheidungsrate nach dem Tod eines Kindes tatsächlich höher sein kann, dies jedoch kein direktes Ergebnis des Kindstods sein muss, sondern auf schon davor existierende Faktoren zurückgehen kann.

Den Verlust eines Kindes zu betrauern kann noch komplizierter werden, wenn die Eltern bereits geschieden sind. Die Krise führt die Eltern wieder zusammen, was starke Emotionen und extreme Verhaltensweisen wachrufen kann – von Empathie und Fürsorge bis zu einem totalen Kampf um Macht und Kontrolle. Die Kontrolle zu gewinnen, die eigentlich gewünscht wird, nämlich das Weiterleben des verstorbenen Kindes, ist in dieser Situation aber gar nicht möglich, was den Kampf manchmal umso verbissener macht.

In jedem Fall sollte man Eltern dazu raten, keine weiteren Kinder zu bekommen, bis sie den Verlust des verstorbenen Kindes verarbeitet haben. Andernfalls könnte es sein, dass sie nicht dazu kommen, die notwendige Trauerarbeit zu leisten, und dem neugeborenen Kind womöglich die Funktion eines «Ersatzkindes» aufbürden (Reid, 1992). Einmal beriet ich ein Paar, kurz nachdem ihr Säugling am plötzlichen Kindstod gestorben war. Entgegen meinem Rat, wollten die beiden sofort ein weiteres Kind, ließen ihren vierjährigen Sohn bei einem Babysitter zurück und flogen in die Karibik, um ein Kind zu zeugen. Zum Glück hatten ihre Versuche keinen Erfolg. Zwei Jahre später waren sie sehr viel besser in der Lage, ein weiteres Kind willkommen zu heißen und als das zu sehen, was es wirklich war, anstatt nur als Ersatz für die verstorbene Schwester.

Ein Kind, das in die Rolle eines Ersatzkindes gedrängt wird, hat eine schwere Last zu tragen, die seine kognitive und emotionale Entwicklung enorm beeinträchtigen kann. Es kann nur schwer ein Gefühl für die eigene Individualität entwickeln, da ihm nicht als ihm selbst begegnet wird (Legg & Sherick, 1976). Weiter verkompliziert wird die Entwicklung von Ersatzkindern durch die Tatsache, dass sie von ihren ängstlichen Eltern oft überbehütet werden und in Elternhäusern aufwachsen, in denen sich überall Bilder des verstorbenen Kindes finden (Poznanski, 1972). Von Ersatzkindern wird erwartet, dass sie dem – meist überidealisierten – verstorbenen Kind nacheifern. Sie erhalten kaum die Chance, eine eigene Identität zu entwickeln.

Trauernde Eltern sind mit zwei großen Herausforderungen konfrontiert: Sie müssen lernen, ohne das Kind zu leben, also auch mit ihrem sozialen Netzwerk auf neue Art und Weise zu kommunizieren. Und sie müssen eine innere Repräsentation des Kindes internalisieren, die ihnen Trost bringen kann (Klass, 1988). Die verschiedenen, in Kapitel 2 beschriebenen Traueraufgaben sind damit eng verbunden und müssen durchgearbeitet werden. Für viele Eltern, die ein Kind verlieren, ist die Akzeptanz des Verlusts (Aufgabe I) ein langer Kampf zwischen Glauben und Hadern: Einerseits wissen sie, dass das Kind gestorben ist, andererseits wollen sie es nicht wahrhaben. Der Umgang mit den Sachen des verstorbenen Kindes ist oft ein Spiegelbild dieses Kampfes. Manche lassen das Zimmer des

Kindes viele Jahre lang völlig unberührt, so dass das Kind, wenn es dann doch irgendwann zurückkehrt, alles sogleich wieder vorfindet.

Starke Gefühle, darunter Wut, Schuld und Schuldzuweisung sind häufig zu beobachten. Diese zu verarbeiten ist die zweite Traueraufgabe. Am besten lässt sich dies in Selbsthilfegruppen bewerkstelligen, in denen das emphatische Zuhören von Menschen mit ähnlichen Erfahrungen im Vordergrund steht. Viele, die diese Art von Verlust noch nicht erlitten haben, meinen, das Letzte, was trauernde Eltern wollten, sei, über ihr verstorbenes Kind zu sprechen – in Wirklichkeit aber ist es genau das, was sich die meisten wünschen (Wijngaards-de Meij, Stroebe & Schut, 2005).

Eine schwierige Dimension von Traueraufgabe III ist für viele Eltern, in dem Tod ihres Kindes einen Sinn zu finden (Brice, 1991; Wheeler, 2001). Es gibt verschiedene Möglichkeiten, wie Eltern dies angehen können. Manche lassen sich von religiösen und philosophischen Überzeugungen leiten. Andere identifizieren sich mit der Einzigartigkeit ihres Kindes und versuchen, ein angemessenes Andenken zu bewahren. Ein Elternpaar, das einen Sohn im Studentenalter durch einen schrecklichen Unfall verlor, gründete eine Stiftung zu seinen Ehren. Jedes Jahr verleiht diese Stiftung einem Abgänger der High School, die auch der Sohn besucht hatte, ein Stipendium. Andere engagieren sich für Hilfsorganisationen, die mit der Krankheit zu tun haben, an der das Kind gestorben ist (Miles & Crandall, 1983). Klass (1988) stellte fest, dass Eltern, die ihre elterliche Hilfe und Fürsorge für das Kind transformieren konnten, indem sie anderen Hilfe und Fürsorge angedeihen lassen, mehr positive und weniger belastende Erinnerungen an das verstorbene Kind hatten.

Die mit Traueraufgabe IV verbundenen Themen können für trauernde Eltern sehr schwer zu bewältigen sein. «Die gleiche Ambivalenz und die multiplen Repräsentationen, die Teil der Beziehung zu dem lebenden Kind waren, wirken weiter, wenn das Kind gestorben ist» (Klass & Marwit, 1988–1989, S. 42). Trotzdem ist die Bewältigung dieser Aufgabe möglich und für einige kann der Kampf um eine Neuverortung des verstorbenen Kindes ein neues Selbstbewusstheit und persönliches Wachstum mit sich bringen (Klass & Marwit, 1988–1989; Riley, LaMontagene, Hepworth & Murphy, 2007).

Denken wir noch einmal an die in Kapitel 2 vorgestellte Mutter, die nach langer Zeit einen geeigneten Ort für die Gedanken und Erinnerungen an ihren toten Sohn fand und sich so wieder ihrem eigenen Leben zuwenden konnte.: «Erst vor kurzem habe ich damit begonnen, Dinge im Leben wahrzunehmen, die mir auch jetzt noch offen stehen – Dinge, die mir Freude machen.» Sie weiß, dass sie auch weiterhin für den Rest ihres Lebens um ihren Sohn trauern und die liebevolle

Erinnerung an ihn immer wach halten wird. Dennoch kann sie jetzt ihr eigenes Leben weiter leben, ohne das Gefühl zu haben, das Andenken ihres Sohnes zu entehren. Dies ist das ultimative und so schwierig zu erreichende Ziel aller trauernden Eltern.

Kinder, deren Eltern sterben

Ein anderes wichtiges Thema, das wir ansprechen müssen, sind Kinder, die einen Elternteil verlieren. Geschieht dies in der Kindheit oder Adoleszenz, besteht die Möglichkeit, dass der Tod nicht angemessen betrauert wird. Häufig kommt es dann später im Leben zu depressiven Symptomen oder Bindungsunfähigkeit. Wie im Kapitel 6 beschrieben, konzentrieren sich die Interventionen in solchen Fällen auf die Reaktivierung des Trauerprozesses, mit dem Ergebnis, dass sich eine Besserung der Symptome einstellt und die Betroffenen zuvor blockierte Lebensaufgaben wieder anpacken können.

Die Frage, ob Kinder zur Trauer fähig sind, ist seit Jahren Gegenstand einer hauptsächlich von psychoanalytischen Schulen ausgehenden Kontroverse. Ein z. B. von Martha Wolfenstein (1966) vertretener Standpunkt lautet, dass Kinder nicht trauern können, solange sich ihre Identität noch nicht vollständig herausgebildet hat, was erst gegen Ende der Adoleszenz geschieht, wenn die Persönlichkeit vollständig differenziert ist. Die entgegengesetzte Position bezieht z. B. Erna Furman (1974) mit der Auffassung, dass Kinder schon im Alter von drei Jahren trauern können, sobald sich die Objektkonstanz entwickelt hat. Bowlby (1960) setzt die untere Altersgrenze sogar schon bei sechs Monaten an.

Ich selbst nehme eine dritte Position ein: Ich glaube, dass Kinder sehr wohl trauern und wir ein Modell der Trauer brauchen, das zu ihnen passt, anstatt ihnen ein an Erwachsenen ausgerichtetes Modell überzustülpen. Eine Schlüsselkomponente zur Trauer bei Kindern ist ihre emotionale Reaktion auf Trennungen. Eine solche Reaktion ist schon sehr früh zu beobachten und kann einem realistischen Konzept vom Tod weit vorausgehen. Auch wenn Kinder beim Verlust vertrauter Bindungen ein trauerähnliches Verhalten zeigen, sind sie aufgrund ihrer kognitiven Entwicklung noch nicht in der Lage, den Tod zu verstehen – und etwas, das sie nicht verstehen, können sie auch nicht integrieren. Einige der kognitiven Konzepte, die notwendig sind, um den Tod zu verstehen, sind: Endlichkeit, Transformation, Unumkehrbarkeit, Kausalität, Unausweichlichkeit und konkrete Operationen (Smilanski, 1987). Nach Piaget setzt die Entwicklung konkreter Operationen erst mit sieben oder acht Jahren ein (Piaget & Inhelder, 1969).

In der Harvard Child Bereavement Study begleiteten Phyllis Silverman und ich 125 Schulkinder aus 70 Familien zwei Jahre lang nach dem Tod eines Elternteils (Worden, 1996). Die Familien stammten aus Orten, die wegen ihrer demographischen Zusammensetzung ausgesucht worden waren. Eine Gruppe nichttrauernder Kinder mit vergleichbaren Merkmalen im Hinblick auf Alter, Geschlecht, Schuljahr, Religionszugehörigkeit und Wohnort wurden über die gleiche Zeitspanne begleitet. Sowohl die Kinder als auch der überlebende Elternteil und die übrige Familie waren Gegenstand der Untersuchungen. Unser Ziel war es, möglichst viele Daten über den natürlichen Verlauf der Trauer bei Kindern zwischen sechs und 17 Jahren zu sammeln (Silverman, 2000; Worden, 1996). Hier einige der wichtigsten Ergebnisse unserer Studie:

1. Die meisten trauernden Kinder (80 %) kamen in den ersten beiden Jahren nach dem Tod eines Elternteils gut zurecht. Der Prozentsatz der trauernden Kinder, die Probleme hatten (20 %), lag höher als bei den nicht trauernden Kindern mit emotionalen Schwierigkeiten. Der Unterschied war nach zwei Jahren größer als nach einem Jahr, was für das Vorliegen von Spätfolgen des Verlusts bei diesen Kindern spricht.
2. Kinder, denen es gut ging, kamen tendenziell aus kohäsiven Familien, in denen die Kommunikation über den verstorbenen Elternteil leicht war und es im Alltag weniger Veränderungen und Störungen gegeben hatte. Familien, die versuchten, die Situation aktiv zu bewältigen, anstatt sie nur passiv hinzunehmen, und die auch in schwierigen Situationen etwas Positives sehen konnten, hatten Kinder, die eine bessere Anpassung an den Verlust aufwiesen.
3. Kinder, denen es nicht gut ging, kamen tendenziell aus Familien, die infolge des Verlusts eine große Anzahl von Stressfaktoren und Veränderungen bewältigen mussten, und hatten einen überlebenden Elternteil, der noch jung und depressiv war und selbst nicht gut mit der Trauer zurechtkam. Diese Kinder zeigten weniger Selbstachtung und fühlten sich weniger in der Lage, die Geschehnisse in ihrem Leben kontrollieren zu können.
4. Die Funktionalität des überlebenden Elternteils war der wichtigste Faktor bei der Anpassung eines Kindes an den Verlust des verstorbenen Elternteils. Kinder mit einem eher dysfunktionalen Elternteil waren ängstlicher und hatten häufiger Depressionen, Schlafstörungen und gesundheitliche Probleme.
5. Allgemein war der Verlust der Mutter für die meisten Kinder schwieriger zu verkraften als der Verlust des Vaters. Dies traf insbesondere für die Untersuchung zwei Jahre nach dem Todesfall zu. Der Tod der Mutter bedeutet mehr Veränderungen im Alltag und für die meisten Familien den Verlust der emotionalen Integrationsfigur. Der Verlust der Mutter war häufiger mit emotionalen Störun-

gen und Verhaltensproblemen verbunden, darunter größere Angst, auffälligeres Verhalten, niedrigere Selbstachtung und geringere Erwartungskompetenz.

6. Den meisten Kindern wurde es freigestellt, ob sie an der Beerdigung teilnehmen wollten oder nicht, und die meisten entschieden sich dafür. Kinder, die auf den Ablauf der Beerdigung vorbereitet wurden, kamen damit besser zurecht. Die Fähigkeit, Erinnerungen an die Beerdigung wachzurufen und darüber zu sprechen, nahm im Laufe der Zeit zu. Kinder in die Planung der Beerdigung einzubeziehen, hatte einen positiven Effekt. Es gab ihnen das Gefühl, in einer Zeit des großen inneren und äußeren Aufruhrs wichtig und nützlich zu sein.
7. Viele Kinder blieben mit ihrem verstorbenen Elternteil verbunden, sprachen mit ihm, fühlten sich von ihm bewacht und beschützt, dachten an ihn, träumten von ihm und stellten sich ihn an einem bestimmten Ort vor. Kinder, die eine starke fortdauernde Bindung an den verstorbenen Elternteil bewahrt hatten, schienen besser in der Lage zu sein, ihren emotionalen Schmerz zu zeigen, mit anderen über den Tod des Elternteils zu sprechen und die Unterstützung von Freunden und Angehörigen anzunehmen.
8. Drei Dinge brauchen Kinder nach dem Tod eines Elternteils: Unterstützung, Zuwendung und Kontinuität. Für diese drei Dinge zu sorgen, kann für den überlebenden Elternteil schwierig sein, besonders für einen überlebenden Vater. Die deutlichste Unterstützung erfährt die kindliche Trauer durch einen konsistent zur Verfügung stehenden Erwachsenen, der in der Lage ist, die Bedürfnisse des Kindes zu erfüllen und ihm dabei zu helfen, seine Gefühle über den Verlust zum Ausdruck zu bringen.
9. Trauernde Jugendliche verspüren häufig einen deutlichen Unterschied zu ihren Freundinnen und Freunden und haben das Gefühl, dass diese nicht verstehen, wie es ist, einen Elternteil zu verlieren. In einer besonders schwierigen Position sind Mädchen, deren Mütter sterben und die allein mit dem Vater zurückbleiben.
10. Hatte der überlebende Elternteil bereits im ersten Jahr nach dem Verlust eine neue Liebesbeziehung, war dies bei den Kindern mit Rückzug, Verhaltensauffälligkeiten und diversen somatischen Symptomen verbunden, vor allem wenn der überlebende Elternteil der Vater war. Eine erneute Heirat nach einer angemessenen Trauerzeit dagegen hatte einen positiven Einfluss auf die Kinder, verringerte Angst und Depressionen und nahm auch den Sorgen über die Sicherheit des überlebenden Elternteils ihre Dringlichkeit.

Aus den Ergebnissen unserer Studie konnten wir eine Reihe von Bedürfnissen trauernder Kinder ableiten. Beraterinnen und Berater, die mit trauernden Kindern arbeiten, sollten sich dieser Bedürfnisse bewusst sein und spezifische Interventionen planen, die auf deren Erfüllung abzielen (Saldinger, Porterfield & Cain, 2005; Worden, 1996).

- *Trauernde Kinder müssen wissen, dass für sie gesorgt wird.* «Wer passt jetzt auf mich auf?», lautet eine Frage, die den meisten trauernden Kindern durch den Kopf geht, ob sie diese nun offen aussprechen oder nicht. Der Tod eines Elternteils ruft die primitive Angst wach, nicht ohne den Elternteil überleben zu können, was auf sehr kleine Kinder ja auch zutrifft, aber emotional selbst von erwachsenen Kindern noch so erlebt werden kann. In unserer Studie äußerte die Hälfte der Kinder noch zwei Jahre nach dem Tod eines Elternteils Besorgnis über die Sicherheit des überlebenden Elternteils. Kinder müssen wissen, dass sie in Sicherheit sind und dass auch in Zukunft für sie gesorgt wird. Es hilft, ihnen dies zu versichern, auch wenn sie nicht direkt danach fragen. Einige Kinder verhalten sich auffällig, um zu testen, ob sich jemand um sie kümmert. Auch weiterhin Grenzen zu setzen und konsequent auf deren Einhaltung zu achten, kann Kindern helfen, sich sicherer zu fühlen.

- *Trauernde Kinder müssen wissen, dass sie den Tod des Elternteils nicht durch Wutgefühle oder eigene Unzulänglichkeiten verursacht haben.* Die Frage: «Hab ich gemacht, dass meine Mutter/mein Vater gestorben ist?», kann betroffenen Kindern durch den Kopf gehen. Schließlich lernen wir schon sehr früh im Leben, dass starke Gefühle andere verletzen können. Geben wir Kindern Gelegenheit, über die verstorbene Person zu sprechen, kommen solche Schuldgefühle oft zum Vorschein. Besonders anfällig sind Kinder, wenn sie vier bis fünf Jahre alt sind, noch an Magie glauben und denken, sie hätten die Macht, Dinge geschehen zu lassen.

- *Trauernde Kinder brauchen klare Informationen über den Tod, seine Ursachen und Umstände.* «Kann das auch mir passieren?», fragen sich viele Kinder. Bestimmte Phänomene wie die Gefahr der Ansteckung müssen ihnen explizit erklärt werden, z. B.: «Wenn wir Opa im Krankenhaus besuchen gehen und du Opa anfasst, kannst du dadurch keinen Krebs bekommen. Krebs ist nicht ansteckend wie ein Schnupfen oder ein Husten.» Fasst man Informationen für Kinder in Begriffe, die sie nicht verstehen können, erfinden sie eine Geschichte, um die Lücken zu füllen – eine Geschichte, die häufig erschreckender oder bizarrer ist als die Wahrheit. Aus diesem Grund ist es wichtig, eine altersgemäße Sprache zu wählen. Eine Mutter, die ihre fünfjährige Tochter auf die Beerdigung des Vaters vorbereiten wollte, sagte, der Körper des Vaters läge im Sarg. Das Kind lief daraufhin schreiend aus dem Zimmer. Erst später wurde der Mutter klar, dass das Kind zwischen Körper und Kopf unterschied. Wenn nur der Körper im Sarg lag, wo war dann der Kopf?

- *Kinder müssen sich wichtig und in die Ereignisse einbezogen fühlen.* Kinder in die Entscheidungen über die Beerdigung oder Trauerfeier und deren Ablauf einzubeziehen, kann sich als sehr hilfreich erweisen. Kinder, die noch nie bei einer Beerdigung waren, müssen auf das, was dort geschehen wird, vorbereitet werden. Sinnvoll ist es außerdem, einen Erwachsenen, der nicht zur engsten Familie gehört, darum zu bitten, sich um die jüngeren Kinder zu kümmern, falls diese sich unwohl fühlen oder die Feier aus irgendeinem Grund früher verlassen müssen. Auch später hilft es, die Kinder in Entscheidungen über die Gestaltung von Feier- und Jahrestagen ebenso wie in die Besuche auf dem Friedhof einzubeziehen. Die Kinder fühlen sich dann eher zugehörig und mit ihren Bedürfnissen ernst genommen, und die Bewahrung des Andenkens an den verstorbenen Elternteil wird so zu einer Familienangelegenheit.

- *Trauernde Kinder brauchen einen regelmäßigen Alltag.* Bei den Kindern, denen es nach den Ergebnissen unserer Studie am besten ging, war der Tagesablauf – Mahlzeiten, Bettzeiten, Erledigung der Hausaufgaben u. ä. – nach dem Tod des Elternteils weitgehend unverändert geblieben. Manche Erwachsenen verstehen nicht, warum Kinder spielen gehen, während der Rest der Familie trauert. Ihnen muss erklärt werden, dass Kinder Erlebtes am besten im Spiel bewältigen können.

- *Trauernde Kinder brauchen jemanden, der ihre Fragen ernst nimmt.* Es kommt nicht selten vor, dass ein trauerndes Kind immer wieder dieselben Fragen stellt. Manche Erwachsenen reagieren darauf mit Frustration. Die Kinder zeigen damit jedoch nur an, dass ihnen diese Fragen besonders wichtig sind, und sie wollen sehen, ob die Antworten der Erwachsenen konsequent und stimmig sind, während sie selbst mit inneren Gefühlstumulten kämpfen. Manche Fragen von jüngeren Kindern können unfreiwillig komisch sein. Fragen wie: «Kann Oma im Himmel auch noch pinkeln?», können den Spott älterer Geschwisterkinder und bei Erwachsenen Gelächter hervorrufen. Trotzdem sollten die Fragen der Kinder stets mit Respekt behandelt und ernsthaft beantwortet werden.

- *Trauernde Kinder brauchen die Möglichkeit, sich an die verstorbene Person erinnern zu können.* Ein ausgezeichnetes Hilfsmittel dafür ist das gemeinsame Basteln eines Erinnerungsbuches, in das Kinderzeichnungen, Geschichten, Fotos und viele andere Dinge eingeklebt werden können, die an die verstorbene Person und die gemeinsamen Erlebnisse mit ihr erinnern. Ein einfaches, preiswertes Album oder Tagebuch ist dafür völlig ausreichend. Ich habe häufig die Erfahrung gemacht, dass die Kinder, wenn sie älter werden, dieses Erinnerungsbuch immer wieder einmal hervorholen, um der Frage nachzugehen, wer die verstorbene Person eigentlich war, und darüber zu spekulieren, wer sie jetzt wäre, wenn sie weiter gelebt hätte.

Wer trauernde Kinder betreut, muss sich mehrerer Aspekte bewusst sein:

1. Auch Kinder trauern. Unterschiede im Trauerverhalten sind durch die kognitive und emotionale Entwicklung des Kindes bedingt.
2. Der Verlust eines Elternteils ist in jedem Fall ein Trauma, muss aber nicht notwendigerweise Entwicklungsstörungen nach sich ziehen.
3. Kinder zwischen fünf und sieben Jahren bilden eine besonders sensible Gruppe. Sie sind kognitiv so weit entwickelt, dass sie die Unumkehrbarkeit des Todes verstehen, besitzen aber noch zu wenig Bewältigungsstrategien, um die damit verbundenen Gefühle aufzufangen. Ihre Ich-Stärke und ihre sozialen Kompetenzen sind noch nicht so weit entwickelt, dass sie sich selbst wirksam schützen könnten. Kindern in diesem Alter sollte deshalb in der Trauerberatung besondere Beachtung geschenkt werden.
4. Zu beachten ist auch, dass der Trauerprozess für ein Kind anders zum Abschluss kommen kann als für einen Erwachsenen. Die Trauer um einen in der Kindheit erlittenen Verlust kann im späteren Leben immer wieder einmal reaktiviert werden. Häufig ist dies mit bestimmten Lebensereignissen verbunden, z. B. wenn das Kind das Alter erreicht, in dem ein Elternteil verstarb. Das Wiederaufleben der Trauer muss kein Anzeichen für etwas Pathologisches sein, sondern zeugt meist nur von einem erneuten Durcharbeiten der Trauer auf anderer Ebene.

Dieselben Traueraufgaben, die Erwachsene zu bewältigen haben, stellen sich auch dem trauernden Kind, müssen allerdings der kognitiven, personalen, sozialen und emotionalen Entwicklung des Kindes gemäß gesehen und modifiziert werden. Ein präventiver Ansatz ist bei der Betreuung trauernder Kinder besonders wichtig. Den Kindern, die Anzeichen für ein besonderes Risiko der unzureichenden Anpassung an den Verlust zeigen, frühe Interventionen anzubieten, stellt eine gute Möglichkeit dar, hier gezielt präventiv tätig zu werden. Ein Screening-Instrument für die frühe Identifikation von Kindern mit einem erhöhten Risiko findet sich in Worden (1996).

Familienbezogene Interventionen

Bitten Sie nach einem Todesfall in jedem Fall darum, dass sich die Trauernden mit Ihnen sowohl einzeln als auch mit der ganzen Familie treffen. Im Mittelpunkt der Familiensitzungen steht die Beschäftigung mit Traueraufgabe I und II, wobei das Hauptgewicht auf Aufgabe II und dort auf dem Ausdruck positiver wie negativer Gefühle für die verstorbene Person liegt. Versuchen Sie aber auch im Sinne von Aufgabe III zu klären, welche Rollen die verstorbene Person in der Familie ausgefüllt hat und ob diese Rollen von anderen Familienmitgliedern übernommen oder abgelehnt werden. Ist der Vater gestorben, werden einige seiner Rollen oft dem ältesten Sohn übertragen. Dieser kann sich der Aufgabe stellen und vieles von sich selbst und seinen Gefühlen unterdrücken, oder er kann sich der Übernahme der Rollen entziehen – sehr zur Enttäuschung des überlebenden Elternteils oder anderer Verwandter, die entsprechende Rollenerwartungen hegen.

Die Umverteilung der Rollen innerhalb der Familie zu klären, erweist sich als besonders sinnvoll, wenn es Kinder im Jugendalter gibt. Ihre Ängste und ihre Bereitschaft zur Übernahme verschiedener Aufgaben können Gegenstand von Verhandlungen sein. Allerdings fällt es dem überlebenden Elternteil oft schwer, mit seinen pubertierenden Kindern allein darüber zu verhandeln. Oft führen diese Auseinandersetzungen zu Zank und Streit, oder es kommt zum emotionalen Rückzug einzelner Familienmitglieder. Den Betroffenen so zu helfen, dass sie erkennen, welches die wirklich akuten bzw. eher peripheren Probleme sind, ist ein wichtiger Aspekt der Familientherapie (Traylor et al., 2003).

Innerfamiliäre Rollen werden in der Regel subtil und nonverbal verteilt, doch gibt es Situationen, in denen dies auch direkt ausgesprochen wird. Als der 15-jährige Jerry eines Tages von der Schule nach Hause kam, war das Haus voller Nachbarn und Verwandten, die seine in Tränen aufgelöste Mutter umringten. Ein Onkel erklärte Jerry, sein Vater sei plötzlich gestorben und er als ältester Junge habe, der jüdischen Familientradition folgend, nun der «Mann im Haus» zu sein. Auf diese Weise von einem Augenblick zum nächsten zum «Mann» ernannt, musste der fassungslose 15-Jährige Entscheidungen über die Bestattung treffen und z. B. darüber bestimmen, ob der Sarg seines Vaters bei der Trauerfeier offen oder geschlossen sein sollte. Jerry erfüllte seine Aufgabe – nur wusste die Familie nicht, in welch hohem Maße er sich für seinen vier Jahre jüngeren Bruder verantwortlich und dadurch belastet fühlte. Diese Gefühle machten ihm umso mehr zu schaffen, als seine Mutter ihn nach dem Tod des Vaters kaum unterstützte. Erst als 30-Jähriger erkannte Jerry, wie destruktiv diese Situation sich in all den Jahren auf die Beziehung zu seinem Bruder ausgewirkt hatte, und wagte nun zum ersten Mal auszusprechen, was für eine schwere Last man ihm damals aufgebürdet hatte.

Als Jerry dies seiner Mutter gestand, sagte sie ihm, er sei nicht für seinen Bruder verantwortlich – eine Aussage, die auf ihn sehr befreiend wirkte. Bald danach gelangte er durch eine Therapie zu der Erkenntnis, dass das übergroße Gefühl der Verantwortung für seinen Bruder all seine Beziehungen zu Frauen beeinträchtigt und ihn bindungsunfähig gemacht hatte. Wäre dieser Bann nicht gebrochen worden, glaubt Jerry heute, hätte er die Beziehung zu seiner jetzigen Frau nicht aufbauen können. Niemand macht dem Onkel Vorwürfe oder unterstellt ihm böse Absichten. Trotzdem war es ein schweres Vermächtnis, das der Junge fünfzehn Jahre lang mit sich herumgetragen hat. Wir sehen daran, wie wichtig es ist, bei einem Todesfall in der Familie mit den Kindern über ihre Gefühle und Fantasien zu sprechen.

Mit verschiedenen Rollen in der Familie hängt auch die Frage nach familieninternen Bündnissen zusammen. In jeder Familiensituation werden Zweierbündnisse geschlossen. In der Regel dienen sie den verschiedenen Machtbedürfnissen der einzelnen Familienmitglieder. Sie können auch dem Wunsch nach Stärkung des eigenen Selbstwertgefühls Rechnung tragen. Jeder, der Familien unter soziometrischen Gesichtspunkten analysiert, kann diese sehr wichtigen Allianzen im Diagramm darstellen. Stirbt ein wichtiges Familienmitglied, gerät das das Gleichgewicht der Familie durcheinander und es müssen neue Bündnisse gebildet werden. Die dafür erforderlichen Verschiebungen können in der Familie beträchtliche Spannungen auslösen.

Bowen (1978) stellt die These auf, dass viele Zweierbündnisse zu Dreierallianzen erweitert werden («Triangularisierung»), um die Angst oder den Druck innerhalb einer dyadischen Beziehung zu verringern. Stirbt ein Familienmitglied, müssen die Dreiecksbeziehungen in der Familie neu formiert und austariert werden. Manche bestehenden Bündnisse werden aus diesem Grund aufgelöst. Findet sich kein Ersatz, versucht das bündnislos gewordene Familienmitglied möglicherweise, durch Verhaltensauffälligkeiten, körperliche Erkrankungen oder emotionale Störungen eine neue Homöostase herzustellen (Kuhn, 1977; McBride & Simms, 2001).

Ein weiteres Problem, das nach einem Todesfall in Familien auftreten kann, ist die Benennung eines Sündenbocks. Wir haben uns in diesem Buch immer wieder mit dem Thema Wut befasst und dabei betont, dass die Art und Weise, wie Trauernde mit ihrer Wut umgehen, äußerst wichtig ist. Durch eine bloße Verschiebung der Wut z. B. wird kaum etwas gewonnen – am allerwenigsten dadurch, dass man ein Familienmitglied zum Sündenbock und damit zur Zielscheibe der geballten

Wut der Familie und aller möglichen Schuldzuweisungen im Zusammenhang mit dem Todesfall macht. Mitunter wird die Rolle des Sündenbocks einem der jüngeren und dadurch wehrloseren Familienmitglieder aufgezwungen. Einmal arbeitete ich mit einem sechsjährigen Mädchen, dessen Mutter diesem die Schuld am Tod ihres kleinen Bruders gegeben hatte. Sie hatte das Mädchen fortgeschickt, das jetzt bei Verwandten leben musste.

Wie alle Einzelpersonen kämpfen auch Familien damit, dem erlittenen Verlust irgendeinen Sinn abzuringen – ein wichtiges Merkmal der familiären Trauer. Wie die Geschehnisse erklärt werden, ist wesentlich dafür, wie die Familie trauert (Sedney, Baker & Gross, 1994). In ihrem ausgezeichneten Buch zu diesem Thema rät Nadeau (1998) dazu, trauernden Familien vor allem zuzuhören und sie immer wieder zu ermutigen, ihre Geschichten zu erzählen. Auf diese Weise bekommen wir Zugang zu der Welt trauernder Familien und können ihnen in Augenblicken großen Schmerzes zur Seite stehen. Außerdem fördert das Erzählen die Suche nach Sinn, so dass die Familien sich irgendwann wieder ihrem eigenen Leben zuwenden können.

Schließlich kann sich die Familientherapie mit der Auswirkung nicht bewältigter Trauer auf das Familienleben und die Interaktion zwischen den Familienmitgliedern befassen. Nicht bewältigte Trauer soll vor neuerlichen Verlusten und Enttäuschungen schützen und kann unwissentlich an andere Familienmitglieder, vor allem die Kinder, weitergegeben werden. Um dem entgegen zu wirken, haben der Psychiater Norman Paul und sein Team die Methode des «operationalen Trauerns» entwickelt und in der «Conjoint Family Therapy» angewendet (Paul & Grosser, 1965).

Beim operationalen Trauern wird die Trauerreaktion ausgelöst, indem man eines der Familienmitglieder nach den Reaktionen auf den erlittenen Verlust befragt. Dann lässt man die anderen anwesenden Familienmitglieder über die Gefühle sprechen, die diese Schilderung bei ihnen ausgelöst hat. Kinder sehen dabei – oft zum ersten Mal – ihre Eltern tiefe Emotionen zum Ausdruck bringen. Therapeutinnen und Therapeuten haben die Gelegenheit, ihnen zu versichern, dass diese Emotionen ganz normal sind. Außerdem können sie die von einem Elternteil oder einem anderen Familienmitglied geäußerten Gefühle der Bedrohung durch das «Verlassen worden sein», die auf das Familienleben starken Einfluss nehmen, näher beleuchten. In diesen Phasen der aktivierten Trauer werden Familienmitglieder dazu ermutigt, einander an ihren affektiven Erfahrungen teilhaben zu lassen und auf die Äußerungen anderer empathisch zu reagieren. Paul stößt bei der Anwendung dieses Verfahrens seitens der Familien auf viel Leugnung und Widerstand. Sind diese jedoch erst einmal überwunden, erweist sich die Intervention als äußerst hilfreich.

Trauer bei älteren Menschen

Ein Aspekt, der das System Familie beeinflusst, ist die steigende Anzahl trauernder älterer Menschen. Die Anzahl derjenigen, die über siebzig oder achtzig Jahre alt werden, hat in letzter Zeit stark zugenommen und wird auch weiter zunehmen. Damit steigt auch die Anzahl älterer Menschen, die bereits einen Todesfall verkraften mussten. Der Tod des Ehepartners steht dabei im Vordergrund. Drei von vier Ehefrauen werden im Laufe ihres Lebens mindestens einmal Witwen. In den USA lebten 1998 7,8 Millionen über 65-jährige, verwitwete Frauen und 1,5 Millionen über 65-jährige, verwitwete Männer. Obgleich auch ihre Trauer durch die bereits beschriebenen Mediatoren geprägt wird, gibt es einige Aspekte der Verlusterfahrung älterer Menschen, die besondere Beachtung verdienen (Moss, Moss & Hansson, 2001).

Gegenseitige Abhängigkeit

Viele ältere Witwen und Witwer waren lange Zeit verheiratet, sind also an eine tiefe Bindung und eine stark verfestigte Verteilung familiärer Rollen gewohnt. Gegenseitige Abhängigkeit gibt es in jeder Ehe. Bei langjährigen Ehen jedoch kann es zu einer sehr starken Abhängigkeit kommen, was die Anpassung an den Verlust und die Bewältigung von Traueraufgabe III sehr erschweren kann (Ott, 2007). Parkes (1992) merkt dazu an, dass die verstorbene Person häufig auch die Bezugsperson war, die der trauernden Person am meisten bei der Bewältigung von Krisen geholfen hat. Die Trauernden finden sich daher häufig in der Situation wieder, dass sie sich an jemanden wenden, der gar nicht mehr da ist.

Multiple Verluste

Mit steigendem Alter nimmt die Zahl der verstorbenen Freunde und Familienmitglieder zu. Die vielen Verlusterlebnisse innerhalb relativ kurzer Zeit können die Betroffenen überfordern und den Trauerprozess zum Stillstand bringen. Zu den persönlichen Verlusten kommen weitere Verlusterlebnisse hinzu: das Ausscheiden aus dem Arbeitsleben, ein Umzug aus der gewohnten Umgebung, die Veränderung der Familienstruktur, das Zurückgehen der körperlichen Leistungsfähigkeit, die Zunahme körperlicher Beschwerden, die Beeinträchtigung der Sinnesorgane und manchmal auch das Nachlassen mentaler Fähigkeiten. All diese Veränderungen, die man zu den Verlusterlebnissen durch Todesfälle addieren kann, müssen betrauert werden. Die Fähigkeit zu trauern kann aber durch eine solche «Trauer-Überbelastung» stark vermindert sein (Carr, Nesse & Wortman, 2006). Eine interessante Studie konnte zeigen, dass sich ältere Frauen, die schon vor dem Tod ihres Mannes eine körperliche Behinderung hatten, nach dem Todesfall im Vergleich zu den Mitgliedern der Kontrollgruppe als erstaunlich widerstandsfähig erwiesen (Telonidis, Lund, Caserta, Guralnik & Pennington, 2005).

Bewusstsein für die eigene Sterblichkeit

Der Tod von Gleichaltrigen (Partnerinnen und Partner, Freundinnen und Freunde, Geschwister usw.) erhöht das Bewusstsein für die eigene Sterblichkeit, was erhebliche Ängste auslösen kann. In der Beratung sollte man sich nicht scheuen, das Thema anzusprechen, und der Frage nachgehen, in welchem Maße hier Probleme bestehen.

Einsamkeit

Viele trauernde ältere Menschen leben allein. Lopatta (1996) zeigte, dass jüngere Witwen und Witwer eher in eine neue Wohnung umziehen, während ältere Menschen mit größerer Wahrscheinlichkeit in der Wohnung bleiben, in der sie schon vor dem Todesfall lebten. Van Baarsen, Van Duijn, Smit, Snijders und Knipscheer (2001) unterscheiden zwischen sozialer und emotionaler Einsamkeit, wobei Letztere bei älteren Menschen besonders häufig ist. Es gibt einige Hinweise darauf, dass Witwen und Witwer, die eine sehr harmonische Ehe geführt hatten, die größte emotionaler Einsamkeit verspüren (Grimby, 1993). Einige ältere Menschen können nach dem Tod der Partnerin oder des Partners nicht mehr allein leben und müssen in ein Alten- oder Pflegeheim ziehen. Es gibt immer wieder Berichte darüber, dass ältere Menschen, die nach dem Tod der Partnerin oder des Partners gezwungen sind, ihre gewohnte Umgebung zu verlassen, einem erhöhten Sterberisiko unterliegen.

Rollenanpassung

Für ältere Männer kann der Verlust der Ehefrau im Alltag schwerer zu bewältigen sein als für Frauen der Verlust des Ehemannes. Vor allem im Haushalt sehen sich viele Männer mit neuen Rollen konfrontiert und brauchen Hilfe dabei, sich an diese Rollen anzupassen. Verliert eine Frau ihren Ehemann, ist sie bei der praktischen Bewältigung des Alltags weniger eingeschränkt. Das Einüben ungewohnter Tätigkeiten ist besonders bei Männern eine wichtige Intervention der Beratungsarbeit mit älteren Menschen.

Selbsthilfegruppen

Selbsthilfegruppen können für Trauernde jeden Alters hilfreich sein. Gerade aber bei älteren Menschen, deren soziale Netzwerke oft stark geschrumpft sind und die sich häufig isoliert fühlen, sind sie besonders sinnvoll (Cohen, 2000; Moss et al., 2001). Aus den Gruppen können wichtige zwischenmenschliche Kontakte erwachsen. In einer Studie zeigten Lund, Dimond und Juretich (1985), dass sowohl ältere Frauen als auch ältere Männer zur Teilnahme an Selbsthilfegruppen gern bereit waren. Bei allen, die eine enge Vertrauensperson verloren hatten, sich stärker depressiv fühlten, mit ihrem Leben weniger zufrieden waren und im Alltag nicht gut zurechtkamen, war die Bereitschaft besonders hoch. Bei Trauernden zwischen 50 und 69 Jahren war sie außerdem höher als bei Trauernden höheren Alters. Zu beachten ist, dass die gefühlte Unterstützung sowohl vor als auch nach einem Todesfall für die Zufriedenheit der Betroffenen wichtiger sein kann als die objektiv gemessene Größe ihrer sozialen Netzwerke (Feld & George, 1994).

Berührung

Eine weitere empfehlenswerte Intervention kann Berührung sein. Viele Frauen und Männer, die lange Zeit verheiratet waren, haben nach dem Verlust ihrer Partnerin oder ihres Partners ein großes Bedürfnis berührt zu werden. Beraterinnen und Berater, die den Körperkontakt nicht scheuen, können Berührungen wie das Halten der Hände bewusst in ihre Arbeit mit älteren Menschen integrieren. Bei jedem therapeutischen Einsatz von Berührungen muss jedoch klar sein, dass nur angemessene und respektvolle Formen des Körperkontakts in Frage kommen. Außerdem muss in jedem Fall sichergestellt sein, dass die betroffene Person auch tatsächlich berührt werden will.

Erinnerungen aktivieren

Viele ältere Menschen lassen sich gern dazu anregen, «in Erinnerungen zu schwelgen» – eine Tatsache, die sich sehr gut therapeutisch nutzen lässt. Sich zu erinnern bedeutet auch, einen Lebensrückblick zu halten. Dies ist ein natürlicher Prozess, bei dem die betroffene Person Stück für Stück in die mit früheren Erfahrungen zusammenhängenden Bewusstseinszustände zurückkehrt, wobei auch ungelöste Konflikte wieder aufleben können. Heutzutage geht man allgemein davon aus, dass das Erinnern an die «alten Zeiten» für ältere Menschen Anpassungsfunktionen erfüllt und nicht als Zeichen des mentalen Abbaus zu interpretieren ist.

Vor allem Geschwister können sich beim Erinnern gut gegenseitig auf die Sprünge helfen, weil sie einander am längsten kennen. Je älter man wird, desto geringer ist jedoch die Wahrscheinlichkeit, dass die eigenen Geschwister noch am Leben sind (Hays, Gold & Peiper, 1997).

Aktives Erinnern trägt zur Bewahrung der eigenen Identität bei. Auch wenn man geliebte Menschen verloren hat, bleiben die mentalen Repräsentationen dieser Menschen erhalten. Durch den Prozess des Erinnerns kann die Vergangenheit verarbeitet werden. Auch in Phasen der Trauer kann die Aufforderung, sich zu erinnern, eine heilende Wirkung haben, insbesondere nach dem Verlust der Partnerin oder des Partners. Ältere Menschen verlieren die verstorbene Person nicht wirklich, weil so viel von dem, was sie bedeutete, verinnerlicht wurde und auch in der Gegenwart bedeutsam bleibt (Moss et al., 2001). Die Wichtigkeit fortbestehender Beziehungen zu der verstorbenen Person durch interne Repräsentation ist in den letzten Jahren immer stärker erkannt worden (Klass, Silverman & Nickman, 1996; siehe Trauer Aufgabe IV in Kapitel 2).

Umzug erwägen

Beraterinnen und Berater können ältere Trauernde bei der Entscheidungsfindung für oder gegen einen Umzug unterstützen. Diese Entscheidung hängt natürlich ganz wesentlich davon ab, inwieweit die betroffene Person sich noch selbst versorgen kann. Die Bedeutung der gewohnten Umgebung, in der sie möglicherweise viele Jahre lang gelebt und eine Vielzahl bedeutsamer Erinnerungen gesammelt hat, darf dabei auf keinen Fall unterschätzt werden. Aus der gewohnten Umgebung wegzuziehen kann das Gefühl für das eigene Selbst ebenso wie die Verbindung zur verstorbenen Person schwächen. In der gewohnten Umgebung zu bleiben dagegen stärkt das Gefühl der Kontrolle und gibt älteren Menschen einen Ort, an dem sie sich sehr gut an die Vergangenheit erinnern können.

Neue Fähigkeiten entwickeln

Bei einigen älteren Trauernden kann eine allzu starke Abhängigkeit von ihren erwachsenen Kindern entstehen. Trotz des schmerzlichen Verlusts können sie durchaus neue Fähigkeiten entwickeln und durch die Erfahrung der eigenen Leistungsfähigkeit gleichzeitig auch ihr Selbstwertgefühl stärken. Eine ältere Witwe rief ihre Kinder ständig an, sie sollten irgendwelche Reparaturen in ihrem Haus erledigen, notfalls auch mitten in der Nacht. Anfangs halfen die Kinder ihr gern, doch im Laufe der Zeit wurde klar, dass die Mutter lernen musste, einen Handwerker anzurufen und all die anderen Dinge in die Hand zu nehmen, um die sich vorher ihr Mann gekümmert hatte. Sie reagierte auf diesen Vorschlag mit heftigem Widerstand und empfand ihn als Zeichen der Zurückweisung durch die Kinder. Schließlich konnte sie durch vernünftige Argumente doch noch überzeugt werden, lernte einige dieser Alltagsaufgaben eigenständig zu bewältigen, war stolz auf ihre neuen Fähigkeiten und fühlte sich dadurch besser. In der Beratung sollte man sich stets der Tatsache bewusst sein, dass Leistungsfähigkeit und Selbstvertrauen eng zusammenhängen; in ganz besonderem Maße gilt dies für ältere Menschen und ältere Trauernde. Zu bedenken ist jedoch, dass die Anpassung einige Zeit erfordern kann. Parkes (1992) erinnert uns daran, dass sowohl die Trauer als auch das erneute Lernen bestimmter Fähigkeiten Zeit braucht, eine vorübergehende Phase der Abhängigkeit also erforderlich sein kann und es darauf ankommt, älteren Menschen durch diese Phase des Übergangs hindurch zu helfen.

In allen Diskussionen über die Trauer älterer Menschen sollte nicht vergessen werden, dass vielen Forschungsberichten zufolge der von dieser Altersgruppe erlebte Stress vor dem Tod der Partnerin oder des Partners größer sein kann als danach. Dies ist natürlich insbesondere dann der Fall, wenn die trauernde Person für die Pflege der erkrankten Partnerin oder des erkrankten Partners zentral verantwortlich war. In einem solchen Fall empfiehlt es sich, mit den Interventionen früh zu beginnen und nicht zu warten, bis der Todesfall eingetreten ist.

Im Zusammenhang mit älteren Trauernden haben wir hauptsächlich über den Verlust der Partnerin oder des Partners gesprochen. Zu bedenken ist jedoch, dass ältere Menschen häufig noch andere Todesfälle nahe stehender Menschen zu betrauern haben. An erster Stelle ist in diesem Zusammenhang der Tod der Geschwister und langjähriger Freundinnen und Freunde zu nennen, aber auch die Trauer um verstorbene Enkelkinder kann problematisch sein, zumal sich das Mitgefühl in solchen Fällen oft auf die trauernden Eltern konzentriert und die Großeltern außen vor gelassen werden.

Wichtig ist aber auch, sich klar zu machen, dass nicht alle älteren Trauernden eine Beratung brauchen. So stellten z. B. Caserta und Lund (1992) fest, dass viele ältere Trauernde sehr widerstandsfähig sind. Diejenigen, die mit der Trauer gut zurechtkommen, haben mehr Selbstvertrauen, einen größeren Optimismus sowie eine höhere Kompetenzerwartung und Selbstachtung als diejenigen, die mit der Trauer Probleme haben. Dem würde ich noch hinzufügen, dass sie oft auch gesünder sind. Wie bei jeder Altersgruppe, müssen wir uns auch bei der Beratung älterer Trauender in Erinnerung rufen, dass es keine universelle Trauererfahrung gibt (Bennett & Bennett, 2000). Denken Sie an Allports Dictum: «Kein Mensch ist wie der andere!»

Familiäre versus individuelle Bedürfnisse

Ehe wir dieses Kapitel über Trauer im Familiensystem beschließen, möchte ich noch zwei Dinge betonen: Erstens ist es wichtig zu erkennen, dass die einzelnen Mitglieder einer Familie nicht unbedingt gleichzeitig mit denselben Traueraufgaben ringen. Jedes Familienmitglied trauert in seinem eigenen Tempo und auf seine eigene Weise. So kann es z. B. sein, dass sich der Trauerprozess bei älteren Menschen sehr lange hinzieht, ja in einem gewissen Sinne gar nicht wieder aufhört. Miller et al. (1994) sprechen von einer «zeitlosen Bindung» an die verstorbene Person. Manche ältere Menschen, vor allem die sehr alten, können in einem Stadium ihres Lebens angekommen sein, in dem es für sie am besten ist, ihre Erinnerungen zu konsolidieren, um in den ihnen noch verbleibenden Jahren davon zehren zu können.

Familien sollten dazu angehalten werden, niemanden zu einer schnellen Beendigung des Trauerprozesses zu drängen. Vor kurzem sprach ich mit einer Frau, deren Vater vor vier Monaten verstorben war. Sie war sehr beunruhigt darüber, dass ihre Mutter noch immer lang andauernde Weinkrämpfe hatte. Ich versuchte ihr zu erklären, dass dies ganz normal und natürlich sei und ihre Mutter mit der Zeit wahrscheinlich weniger weinen würde.

Zweitens kann es immer Familienmitglieder geben, die sich dagegen sträuben, mit der ganzen Familie zur Trauerberatung zu gehen. Doch selbst wenn es Widerstände gibt, ist es wichtig zu versuchen, möglichst alle Mitglieder einer Familie in die Beratungsgespräche einzubeziehen. Ich führe gern mindestens eine Sitzung mit der gesamten Familie durch. Auf diese Weise kann ich sehen, wie die Familie als Einheit interagiert und die einzelnen Mitglieder einander beeinflussen. Kann man die Gefühle aller Familienmitglieder einschätzen, ist die Wahrscheinlichkeit größer, dass die Beratung Wirkung zeigt und das Gleichgewicht der Familie wieder hergestellt werden kann.

Wollen die anderen Familienmitglieder partout nicht an den Sitzungen teilnehmen, lässt sich der systemische Ansatz auch in der Einzelarbeit anwenden. Bloch (1991) erinnert uns daran, dass es nicht um die Anzahl der Personen im Sprechzimmer, sondern darum geht, ob wir unserem Gegenüber helfen können, die Familiendynamik zu verstehen, so dass es die gewonnenen Erkenntnisse an die anderen Mitglieder des Systems weitergeben kann.

9 Die Trauer der Beratenden

Die Trauerberatung und –therapie stellt die dafür Verantwortlichen vor eine besondere Herausforderung. Die meisten von uns ergreifen psychotherapeutische Berufe, weil wir Menschen, die ratsuchend zu uns kommen, helfen wollen. Die Trauererfahrung jedoch hat etwas, das uns den Trauernden gegenüber hilflos macht. Bowlby (1980) formuliert dies treffend:

> Der Verlust eines geliebten Menschen ist eine der schmerzlichsten Erfahrungen, die Menschen erleiden können – schmerzlich nicht nur für die unmittelbar Betroffenen, sondern auch schmerzlich für uns, die wir Zeuginnen und Zeugen ihres Leids werden, und sei es nur deshalb, weil wir viel zu machtlos sind, um wirklich helfen zu können (S. 7).

Auch Parkes (1972) meint wohl dieses Gefühl, wenn er sagt:

> Schmerz ist in einem solchen Fall unvermeidlich und unentrinnbar. Er stammt aus dem Bewusstsein beider Seiten, dass keine der anderen geben kann, was sie wirklich braucht. Der Beratende kann die verstorbene Person nicht wieder lebendig machen, und der Trauernde kann den Helfenden nicht zufriedenstellen, indem er den Anschein erweckt, dass ihm wirklich geholfen sei (S. 163).

Weil die Trauererfahrung unseres Gegenübers es uns so schwer macht zu helfen oder uns wenigstens hilfreich zu fühlen, kann es leicht zu Wut und Frustration kommen. Oder es ist der beratenden Person so unangenehm, Zeugin oder Zeuge des Schmerzes der trauernden Person zu sein, dass sie aus diesem Unbehagen heraus die Beziehung abbricht. (Hayes, Yeh & Eisenberg, 2007).

Die schmerzliche Verlusterfahrung anderer Menschen ist eine Bewährungsprobe für unsere Fähigkeit, ihnen zu helfen. Darüber hinaus berührt sie uns in dreifacher Hinsicht ganz persönlich: Erstens werden wir uns durch die Arbeit mit Trauernden eventuell eigener schmerzlicher Verluste bewusst, und das kann weh tun. Je ähnlicher die Verlusterfahrungen, desto stärker der Effekt. Haben wir den eigenen Verlust selbst nicht angemessen verarbeitet, kann uns dies an der Einleitung hilfreicher Interventionen hindern. Haben wir ihn dagegen ausreichend integrieren können, kann uns diese Erfahrung bei der Arbeit mit Trauernden in vergleichbarer Lage von Nutzen sein. Hat jemand z. B. gerade erst vor kurzer Zeit seine Partnerin oder seinen Partner durch Tod oder Scheidung verloren, wird die Arbeit mit Trauernden, die sehr ähnliche Verluste zu verarbeiten haben, für ihn schwierig, wenn nicht gar unmöglich sein. Hat er allerdings den eigenen schmerzlichen Verlust bewusst durchlebt und sich gut an die neue Situation anpassen können, kann sich dies auf die Interventionen nützlich und hilfreich auswirken. «Die Behandlung trauernder Menschen muss aus dem Mitgefühl erwachsen, das auf dem Wiedererkennen der gemeinsamen Verletzlichkeit aller Menschen angesichts eines Verlusts beruht» (Simos, 1979, S. 177).

Der zweite Bereich, in dem den Beratenden eigene Erfahrungen in die Quere kommen können, sind befürchtete Verluste. Wir alle, die wir auf diesem Gebiet arbeiten, haben in unserem Leben verschiedene Verluste verarbeiten müssen, bringen aber in die Beratungssituation natürlich auch unsere Ängste hinsichtlich zukünftiger Verluste – der Eltern, der Kinder, der Partnerinnen und Partner usw. – mit. Normalerweise sind diese Ängste auf einer sehr niedrigen Ebene des Bewusstseins angesiedelt. Ist jedoch der Verlust eines Menschen, den wir beraten sollen, dem Verlust, den wir selbst am meisten fürchten, sehr ähnlich, können unsere Ängste einer effektiven therapeutischen Beziehung im Wege stehen (Saunders & Valente, 1994).

Macht sich jemand z. B. allzu viele Sorgen wegen aller möglichen Unglücke, die seinen Kindern zustoßen könnten, was in einer überfürsorglichen Eltern-Kind-Beziehung seinen Niederschlag findet, können ihm daraus in der Arbeit mit trauernden Eltern, deren Kind gestorben ist, beträchtliche Schwierigkeiten erwachsen. Dies trifft insbesondere dann zu, wenn die Ängste nicht ausreichend bewusst gemacht und verarbeitet wurden.

Existenzielle Angst und ein starkes Bewusstsein für die eigene Sterblichkeit bilden einen dritten Bereich, der die therapeutische Beziehung beeinträchtigen kann. In einem früheren Buch habe ich mich mit diesem Thema ausführlich beschäftigt und untersucht, wie sich dies auf das Leben eines Menschen auswirken kann (Worden, 1976). In der Trauerberatung und –therapie kommen wir ständig mit der Unausweichlichkeit des Todes und dem Maße, in dem sie unser eigenes Leben belastet, in Berührung. Das kann sich als schwierig erweisen, weil es die eigene Existenzangst beträchtlich steigern kann. Wir alle haben in diesem oder jenem Grade ein banges Gefühl angesichts unserer eigenen Sterblichkeit, doch ist es möglich, mit dieser Realität ins Reine zu kommen, anstatt die Augen vor ihr zu verschließen und die unguten Gefühle im Untergrund weiter schwelen und die berufliche Effizienz beeinträchtigen zu lassen.

Weil die Arbeit mit Trauernden eine besondere Herausforderung darstellt, ermutigen wir die Teilnehmerinnen und Teilnehmer an unseren Ausbildungsprogrammen, ihren eigenen Trauererfahrungen nachzugehen. Wir glauben, dass dies ihre therapeutische Kompetenz nur vergrößern kann. Erstens kann es ihnen helfen, besser zu verstehen, was es bedeutet, den Trauerprozess zu durchlaufen, schmerzliche Erfahrungen durchzustehen und eine allmähliche Heilung zu verspüren. Durch nichts wird einem die Realität des Trauerprozesses klarer als durch die Beschäftigung mit einer eigenen Trauererfahrung. Auch die verschiedenen Bewältigungsmethoden und eine Vorstellung davon, wie lange es dauern kann, bis der Prozess zu einem gewissen Abschluss kommt, werden auf diese Weise am ehesten verständlich (Redinbaugh, Schuerger, Weiss, Brufsky & Arnold, 2001).

Zweitens wird durch die kritische Rückbesinnung auf eigene Erlebnisse deutlich, welche Ressourcen Trauernden zur Verfügung stehen. Dabei geht es natürlich nicht nur darum, was einem selbst bei der Überwindung eines bestimmten Verlusts geholfen hat, sondern auch darum, was weniger hilfreich war. Kreativere Interventionen werden möglich, weil man nun nicht nur weiß, was man sagen soll, sondern auch, was man besser nicht sagt. Gleichzeitig kann man über den eigenen Bewältigungsstil reflektieren und beobachten, wie dieser auf das Verhalten in einer therapeutischen Situation Einfluss nimmt.

Gleichzeitig kann man herausfinden, welche Aspekte früherer eigener Verluste womöglich noch unerledigt geblieben sind. Der «Zeigarnik-Effekt» in der Psychologie besagt, dass unerledigte Handlungen besser im Gedächtnis bleiben als erledigte. Wer sein eigenes Leben im Blick hat und kritisch reflektiert, wird wissen und sich offen und ehrlich eingestehen, welche seiner Trauererfahrungen zu einem bestimmten Zeitpunkt noch nicht angemessen bewältigt sind und was er noch tun muss, um sie zu einem guten Ende zu bringen. Wichtig ist nicht nur, die derzeit noch unbewältigten Verluste zu kennen, sondern auch die Konflikte identifizieren zu können, auf die sie hinweisen, und nach Wegen zu suchen, wie sie sich auflösen ließen (Muse & Chase, 1993).

Die Beschäftigung mit der eigenen Trauer hilft außerdem zu erkennen, mit welchen Trauernden und Trauersituationen man wirklich umzugehen vermag. Elisabeth Kübler-Ross und ich haben einmal 5000 Fachleute zu Problemen bei der Pflege todkranker Menschen befragt (Worden & Kübler-Ross, 1977–1978). Uns interessierte z. B., welche Schwierigkeiten sie mit sterbenden Patientinnen und Patienten hatten. Zweiundneunzig Prozent berichteten, dass es zumindest einen Typ sterbender Menschen gebe, mit dem sie besondere Probleme hätten. Die genannten Typen waren sehr unterschiedlich, doch zeigte sich bei den verschiedenen Berufsgruppen eine gewisse Clusterbildung. Da offenbar nicht jeder gut mit allen Typen sterbender Menschen arbeiten kann, ist es für die Betroffenen wichtig, ihre persönlichen Grenzen zu kennen und bestimmte Fälle an andere Kolleginnen und Kollegen weiterzugeben, die in diesem Punkt weniger Schwierigkeiten haben.

Das Gleiche gilt für Trauerberaterinnen und -berater. Sie müssen wissen, mit welchem Typ trauernder Menschen sie weniger gut zurechtkommen, und sollten den Mut haben, solche Fälle an andere zu überweisen. Zu den geheimen Verführern in «helfenden Berufen» zählt die Vorstellung, allen Situationen gewachsen zu sein. Das entspricht natürlich nicht der Wahrheit. Erfahrene Beraterinnen und Berater kennen ihre Grenzen und wissen, wann sie einen Fall lieber abgeben sollten. In der Regel besteht ein Zusammenhang zwischen unseren eigenen ungelösten Konflikten und dem Typ trauernder Menschen, der uns Schwierigkeiten bereitet.

Geschichte eigener Verluste

An dieser Stelle möchte ich Ihnen vorschlagen, sich die Geschichte Ihrer eigenen Verluste einmal anzuschauen. Unten folgen einige unvollständige Sätze. Ergänzen Sie sie entweder direkt im Buch oder auf einem Blatt Papier und nehmen Sie sich Zeit, über Ihre Antworten nachzudenken. Wenn möglich, sprechen Sie darüber mit einer Person Ihres Vertrauens. Die Reflektion Ihres eigenen Lebens kann sich auszahlen, indem sie zu einem wirkungsvolleren und erfolgreicheren Umgang mit anderen führt.

1. Der erste Todesfall, an den ich mich erinnern kann, war der von:
2. Ich war damals ... Jahre alt
3. Ich entsinne mich, dass mich damals folgende Gefühle bewegten:
4. Die allererste Beerdigung, Trauerfeier oder andere rituelle Zeremonie, an der ich teilgenommen habe, war:
5. Ich war damals ... Jahre alt.
6. Von dieser Erfahrung ist mir am deutlichsten in Erinnerung:
7. Der letzte Todesfall, der mich sehr mitgenommen hat, war (Person, Zeit, Umstände):
8. Bewältigt habe ich diesen Verlust durch:
9. Der am schwierigsten zu verarbeitende Todesfall war für mich:
10. Schwierig zu verarbeiten war er, weil:
11. Von den lebenden, mir nahe stehenden Menschen, würde mich der Tod von ... am schwersten treffen.

12. Er würde mich am schwersten treffen, weil:
13. Mein primärer Bewältigungsstil bei einem Verlust ist:
14. Ich weiß, dass meine Trauer verarbeitet ist, wenn:
15. Eine Klientin oder einen Klienten an meinen eigenen Trauererfahrungen teilhaben zu lassen, finde ich richtig, wenn:

Stress und Burn-out-Syndrom

Großes Interesse erregt derzeit das Problem des Burn-out-Syndroms und des Stress-Managements in «helfenden Berufen». Das Konzept des beruflichen Burn-outs wurde von Freudenberger (1974) vorgeschlagen und später von Maslach (1982) weiterentwickelt, um die fortschreitende berufliche Ineffektivität von Menschen in medizinischen oder sozialen Berufen zu beschreiben, die unter einem zu hohen Dauerstress stehen. Mit im Fokus dieses Interesses stehen all diejenigen, die beruflich mit todkranken Menschen und deren Familien zu tun haben. Auch Trauerberaterinnen und –berater arbeiten mit Todkranken und haben mit den trauernden Angehörigen oft schon vor dem Todesfall Kontakt. Mary Vachon (1979) untersuchte den Stress von Menschen, die in einem Hospiz arbeiten und denen, die zu Hause Schwerkranke betreuen. In beiden Umgebungen hat sie Stress ausfindig gemacht und vertritt die Ansicht, dass die beste Betreuung nur dann erfolgen kann, wenn die Betreuenden wissen, dass auch sie selbst Bedürfnisse haben, die befriedigt werden müssen.

Da ein Großteil meiner Arbeit am Massachusetts General Hospital ebenso wie in verschiedenen Hospizen in Kalifornien mit todkranken Menschen und ihren trauernden Angehörigen zu tun hatte, habe auch ich mich für den mit einer solchen Arbeit verbundenen Stress interessiert. Allen, die beruflich mit sterbenden Menschen zu tun haben, möchte ich drei Leitlinien ans Herz legen: Erstens sollten Sie Ihre persönlichen Grenzen soweit kennen, dass Sie wissen, mit wie vielen Patientinnen und Patienten Sie zu einem gegebenen Zeitpunkt auf der Basis von Vertrauen und Zuwendung arbeiten können. Man kann mit vielen Menschen arbeiten und seine Sache ordentlich machen, aber die Anzahl sterbender Patientinnen und Patienten, zu denen man eine Bindung von einiger Tiefe haben kann, ist definitiv begrenzt. Dabei gibt es individuelle Unterschiede, was es umso wichtiger macht, seine persönlichen Grenzen zu kennen und sich nicht für zu viele Sterbende intensiv zu engagieren. Sobald Sie eine Bindung an einen sterbenden Menschen entwickelt haben, werden Sie dessen Tod als einen Verlust empfinden, den Sie angemessen betrauern müssen.

Zweitens können Sie ein Burn-out-Syndrom vermeiden, indem Sie Verluste «aktiv» betrauern. Stirbt eine Person, die Sie im Rahmen Ihrer beruflichen Tätigkeit betreut haben, ist es wichtig, dass Sie sich ganz bewusst auf Ihre Trauer einlassen. Ich persönlich finde es hilfreich und empfehle allen unseren Mitarbeiterinnen und Mitarbeitern, an der Trauerfeier und der Beerdigung teilzunehmen. Wichtig ist auch, dass Sie Ihre Traurigkeit und anderen Gefühle zulassen und sich nicht schuldig fühlen, wenn Sie nicht jeden Toten auf die gleiche Weise betrauern können.

Drittens sollten Sie immer wissen, wo Sie selbst Hilfe finden und Unterstützung bekommen können. Vielen fällt dies schwer. Nach einem Vortrag vor einer Gruppe von Bestattungsunternehmern sprach mich die Frau eines Bestatters an, die sich um ihren Mann große Sorgen machte. Er habe selbst einen schweren, schmerzlichen Verlust erlitten und es ginge ihm gar nicht gut. Er könne anderen in ihrer Trauer beistehen, für sich selbst Hilfe zu suchen fiele ihm jedoch äußerst schwer. Ähnlich geht es vielen Trauerberaterinnen und –beratern, die dafür bekannt sind, dass sie es oft nicht fertigbringen, für sich selbst Hilfe und Unterstützung zu mobilisieren. Wer von Ihnen also in der Trauerberatung oder -therapie arbeitet, sollte umgehend für sich klären, wo er emotionale Unterstützung findet, wo er an seine persönlichen Grenzen stößt und wie er um Hilfe bitten kann, wenn er sie braucht (Papadatou, 2006).

Alle, die in Einrichtungen wie Krankenhäusern, Pflegeheimen und Hospizen arbeiten, werden oft von anderen Mitgliedern des Teams unterstützt. Teamleiterinnen und -leiter sollten diese gegenseitige Unterstützung unbedingt fördern. Regelmäßige Treffen, bei denen die Teilnehmerinnen und Teilnehmer ermutigt werden, über ihre Probleme bei der Betreuung sterbender Menschen und ihrer Angehörigen sowie ihre eigenen Gefühle zu sprechen, können übermäßigem Stress vorbeugen und die emotionale Lage enorm verbessern. Darüber hinaus sollten außenstehende Fachleute für vertrauliche Gespräche mit Einzelnen, Teilen des Teams oder dem gesamten Team zur Verfügung stehen. Ich selbst bot solche Gespräche mehrere Jahre lang für das Team der gynäkologischen Abteilung am Massachusetts General Hospital an. Parkes (1986) sagt im Hinblick auf Menschen, die in Einrichtungen arbeiten, in denen häufiger Menschen sterben: «Mit dem richtigen Training und gegenseitiger Unterstützung werden wir feststellen, dass selbst häufigere Todesfälle unsere Menschlichkeit und unsere Zuwendung nicht untergraben, sondern dass uns jeder weitere Verlust dazu befähigt, noch selbstbewusster und sensibler mit der Trauer umzugehen» (S. 7). Ich glaube, dass er damit Recht hat.

Die Psychologin Dalai Papadatou, die in Athen auf einer pädiatrischen Station arbeitet und an einer Pflegeschule unterrichtet, hat für das Personal auf ihrer Station sechs Regeln für den Umgang mit der Trauer formuliert. Ich finde diese Regeln außerordentlich nützlich:

- Regel Nr. 1 – Von Menschen in Gesundheitsberufen wird erwartet, dass sie zu schwer kranken und sterbenden Kindern enge Beziehungen entwickeln und sich für sie engagieren.
- Regel Nr. 2 – Von Menschen in Gesundheitsberufen wird erwartet, dass sie betroffen sind und ihre Trauerreaktionen vor, bei und nach einem Todesfall zum Ausdruck bringen. Die Intensität ihrer Trauer sollte jedoch beherrscht werden.
- Regel Nr. 3 – Die Trauer von Menschen in Gesundheitsberufen darf nie so intensiv sein, dass sie das klinische Urteil beeinträchtigt oder zu einem emotionalen Zusammenbruch führt.
- Regel Nr. 4 – Die Trauer von Menschen in Gesundheitsberufen darf niemals die Trauer der Angehörigen übersteigen.
- Regel Nr. 5 – Die Trauer von Menschen in Gesundheitsberufen sollte für andere kranke oder sterbende Kinder oder deren Eltern nicht sichtbar sein.
- Regel Nr. 6 – Von den Mitgliedern des Teams wird erwartet, dass sie einander in ihrer Trauer unterstützen. Sie können mit ihren Kolleginnen und Kollegen über ihre Gefühle und Gedanken sprechen, doch sollte dies auf bestimmte Zeiten und formelle oder informelle Treffen begrenzt werden und muss unterdrückt werden, wenn sie mit der Pflege und Versorgung anderer Kinder befasst sind (Papadatou, 2000, S. 71–72).

Die kanadische Psychologin Mary Vachon (1987) beschrieb ein Vorgehen, das sicherlich in verschiedenen Einrichtungen nützlich sein kann: Nachdem eine Patientin oder ein Patient gestorben ist, spricht die diensthabende Pflegekraft einen kurzen Text auf Band, beschreibt die Umstände des Todes, wer dabei war und welche Angehörigen ihrer Einschätzung nach aufgrund des Verlusts einem Risiko unterliegen könnten. Zum Schluss drückt sie auch ihre eigenen Gefühle aus. Einige Tage später hört ein anderes Mitglied des Teams das Band ab und berichtet beim nächsten Stationstreffen darüber. Das Band wird nicht nur für das Festhalten von Daten genutzt, sondern auch dazu, ein Gespräch über den Verlust zu stimulieren, gemeinsam über die durch den Todesfall ausgelösten Gefühle zu sprechen und zu überlegen, ob die Behandlung noch irgendwie anders hätte laufen oder verbessert werden können. Zum Abschluss unterschreibt jedes Teammitglied eine Trauerkarte, die den Angehörigen zugeschickt wird.

Am Ende dieses Kapitels über die Trauer der Beratenden möchte ich noch auf den Einsatz ehrenamtlicher Laien als Beraterinnen und Berater zu sprechen kommen. Persönliche Trauererfahrungen sind häufig der Grund dafür, dass Menschen z. B. in Trauergruppen oder Hospizen ehrenamtlich arbeiten. Die meisten ambulanten Hospizdienste, aber auch stationäre Hospize setzen bei der Arbeit mit Sterbenden und ihren Angehörigen ehrenamtliche Laien ein. Das Gleiche gilt für die von Phyllis R. Silvermann (1986) initiierten «Widow-to-widow» -Programme, in denen sich Witwen als ehrenamtliche Helferinnen und Beraterinnen mit großem Erfolg für frisch verwitwete Leidensgenossinnen engagieren.

Ehrenamtliche können zweifellos vieles leisten. Dennoch bin ich der festen Überzeugung, dass als ehrenamtliche Trauerberaterinnen und -berater nur Menschen in Frage kommen sollten, die schon selbst eine eigene Verlusterfahrung durchgearbeitet und bis zu einem gewissen Grade auch bewältigt haben. Mir ist aufgefallen, dass manche, die unsere Workshops an der University of Chicago besuchen, noch in der akuten Phase des Trauerprozesses stecken und ihr Interesse an einer Fortbildung dem Bedürfnis entspringt, mit ihrer persönlichen Trauer zurecht zu kommen. Ich glaube nicht, dass jemand Trauerberatung leisten kann, solange er noch selbst einen erst kürzlich erlittenen Verlust zu verarbeiten hat. Es gäbe zu viele wunde Punkte, die die Wirksamkeit der Beratung beeinträchtigen könnten. Hat jemand hingegen eine Verlusterfahrung durchgemacht und einigermaßen bewältigt, können ihm bessere Interventionen gelingen als jemandem, der selbst noch nie einen schmerzlichen Verlust erlitten und betrauert hat (Nesbitt, Ross, Sunderland & Shelp, 1996).

Charles Garfield, Begründer des Shanti-Programms in der San Francisco Bay Area, stellte fest, dass von den Ehrenamtlichen diejenigen am erfolgreichsten arbeiteten, die auf für beide Seiten befriedigende zwischenmenschliche Beziehungen zurückblicken können und für die Arbeit ganz persönlich motiviert sind. Garfield und sein Team schlagen Programme vor, die Ehrenamtlichen eine fundierte Ausbildung, kontinuierliche Supervision und emotionale Unterstützung bieten sowie dem Einzelnen Gelegenheit geben, den eigenen Bewältigungsstil und dessen Tauglichkeit zu reflektieren. Gleiches empfiehlt sich für Fachleute, die beruflich auf diesem Gebiet arbeiten (Garfield & Jenkins, 1981–1982).

10 Ausbildung zur Trauerberatung

1976 beschlossen Mary Conrad, damals Leiterin des Fortbildungszentrums an der University of Chicago, und ich, eine zweitägige Fortbildung zum Thema Trauerberatung für Menschen in «helfenden Berufen» anzubieten. Wir hatten schon früher Workshops zu verschiedenen Aspekten der Betreuung sterbender Menschen und ihrer Angehörigen veranstaltet, fürchteten aber beide, dass unser Beitrag zur Vorbereitung auf solche Aufgaben Stückwerk bliebe, solange wir nicht auch auf die Kernfragen der Trauerberatung und –therapie eingingen.

Für ein zweitägiges Programm entschieden wir uns, weil wir das Ganze so umfassend wie möglich gestalten und mit didaktischem Material unterfüttern, den Teilnehmerinnen und Teilnehmern aber auch zu mehr Sicherheit im individuellen Umgang mit Trauernden verhelfen wollten. Dazu mussten wir viele Aspekte des umfangreichen Themas berücksichtigen. Wir wollten nicht nur Informationen zur Theorie des Trauerns und dessen Notwendigkeit vermitteln, sondern auch auf die Differenzialdiagnose von normaler und pathologischer Trauer eingehen und einige konkrete Interventionen in besonderen Fällen (plötzlicher Todesfall, Verlust eines Körperteils durch Amputation u. ä.) ansprechen.

Eine Besonderheit unseres Programms erwies sich als höchst erfolgreich: Gleich nach einer ersten Einführung teilten wir die Teilnehmerinnen und Teilnehmer in Zehnergruppen ein, die die ganze Zeit über beisammen blieben. Jedes Gruppenmitglied wurde ermutigt, seine persönliche Verlustgeschichte zu erzählen. Obgleich die Geschichten sehr unterschiedlich ausfielen, war doch allen Beteiligten bewusst, dass jeder Einzelne von ihnen den mit der Trauer verbundenen, tiefen Schmerz am eigenen Leib erfahren hatte. Dieses Bewusstsein für die gemeinsame Erfahrung förderte die Gruppendynamik und brachte die Gruppenmitglieder einander in relativ kurzer Zeit nahe.

Der zweite Tag war hauptsächlich dem Rollenspiel gewidmet. Zu diesem Zweck hatte ich aus meinen Unterlagen eine Reihe von Fall-«Vignetten» zusammengestellt, die verschiedene Situationen und Trauerprobleme behandelten. (Die «Vignetten» sind am Schluss dieses Kapitels abgedruckt und können für die Ausbildung von Trauerberaterinnen und -beratern verwendet werden.) Das Rollenspiel ähnelte dem, das wir an der Harvard Medical School verwendeten, um Studierende der Medizin auf den Umgang mit Sterbenden und ihren Angehörigen vorzubereiten.

Das Verfahren sieht vor, dass die Mitglieder der Gruppe sich freiwillig melden, um die Rollen der verschiedenen trauernden Personen zu übernehmen. Auch die Rolle der Beraterin oder des Beraters wird stets neu besetzt. Nach der Verteilung der Rollen werden die Teilnehmenden angewiesen, nicht miteinander darüber zu sprechen. Es ist sehr wichtig, dass jeder Einzelne nicht die ganze Vignette, sondern nur seine Rolle kennt, weil dies die Kreativität anregt und zur Realitätsnähe der Rollenspielsituation beiträgt. Dann verlassen die an einer Vignette beteiligten Freiwilligen den Raum. Den verbleibenden Gruppenmitgliedern wird nun ausschließlich der Part der Beraterin oder des Beraters vorgelesen. Anschließend werden die draußen Wartenden hereingerufen und die Sitzung kann beginnen.

Die Gruppenleitung lässt das Rollenspiel so lange laufen, bis es nichts Neues mehr zu erbringen scheint, und gibt dann den Part der Beraterin oder des Beraters an ein anderes Gruppenmitglied ab. So geht es mehrmals weiter, damit mindestens jeweils zwei oder drei Mitglieder ihr Beratungsgeschick erproben können. Hinterher werden die gespielten Szenen kritisch analysiert und bewertet. Die verschiedenen «Beraterinnen» und «Berater» werden gebeten, die von ihnen eingeschlagene Richtung und das, was ihnen dabei vorschwebte, zu erklären. Die «Beratenen» sprechen darüber, welche Interventionen sie als hilfreich empfanden und welche nicht. Schließlich teilen die Gruppenmitglieder, die zugeschaut haben, ihre Beobachtungen mit und auch die Gruppenleitung kann eigene Vorschläge einbringen. Nach der Kritik kann entweder dieselbe Situation nochmals durchgespielt oder eine andere Situation gewählt werden. Alle Teilnehmenden, vor allem die «Beraterinnen» und «Berater» werden daran erinnert, dass niemand von ihnen Perfektion erwartet und sie ja in den Workshop gekommen sind, um ihre Fähigkeiten weiterzuentwickeln.

Obgleich zwei Tage natürlich nicht ausreichen, um erfahrenen Trauerberaterinnen und –berater auszubilden, fanden wir diesen zeitlichen Rahmen günstig und haben das Programm in vielen Teilen der USA wiederholt. Dabei gingen wir immer davon aus, dass die Teilnehmenden bereits ein gewisses Grundverständnis und einige therapeutische Erfahrungen mitbringen. Der Workshop soll ihnen weitergehende, für die Trauerberatung spezifische Informationen vermitteln und ihnen darüber hinaus Gelegenheit geben, sich ein wenig Beratungspraxis anzueignen, sich selbst auszuprobieren und durch die konstruktive Rückmeldung anderer zu lernen.

Fast alle der im Folgenden abgedruckten Vignetten stammen aus dem Bereich der Trauerberatung, nicht aus dem der Trauertherapie. Die Trauertherapie stellt ein sehr viel komplizierteres Verfahren dar und wäre nicht in der gleichen Kürze darstellbar. Wie ich an verschiedenen Stellen in diesem Buch immer wieder betont habe, sollte sich an die Trauertherapie nur heranwagen, wer den nötigen fachlichen Hintergrund besitzt und die dafür erforderliche Ausbildung absolviert hat. Unerlässlich sind gründliche Kenntnisse der Psychodynamik und die Fähigkeit, das dekompensierende Potential der Patientin oder des Patienten einzuschätzen. Viele versuchen sich auf psychotherapeutischem Gebiet, ohne über eine adäquate Qualifikation zu verfügen. Eine der wertvollsten Eigenschaften guter Therapeutinnen und Therapeuten besteht jedoch gerade darin, die eigenen Grenzen zu kennt und zu wissen, wann sie einen Fall weiterleiten oder sich bei erfahreneren Kolleginnen und Kollegen Rat holen müssen.

Vignette 1

Frau: Vor 12 Wochen verließ Ihr Mann, mit dem Sie 33 Jahre lang verheiratet waren, das Haus, um zu einem beruflichen Termin in einer anderen Stadt zu fahren. Er wollte über Nacht bleiben und am nächsten Tag wiederkommen – doch er kam nie wieder. Mehrere Tage später wurde er auf einer abgelegenen Landstraße tot in seinem Wagen gefunden. Offenbar war er an einem Herzanfall gestorben. Da die Verwesung wegen der Hitze schon weit fortgeschritten war, riet man Ihnen, sich den Toten lieber nicht anzusehen. Trauerfeier und Beerdigung fanden in seinem Heimatort statt, weit entfernt von dort, wo Sie jetzt leben. Sie können einfach nicht glauben, dass er wirklich tot ist, und warten noch immer darauf, dass er nach Hause kommt. Sie müssen ständig weinen und wissen nicht, was Sie tun sollen, deshalb sind Sie zur Beratung gegangen.

Berater: Eine 58-jährige Frau hat ihren Mann durch einen Herzanfall verloren, während er auf Geschäftsreise war. Sie hat den Toten nicht gesehen und hat Schwierigkeiten zu glauben, dass er wirklich verstorben ist. Helfen Sie ihr beim Umgang mit der ersten Traueraufgabe und überlegen Sie, was Sie sonst noch für sie tun könnten.

Vignette 2

Witwe: Sie sind Witwe und 75 Jahre alt. Ihr Mann ist vor sechs Monaten gestorben. Sie sind krank und befinden sich in einem Pflegeheim. Sie sind traurig und fühlen sich ohne Ihren Mann ganz verloren. Ihre Kinder wohnen weit weg und Sie kommen sich sehr einsam vor. Am liebsten würden Sie aufgeben und sterben, um wieder mit Ihrem Mann vereint zu sein. Sie wissen nicht, wofür es sich für Sie noch zu leben lohnt. Zu den Pflegekräften in Ihrem Heim sagen Sie immer wieder: «Lassen Sie mich doch in Ruhe, lassen Sie mich sterben.»

Sozialpädagogin oder -pädagoge: In einem Pflegeheim sollen Sie eine 75-jährige Witwe betreuen, deren Mann vor sechs Monaten gestorben ist. Sie sollen ihr in ihrer Trauer beistehen, ihr helfen, den Verlust zu überwinden und sich wieder dem Leben zuzuwenden.

Vignette 3

Frau: Sie sind 38 Jahre alt und alleinstehend. Vor drei Monaten ist Ihr alkoholkranker Stiefvater nach einem Herzinfarkt plötzlich gestorben. Ihre Mutter und er waren zusammengezogen, als Sie drei Jahre alt waren, und über die Jahre hat er Sie immer wieder körperlich und sexuell missbraucht, bis Sie mit 17 Jahren aus dem Haus gegangen sind. Als Sie von seinem Tod hörten, waren Sie innerlich froh. Auch jetzt noch sind Sie in erster Linie erleichtert, dass er endgültig aus Ihrem Leben verschwunden ist, und haben nur negative Erinnerungen an ihn. Seit seinem Tod hatten Sie mehrere Träume von ihm, in denen er die Arme nach Ihnen ausstreckte. Sie wissen nicht, was diese Träume zu bedeuten haben, aber Sie wachen jedes Mal erschrocken auf und können nicht wieder einschlafen. Ihr gestörter Schlaf beginnt, Ihre Arbeitsleistung zu beeinträchtigen, deshalb sind Sie zur Beratung gekommen.

Berater: Eine 38-jährige, alleinstehende Frau hat seit dem plötzlichen Herztod Ihres Stiefvaters vor drei Monaten große Schlafprobleme. Explorieren Sie ihre Symptome im Licht des kürzlich erlittenen Verlusts. Falls Trauerarbeit zu leisten ist, helfen Sie ihr, dies zu erkennen und durchzustehen.

Vignette 4

Frau: Sie sind eine 51-jährige, alleinstehende Frau, deren Mutter kürzlich gestorben ist. Sie haben Ihr ganzes Leben lang mit Ihrer Mutter zusammengelebt und hatten eine enge, aber ambivalente Beziehung zu ihr. Während ihrer langen Krankheit, die auch mehrere Krankenhausaufenthalte erforderlich machte, haben Sie Ihre Mutter gepflegt. Ihre Mutter war keine einfache Persönlichkeit. So kam es, dass Sie ihr in den letzten Jahren mehrmals voller Zorn gesagt haben, dass Sie sie, wenn sie sich nicht bessern würde, in ein Pflegeheim geben würden. Sie hätten das niemals getan, doch jetzt, wo sie tot ist, vermissen Sie sie schrecklich und haben ein schlechtes Gewissen, weil Sie so etwas zu ihr gesagt haben.

Beraterin oder Berater: Eine 51- jährige, alleinstehende Frau sucht Hilfe wegen starker Schuldgefühle im Zusammenhang mit dem Tod ihrer Mutter. Helfen Sie ihr, ihre Schuldgefühle einem Realitätstest zu unterwerfen und eine bessere Möglichkeit zu deren Bewältigung zu finden.

Vignette 5

Witwer: Sie sind 29 Jahre alt. Ihre Frau, mit der Sie sechs Jahre lang verheiratet waren, ist vor vier Monaten an Krebs gestorben und Sie sind nun mit Ihrem dreijährigen Sohn und Ihrer fünfjährigen Tochter allein. Ihre Ehe war glücklich und der Verlust ist für Sie sehr schmerzlich. Sie sind verzweifelt auf der Suche nach etwas, das Ihren Schmerz lindern kann. Sie glauben, wenn Sie wieder heiraten könnten, wäre der Schmerz vorbei und Sie könnten die ganze Misere hinter sich lassen. Sie haben sich schon mehrmals mit Frauen verabredet, sich aber jedes Mal anschließend noch deprimierter gefühlt. Trotzdem glauben Sie, bald wieder heiraten zu müssen. Ihre Kinder hätten dann eine neue Mutter, Sie selbst würden sich auch besser fühlen und Ihr Schmerz wäre endlich vorüber. Sie suchen die Trauerberatung des Hospizes auf, in dem Ihre Frau vor ihrem Tod gepflegt worden war.

Beraterin oder Berater: Sie sollen einen 29-jährigen Mann beraten, dessen Frau vier Monaten zuvor in Ihrem Hospiz gestorben ist. Sie haben die Familie damals nicht kennengelernt und sehen jetzt den Ehemann zum ersten Mal im Rahmen der vom Hospiz angebotenen Nachbetreuung.

Vignette 6

Frau: In den letzten drei Jahren haben Sie Ihre Mutter, Ihren Vater, einen Bruder und einen engen Freund verloren. Nach all diesen Verlusten fühlen Sie sich wie betäubt. Wenn Sie etwas fühlen, ist es eher Angst als Traurigkeit. Die Angst hat in den letzten Monaten zugenommen und Sie sind wegen Ihres Herzklopfens mehrmals bei Ihrer Ärztin gewesen. Die Ärztin sagt, Sie seien körperlich gesund und die Symptome hingen mit Stress und Angst zusammen. Sie hat Sie zu einer Beratungsstelle geschickt.

Beraterin oder Berater: Eine Ärztin hat an Sie eine Frau überwiesen, die Hilfe dabei braucht, mit ihrem Stress besser umzugehen. Sie hat in letzter Zeit mehrere Familienmitglieder und Freunde durch Tod verloren. Evaluieren Sie den Zusammenhang zwischen diesen Verlusten und ihrem Stress und leiten Sie angemessene Interventionen ein.

Vignette 7

Ehefrau: Ihr achtjähriger Sohn ist vor zwei Jahren an Leukämie gestorben. Sie konnten den Verlust einigermaßen verkraften, haben aber Angst, dass Sie wichtige Details aus dem Leben Ihres Sohnes und der gemeinsamen Zeit vergessen könnten. Damit dies nicht geschieht, haben Sie im Zimmer Ihres Sohnes alles so gelassen, wie es zum Zeitpunkt seines Todes war. Ihr Mann macht sich deshalb Sorgen. Er hat das Gefühl, nach zwei Jahren sollten Sie das Zimmer allmählich ausräumen, einige Erinnerungsstücke aufheben und das Zimmer für andere Zwecke nutzen. Jedes Mal, wenn das Gespräch auf dieses Thema kommt, streiten Sie sich. Die Beziehung zu Ihrem Mann ist dadurch ernsthaft belastet.

Ehemann: Seitdem vor zwei Jahren Ihr achtjähriger Sohn an Leukämie gestorben ist, wurde in seinem Zimmer nichts mehr verändert. Anfangs war das für Sie kein Problem, doch jetzt, zwei Jahre später, drängen Sie Ihre Frau, das Zimmer auszuräumen, einige wichtige Erinnerungsstücke zu behalten und das Zimmer anders zu nutzen. Das Zimmer so zu lassen, wie es ist, verstärkt bei Ihnen nur die schmerzlichen Erinnerungen. Ihre Frau will nicht auf vernünftige Argumente hören und das Zimmer nicht verändern.

Beraterin oder Berater: Ein Paar bittet Sie, in einem Streit über das Zimmer und die Sachen Ihres verstorbenen Sohnes zu vermitteln. Der Mann möchte das Zimmer ausräumen, die Frau aber nicht. Helfen Sie den beiden, dieses Problem zu lösen und mit den von dieser Situation erzeugten unterschwelligen Ängsten und Gefühlen in Kontakt zu kommen.

Vignette 8

Ehefrau: Vor sieben Monaten ist Ihr Vater im Alter von 78 Jahren durch Suizid gestorben. Er hat sich selbst in den Kopf geschossen. Für Sie war dies ein kompletter Schock, zumal er keine Nachricht hinterließ, um seinen Schritt zu erklären. Ihre Mutter war ein Jahr zuvor gestorben und obgleich Ihr Vater weit von Ihnen entfernt lebte, hatten Sie oft am Telefon mit ihm gesprochen und dachten, er hätte den Verlust einigermaßen überwunden. Seit seinem Tod sind Sie reizbar und kurz angebunden, besonders zu Ihrem Ehemann. Er verliert die Geduld mit Ihnen und hat angedroht auszuziehen. Zögernd geben Sie der Bitte Ihres Mannes nach, zu einer Paarberatung zu gehen.

Ehemann: Ihr Schwiegervater hat sich ein Jahr nach dem Tod seiner Frau selbst erschossen. Sie und Ihre Frau waren beide schockiert, zumal er keine Nachricht hinterlassen hat, um den Suizid zu erklären. Seit diesem Vorfall ist es für Sie sehr schwierig, mit Ihrer Frau auszukommen. Bei jeder Kleinigkeit reagiert sie sofort gereizt. Sie haben von diesem Verhalten so die Nase voll, dass Sie damit gedroht haben, sie zu verlassen. Ehe Sie diesen letzten Schritt tun, wollen Sie es aber mit einer Beratung versuchen, allzu hoffnungsvoll sind Sie allerdings nicht.

Beraterin oder Berater: Sie haben es mit einem Paar zu tun, dass drauf und dran ist, sich zu trennen. Aus einem Telefonat mit dem Ehemann wissen Sie, dass der Vater der Frau vor nicht allzu langer Zeit gestorben ist. Achten Sie bei Ihrer Evaluation vor allem auf die Frage, in welchem Maße Trauerthemen zu den Ehestreitigkeiten beitragen könnten.

Vignette 9

Mutter: Ihr nur drei Monate altes Kind starb im Krankenhaus. Dies liegt nun 15 Monate zurück und Sie sind immer noch sehr deprimiert. Sie waren einmal bei einer Selbsthilfegruppe für trauernde Eltern, sind dann aber gegangen und haben gesagt: «Geschichten austauschen ist nicht das, was ich brauche.» Sie verspüren viel Wut gegen Ihren Ehemann, weil er nicht da war, als das Baby starb und den beiden überlebenden Kindern mehr Aufmerksamkeit schenkt als Ihnen. Ihr eigener Vater hat Sie und die Familie verlassen, als Sie fünf Jahre alt waren. Kürzlich haben Sie von Ihrem verstorbenen Kind geträumt. Im Traum sagte es zu Ihnen: «Du hast mir keine Chance gegeben.» Eine Freundin hat Ihnen geraten, zu einer Beratung zu gehen.

Vater: Nach nur drei Monaten ist Ihr mit großen gesundheitlichen Problemen zur Welt gekommenes Kind im Krankenhaus gestorben. Sie haben Schuldgefühle wegen dieses Todes und schenken Ihren beiden überlebenden Kindern mehr Aufmerksamkeit als früher. Ihre Frau ist in den letzten 15 Monaten seit dem Verlust depressiv. Ihre Traurigkeit lässt Sie betroffen und hilflos fühlen. Die einzige Möglichkeit, die Ihnen einfällt, wie Sie ihr helfen können, ist stark und optimistisch zu sein. Aber auch das hat nicht geholfen. Sie will zu einer Beratung gehen und möchte, dass Sie mitkommen. Sie haben das Gefühl, dass mit Ihnen alles in Ordnung ist, sind aber bereit mitzugehen, wenn ihr das helfen könnte.

Beraterin oder Berater: Ein Ehepaar hat vor 15 Monaten sein nur drei Monate altes Kind verloren. Die Frau ist seitdem depressiv. Das Paar hat noch zwei andere Kinder. Sowohl der Mann als auch die Frau werden zur ersten Beratungsstunde kommen. Versuchen Sie herauszufinden, wo die beiden jeweils in ihrem Trauerprozess stehen und entscheiden Sie dann, ob Sie mit jedem allein, dem Paar oder der ganzen Familie arbeiten wollen.

Vignette 10

Vater: Ihre Frau ist vor 10 Monaten an Krebs gestorben und Sie sind seitdem mit Ihren drei Kindern, einer 14-jährigen Tochter und zwei Söhnen im Alter von elf und 16 Jahren, allein. Sie geben Ihr Bestes, um als allein erziehender Vater zurechtzukommen, sind jedoch auch in Ihrem Beruf sehr eingespannt und haben eine lange Anfahrt zur Arbeit. Sie dachten, Ihre Kinder würden nach dem Tod der Mutter stärker zusammenhalten, doch scheinen sie eher getrennte Wege zu gehen. Besonders verärgert sind Sie über Ihre Tochter, die sich weigert, all die Aufgaben im Haushalt zu übernehmen, die sie Ihrer Meinung nach erledigen sollte, weil sie ein Mädchen und die Älteste ist. Als der Vertrauenslehrer ihrer Schule anrief und Ihnen sagte, sie würde immer öfter den Unterricht schwänzen, stimmten Sie zu, zu einer Familienberatung zu gehen.

Schwester: Du bist 14 Jahre alt und hast vor 10 Monaten deine Mutter verloren, die an einer Krebserkrankung gestorben ist. Du vermisst sie sehr und findest deinen Vater seit ihrem Tod unerträglich. Er erwartet von dir, dass du für die Familie morgens Frühstück machst und abends etwas kochst, einkaufst und auf deinen sechs Jahre alten kleineren Bruder aufpasst. Du hast überhaupt keine Lust dazu, bist seit dem Tod deiner Mutter in deinen Schulleistungen stark abgesackt und gehst lieber mit deinen Freundinnen und Freunden in die Stadt als in den

Unterricht. Du hast das Gefühl, dass das deine einzige Freizeit ist, weil du wegen deiner vielen Aufgaben im Haushalt keine andere Zeit mehr für dich hast. Zögernd willigst du ein, zu einer Familienberatung zu gehen.

Bruder: Vor 10 Monaten, als du gerade elf Jahre alt geworden bist, starb deine Mutter an Krebs. Seitdem ist es zu Hause chaotisch und du gehst am liebsten woanders hin. Du verbringst viel Zeit mit deinen Freunden, ihr spielt zu Hause bei denen oder draußen im Park. Deine ältere Schwester kommandiert dich herum und du magst es gar nicht, wenn sie dir sagt, was du machen sollst. Du magst deinen sechs Jahre alten Bruder, aber ihr habt nicht viele gemeinsame Interessen.

Bruder: Du bist sechs Jahre alt. Seit vor 10 Monaten deine Mutter an Krebs gestorben ist, fühlst du dich einsam und verlassen. Du verstehst nicht wirklich, was mit deiner Mutter geschehen ist oder wo sie jetzt ist. An der Trauerfeier und der Beerdigung durftest du nicht teilnehmen. Nachts träumst du von ihr und findest das irgendwie tröstlich. Du hast nur wenige Freunde, mit denen du spielen könntest und nach der Schule und an den Wochenenden verbringst du die meiste Zeit vor dem Fernseher.

Beraterin oder Berater: Die Schule hat eine Familie zu Ihnen geschickt, die möglicherweise Trauerprobleme hat. Die Mutter ist vor 10 Monaten an Krebs gestorben, der Mann lebt mit den drei Kindern – einem 14-jährigen Mädchen, einem 11-jährigen Sohn und einem sechsjährigen Sohn – allein. Die Tochter hat in letzter Zeit öfter den Unterricht geschwänzt und in ihren Schulleistungen stark nachgelassen. Die beiden Jungen haben keine Schwierigkeiten in der Schule, nach Angaben seiner Lehrerin wirkt der Sechsjährige verloren und sie weiß nicht so recht, was sie mit ihm machen soll. Evaluieren Sie die Familie und entwickeln Sie eine Interventionsstrategie.

Vignette 11

Junger Mann: Ihr Partner, mit dem Sie acht Jahre zusammen gelebt hatten, starb vor sechs Monaten an Aids. Sie haben ihn zu Hause gepflegt, bis er dort auch gestorben ist. Sie haben das Gefühl, dass Sie schon während seiner 18-monatigen Krankheitszeit viel Trauerarbeit geleistet haben. Seine ältere Schwester ruft Sie regelmäßig an, um emotionale Unterstützung zu finden. Obgleich Sie die Schwester mögen und ihr auch gern helfen würden, machen ihre Anrufe Sie eher traurig und es wäre Ihnen lieber, wenn sie weniger oft anrufen würde. Ihr Bruder war ein wichtiges Kapitel in Ihrem Leben und Sie vermissen ihn sehr, doch Sie wollen sich jetzt auch wieder mehr Ihrem eigenen Leben zuwenden. Zögernd stimmen Sie einem einmaligen gemeinsamen Beratungsgespräch zu, in der Hoffnung, dass sie sich zurückziehen wird.

Schwester: Ihr Bruder, der sieben Jahre jünger war als Sie, ist vor sechs Monaten an Aids gestorben. Sie haben seinem Lebensgefährten, mit dem er acht Jahre zusammen gelebt hatte, in der 18-monatigen Krankheitszeit bei der Pflege geholfen. Die Rolle der Pflegenden ist Ihnen vertraut, da Ihre Mutter starb, als Sie 12 Jahre alt waren und Sie als Älteste daraufhin für die Familie sorgen mussten. In Ihrer Trauer fühlen Sie sich wenig unterstützt und allein. Sie sind wütend auf den Lebensgefährten Ihres Bruders und auf Ihren Ehemann, die diesen schwierigen Tod hinter sich lassen und mit ihrem eigenen Leben fortfahren wollen.

Ehemann: Ihre Frau hat vor sechs Monaten ihren Bruder durch Aids verloren. Sie mochten Ihren Schwager, hatten viel Mitgefühl und haben Ihre Frau während der 18-monatigen Krankheitszeit sehr unterstützt, waren aber letztlich erleichtert, als er dann starb. Für Sie bedeutete dies, dass die Zeit der Qual vorbei war und Sie alle endlich wieder zur Normalität zurückkehren konnten. Ihre Frau weint jedoch heute noch oft und will nicht wieder arbeiten. Sie fühlen sich frustriert, wütend und hilflos. Zögernd stimmen Sie zu, zu einer Beratung zu gehen und erhoffen sich davon, dass dieses Kapitel endlich abgeschlossen werden kann.

Beraterin oder Berater: Sie haben einen Termin mit einer Frau, deren jüngerer Bruder vor sechs Monaten an Aids gestorben ist. Sie bringt ihren Ehemann und den Lebensgefährten des Bruders mit. Ihre Aufgabe besteht darin, die mit der Trauer zusammenhängenden Themen herauszuarbeiten und das Gespräch im familiären Kontext zu fördern.

Vignette 12

Mutter: Ihr 15-jähriger Sohn ist vor einem Jahr bei einem Autounfall ums Leben gekommen. Er war bei einem Freund mitgefahren, der gerade erst den Führerschein gemacht und die Kontrolle über das Auto verloren hatte. Seit jener Zeit sind Sie untröstlich. Der Junge war Ihr Erstgeborener, sehr begabt und eindeutig Ihr Lieblingskind. Sie können nicht verstehen, warum Ihr Ehemann und Ihre beiden anderen Kindern nicht ebenso tieftraurig sind wie Sie. Sie haben Momente großer Wut, die sich entweder gegen Ihren Ehemann, den Jungen am Steuer des Autos oder Ihren jüngeren Sohn richtet, der über seinen toten Bruder nicht mehr sprechen will.

Vater: Sie haben vor einem Jahr Ihren 15-jährigen Sohn durch einen Autounfall verloren. In den ersten Monaten danach fühlten Sie sich zutiefst erschüttert und weinten oft, wenn Sie alleine waren. Obgleich Sie ihn noch immer vermissen, glauben Sie, dass Sie, Ihre Frau und Ihre beiden anderen Kinder mit Ihrem Leben fortfahren müssen. Ihre Frau weint sehr oft und in der Familie gibt es zunehmend Spannungen. Sie haben deshalb bei einer Familienberatung angerufen und in der Hoffnung, die Situation damit klären zu können, einen Termin ausgemacht.

Bruder: Du bist 13 Jahre alt. Vor einem Jahr ist dein damals 15-jähriger Bruder bei einem Unfall mit dem Auto seines Freundes ums Leben gekommen. Du hast dich deinem Bruder immer unterlegen gefühlt und warst irgendwie auch erleichtert, als er starb. Wegen dieser Gefühle hast du jetzt ein schlechtes Gewissen. Die Erinnerungen an ihn sind überall im Haus gegenwärtig, aber wenn jemand anfängt, über ihn zu sprechen, stehst du auf und verlässt das Zimmer. Die anderen Familienmitglieder stört dieses Verhalten, aber das ist dir egal.

Schwester: Du bist die neunjährige Schwester eines Jungen, der mit 15 Jahren durch einen Autounfall starb. Du bist traurig und vermisst deinen Bruder. Noch verstärkt wird deine Traurigkeit dadurch, dass deine Mutter nicht mehr so für dich da ist wie früher und du das Gefühl hast, auch sie verloren zu haben. Du weißt nicht, was du tun sollst, um deine Mutter zurückzubekommen.

Beraterin oder Berater: Sie wurden von einem Vater kontaktiert, dessen 15-jähriger Sohn vor einem Jahr bei einem Autounfall ums Leben gekommen war. Ihre Rolle besteht darin, mit der Familie zu sprechen, die mit der Trauer zusammenhängenden Themen herauszuarbeiten und angemessene Interventionen vorzuschlagen. (Dieses Szenario kann über mehrere Therapiesitzungen hinweg gespielt werden.)

Vignette 13

Sohn: Sie sind 20 Jahre alt. Ihr Vater ist vor drei Monaten durch einen Suizid in der Garage ums Leben gekommen. Sie haben bereits die unterschiedlichsten Gefühle durchlebt, vor allem Wut auf den Vater, weil er sich umgebracht hat. Die meiste Zeit sind Sie jedoch bloß deprimiert. Sie trinken sehr viel, weil Ihnen der Alkohol hilft, sich wohler zu fühlen. Sie wohnen noch daheim und Ihre Mutter macht sich Sorgen wegen des Trinkens. Wenn sie darauf zu sprechen kommt, werden Sie wütend oder ziehen sich zurück. Zudem sind Sie sich Ihrer Gefühle für Ihren Vater nicht sicher. Neben Traurigkeit und Wut verspüren Sie auch Schuldgefühle. Nach anfänglichem Widerstreben erklären Sie sich bereit, mit Ihrer Mutter zu einer Beratung zu gehen.

Frau: Ihr Mann hat sich vor drei Monaten durch eine Kohlenmonoxyd-Vergiftung das Leben genommen. Sie sind traurig, haben aber auch Schuld- und Wutgefühle. Manchmal sind Sie so zornig, dass Sie unwillkürlich laut sagen: «Verdammt, Harold, wärst du nicht gestorben, hätte ich dich umgebracht für all das, was ich deinetwegen durchmachen muss!» Gleichzeitig machen Sie sich Sorgen, weil Ihr 20-jähriger Sohn, der noch zu Hause lebt, seit dem Tod des Vaters immer öfter trinkt. Sie haben sich an eine Beratungsstelle gewandt, die Ihnen und Ihrem Sohn bei der Lösung Ihrer Probleme helfen soll.

Beraterin oder Berater: Eine Mutter kommt mit ihrem 20-jährigen Sohn zu Ihnen. Ihr Mann hat sich vor drei Monaten mit Kohlenmonoxyd vergiftet. Sie ist sehr aufgewühlt und kommt im Alltag nur schlecht zurecht. Seit dem Suizid des Vaters trinkt der Sohn stark. Die Mutter hat ihn zu dem gemeinsamen Besuch bei Ihnen überreden können. Der Sohn verhält sich ablehnend. Ihre Aufgabe besteht darin, den beiden zu helfen, ihre Gefühle zu klären und ungelöste Konflikte mit dem Verstorbenen aufzuarbeiten.

Vignette 14

Vater: Ihr einziges Kind, der achtjährige Timothy, ist vor drei Monaten an Leukämie gestorben. Sie versuchen, Ihren Schmerz in den Griff zu bekommen, indem Sie sich in die Arbeit stürzen und mit Freizeitaktivitäten eindecken. Darüber ärgert sich Ihre Frau. Das ständige Beschäftigtsein ist aber Ihrem Gefühl nach das Einzige, was Sie überhaupt aufrecht hält. Sie würden gern noch ein Kind haben, aber Ihre Frau ist dagegen, weil sie nicht noch einmal einen so schmerzlichen Verlust erleiden will. Sie bitten Ihre Frau, mit Ihnen zu einem Geistlichen zu gehen und sich beraten zu lassen.

Mutter: Ihr einziges Kind, der achtjährige Timothy, ist vor drei Monaten an Leukämie gestorben. Seitdem sind Sie deprimiert und müssen oft weinen. Ihr Freundeskreis interessiert Sie fast gar nicht mehr, Sie verbringen viel Zeit allein. Sie sind wütend auf Ihren Mann, weil er seit dem Tod des Sohnes nur noch beschäftigt ist und gar nicht mehr für Sie da ist. Auch sein Wunsch, möglichst bald noch ein Kind zu haben, macht Sie wütend. Sie halten ihn deshalb für unsensibel. Ihre Beziehung ist dadurch belastet. Sie erklären sich bereit, mit ihm zu einem Geistlichen zu gehen und sich beraten zu lassen.

Krankenschwester: Sie haben den achtjährigen Timothy während seines langen Kampfes gegen die Leukämie gepflegt. Nun statten Sie den Eltern, die Sie damals ebenfalls gut kennengelernt haben, einen Besuch ab. Sie spüren, dass zwischen den Eheleuten nicht alles im Lot ist, und versuchen, ihnen im Hinblick auf ihre Verlustgefühle und ihre Beziehung zu helfen.

Geistlicher: Ein Ehepaar hat durch Leukämie sein einziges Kind verloren, den achtjährigen Timothy. Auf Drängen des Mannes kommen die Eheleute zu Ihnen. Die Frau sträubt sich. Der Mann möchten, dass Sie ihm hinsichtlich seiner Gefühle für seine Frau und seinen Sohn helfen. Er hofft, dass Sie seine Frau dazu bewegen können, bald wieder ein Kind zu bekommen. Die Eheleute gehören Ihrer Kirche an, aber bislang hatten Sie zu ihnen nur wenig Kontakt.

Vignette 15

Sohn: Ihr Vater ist vor kurzer Zeit nach einem einjährigen Krebsleiden gestorben. In wenigen Wochen wollen Sie mit dem Studium beginnen. Die Vorstellung, ausgerechnet jetzt Ihr Elternhaus zu verlassen, beunruhigt Sie sehr, manchmal verspüren Sie sogar Panikgefühle. Sie haben das Gefühl, Schuld auf sich zu laden, wenn Sie studieren, statt sich einen Job zu suchen und die Familie finanziell zu unterstützen. Sie sind traurig, wollen aber nicht weinen, weil Sie Tränen unmännlich finden.

Tochter: Sie sind 17 Jahre alt und haben das letzte Schuljahr vor sich. Kurz vor Schulbeginn ist Ihr Vater an Krebs gestorben. Sie empfinden seinen Tod als einen großen Verlust, können Ihre Gefühle aber nicht zum Ausdruck bringen. Wenn die anderen Familienmitglieder über den Tod des Vaters sprechen möchte, ziehen Sie sich zurück.

Tochter: Du bist 14 Jahre alt und hast gerade durch ein Krebsleiden deinen Vater verloren. Du willst gegen die Familie rebellieren, würdest am liebsten zu Hause ausziehen und selbstständig sein, weil du aber fürchtest, mit diesem Schritt deiner Mutter weh zu tun, hast du Schuldgefühle. Du ärgerst dich über deine ältere Schwester, weil sie sich weigert, mit dir über den Tod eures Vaters zu sprechen.

Mutter: Sie haben Ihren Mann verloren und stehen nun mit drei Kindern da – einem 19-jährigen Sohn, der demnächst studieren wird, einer 17-jährigen und einer 14-jährigen Tochter. Besorgt fragen Sie sich, wie Sie es finanziell schaffen sollen und wie Sie emotional ohne Ihren Mann zurechtkommen werden. Sie verspüren auch Wutgefühle gegen Ihren Mann, weil er gestorben ist und Ihnen diese große Verantwortung allein aufgebürdet hat. Diese Gefühle ängstigen Sie. Es macht Ihnen Sorge, dass Ihr ältester Sohn bald aus dem Haus gehen wird, Ihre ältere Tochter ihren Schmerz nicht zeigen kann und Ihre jüngere Tochter der Familie offenbar entfremdet ist.

Beraterin oder Berater: Eine Mutter, deren Mann kürzlich nach einjährigem Leiden an Krebs gestorben ist, hat Sie gebeten, sich mit ihr und ihren drei Kindern – einem 19-jährigen Sohn, einer 17-jährigen und einer 14-jährigen Tochter – zusammen zu setzen. Die Mutter fühlt sich überfordert. Sie möchte, dass Sie ihnen helfen, über ihre Gefühle zu sprechen und realistische Zukunftspläne zu entwickeln. Ihre Aufgabe besteht darin, die Familie bei ihrer Trauerarbeit zu unterstützen und ihr die Hilfe zu geben, um die sie Sie bitten wird.

Vignette 16

Ehemann: Vor sechs Wochen ist Ihr einziges Kind im Alter von drei Monaten im Schlaf gestorben. Als Todesursache wurde «Plötzlicher Kindstod» angegeben. Sie hatten eine starke Bindung an den Jungen und sind wütend auf ihn, weil er Sie verlassen hat, und es fällt Ihnen schwer, zu diesen Gefühlen zu stehen. Ihre Frau möchte bald wieder schwanger werden, Ihnen ginge das zu schnell. Das belastet Ihr Sexualleben.

Ehefrau: Vor sechs Wochen haben Sie Ihren drei Monate alten Säugling durch «Plötzlichen Kindstod» verloren. Sie machen sich Vorwürfe, weil Sie schliefen, als der Junge starb, und glauben, es wäre nicht passiert, wenn Sie wach gewesen wären. Sie möchten sehr gern wieder ein Kind haben, aber Ihr Mann will davon nichts hören. Dieses Problem hat sich trennend zwischen Sie und Ihren Mann geschoben.

Beraterin oder Berater: Das Krankenhaus hat Sie mit der Nachbetreuung eines Ehepaars beauftragt, dessen einziges Kind vor sechs Wochen im Alter von drei Monaten an «Plötzlichem Kindstod» gestorben ist. Schätzen Sie ein, wie es dem Ehepaar geht, und stellen Sie fest, welche Hilfe es derzeit braucht.

Vignette 17

Witwe: Ihr Mann ist vor zwei Jahren an Krebs gestorben. Sie waren 25 Jahre lang mit ihm verheiratet gewesen. Sie waren ihm sehr nahe, erwägen aber jetzt, im Alter von 51 Jahren, sich einen neuen Partner zu suchen. Dieser Wunsch bringt Sie jedoch in einen inneren Konflikt. Sie fürchten, Ihren verstorbenen Mann damit zu verraten und dass Ihre Freundinnen und Freunde Sie für verrückt halten werden. Ihre jugendlichen Kinder missbilligen Ihren Wunsch nach einem neuen Partner scharf. Sie hoffen, dass eine Beratung Ihnen helfen kann, diesen Konflikt zu klären.

Beraterin oder Berater: Eine 51-jährige Witwe möchte gern einen neuen Partner finden. Ihr Mann, mit dem sie 25 Jahre lang verheiratet war, ist vor zwei Jahren gestorben. Schätzen Sie ein, wo sie sich im Trauerprozess befindet, unterstützen Sie sie im Umgang mit ihren inneren Konflikten beim Anknüpfen einer neuen Beziehung und helfen Sie ihr zu erkennen, wann der Trauerprozess beendet ist.

Geistlicher: Eine 51jährige Frau aus Ihrer Gemeinde hat vor zwei Jahren ihren Mann verloren und möchte nun einen neuen Partner suchen. Dieser Wunsch hat bei ihr zu inneren Konflikten geführt. Sie kannten ihren verstorbenen Mann. Helfen Sie ihr, den Konflikt zu lösen.

Vignette 18

Junge: Du bist neun Jahre alt und Einzelkind. Dein Vater ist vor drei Monaten plötzlich an einem Herzanfall gestorben und seitdem hast du Albträume. An dem Tag, an dem dein Vater starb, hattest du morgens, ehe du zur Schule gingst, einen Streit mit ihm. Du hast deshalb Schuldgefühle, hast aber bisher noch mit niemandem darüber gesprochen.

Erziehungsberater: Man hat Sie gebeten, mit einem neun Jahre alten Jungen zu sprechen, dessen Vater vor drei Monaten an einem Herzanfall gestorben ist. Dem Lehrer ist aufgefallen, dass sich der Junge sehr stark zurückzieht und in seinen Leistungen nachlässt. Sie haben die Aufgabe herauszufinden, was mit dem Jungen los ist und ob Verbindungen zwischen seinem Verhalten und seiner Trauer bestehen könnten.

Anhang

Tabelle A.1: Die Traueraufgaben

I	Den Verlust als Realität akzeptieren	(nicht glauben)
II	Den Schmerz verarbeiten	(nicht fühlen)
III	Sichu an eine Welt ohne die verstorbene Person anpassen	
	A. Externe Anpassung: Tag für Tag ohne die verstorbene Person leben	(nicht anpassen)
	B. Interne Anpassung: Wer bin ich jetzt?	(nicht wachsen)
	C. Spirituelle Anpassung: Ein neues Weltbild konstruieren	(nicht verstehen)
IV	Eine dauerhafte Verbindung mit der verstorbenen Person inmitten des Aufbruchs in ein neues Leben finden	(nicht vorankommen)

Tabelle A.2: Die Mediatoren der Trauer

Mediator 1:	Wer gestorben ist
Mediator 2:	Welche Art von Bindung bestand
	Stärke/Sicherheit
	Ambivalent/konfliktreich
	Abhängigkeit
Mediator 3:	Wie die Person starb
	Nähe
	Plötzlichkeit
	Trauma und Gewalt
	Mehrere Todesfälle
	Vermeidbare Todesfälle
	Ungeklärte Todesfälle
	Stigmatisierte Todesfälle

Mediator 4:	Frühere Erfahrungen
	Vorherige Verluste
	Bisherige psychische Gesundheit
Mediator 5:	Persönlichkeitsvariablen
	Alter und Geschlecht
	Bewältigungsstil
	Bindungsstil (sicher/unsicher)
	Denkstil
	Ichstärke (Selbstachtung, Kompetenzerwartung)
	Annahmen über die Welt (Überzeugungen, Wertvorstellungen)
Mediator 6:	Soziale Variablen
	Verfügbarkeit von Unterstützung
	Zufriedenheit mit der Unterstützung
	Übernahme verschiedener sozialer Rollen
	Religiöse Normen
	Kulturelle Erwartungen
Mediator 7:	Gleichzeitig auftretende Belastungen (lebensverändernde Ereignisse)

Hilfreiche Adressen

Gemeinsame Elterninitiative Plötzlicher Säuglingstod (GEPS) Deutschland e.V.
Bundesgeschäftsstelle
Fallingbosteler Straße 20
D-30625 Hannover
Telefon: +49 511 83 86 202
E-Mail: geps-deutschland@t-online.de
Internet: www.geps.de

Selbsthilfegruppe Plötzlicher Säuglingstod SIDS Wien
Eduard-Jaeger Gasse 5
A-1130 Wien
Telefon: +43 1 8045391
E-Mail: maria@praxis-tischler.at
Internet: www.sids.at

Elternvereinigung SIDS Schweiz
Turmweg 2
CH- 3360 Herzogenbuchsee
+41 62 9610608
E-Mail: janine.mueller@sids.ch
Internet: www.sids.ch

Verwaiste Eltern und Geschwister Hamburg e.V.
Bogenstraße 26
D-20144 Hamburg
Telefon: +49 40 45000914
E-Mail: info@verwaiste-eltern.de
Internet: www.verwaiste-eltern.de

Verein Verwaiste Eltern Österreich
Thalstraße 38
A-8051 Graz
Tel +43 664 533 60 44
E-Mail: verwaiste.eltern@inode.at
Internet: www.verwaisteeltern.at

Verein Regenbogen Schweiz – Leben mit dem Tod eines Kindes
Postfach
Ch-3297 Leuzigen
Telefon: +41 848 085085
E-Mail: info@verein-regenbogen.ch
Internet: www.verein-regenbogen.ch

Deutscher Kinderhospizverein e.V.
Bruchstraße 10
57462 Olpe
Telefon: +49 2761 94 12 90
E-Mail: info@deutscher-kinderhospizverein.de
Internet: www.deutscher-kinderhospizverein.de

Deutsche AIDS-Hilfe e.V.
Bundesgeschäftsstelle
Wilhelmstraße 138
10963 Berlin
Telefon: +49 30 69 00 87–0
E-Mail: dah@aidshilfe.de
Internet: www.aidshilfe.de

Aids-Hilfe Schweiz
Konradstrasse 20
8005 Zürich
Telefon: +41 444471111
E-Mail: aids@aids.ch
Internet: www.aids.ch

Aids Hilfe Österreich
Mariahilfer Gürtel 4

A-1060 Wien
Telefon: ? 1 59937
E-Mail: wien@aids.at
Internet: www.aids.at

AGUS-Selbsthilfe: Trauer nach Suizid
Bundesgeschäftsstelle
Markgrafenallee 3 a
D- 95448 Bayreuth
Telefon: +49 921 1500380
E-Mail: kontakt@agus-selbsthilfe.de
Internet: www.agus-selbsthilfe.de

Refugium – Verein für Hinterbliebene nach Suizid
Lindenbühl
CH-3635 Uebeschi
Internet: www.verein-refugium.ch

Selbsthilfegruppe für Hinterbliebene von Suizidopfern
Bernardgasse 36
A-1070 Wien
Telefon: +43 1 5264202
E-Mail: office@hpe.at
Internet: www.hpe.at

Bibliographie

Abraham, K. (1927). *Selected papers on psychoanalysis.* London: Hogarth.

Abraham, K. (1999). *Psychoanalytische Studien.* Gießen: Psychosozial-Verlag.

Addington-Hall, J. & Karlsen, S. (2000). Do home deaths increase distress in bereavement? *Palliative Medicine,* 14, 161–162.

Ainsworth, M., Blehar, M., Waters, E. & Wall, S. (1978). *Patterns of attachment: A psychological study of strange situations.* Hillsdale, NJ: Erlbaum.

Akiyama, H., Holtzman, J. & Britz, W. (1986). Pet ownership and health status during bereavement. *Omega,* 17, 187–193.

Aldrich, C. K. (1963). The dying patient's grief. *Journal of the American Medical Association,* 184, 329–331.

Alexy, W. D. (1982). Dimensions of psychological counseling that facilitate the growing process of bereaved parents. *Journal of Counseling Psychology,* 29, 498–507.

Allumbaugh, D. & Hoyt, W. (1999). Effectiveness of grief therapy: A meta-analysis. *Journal of Counseling Psychology,* 46, 370–380.

American Psychiatric Association (2000). *Diagnostic and statistical manual of mental disorders* (4th ed.). Washington, DC: Author.

Aronson, S. (1995). Five girls in search of a group: A group experience for adolescents of parents with AIDS. *International Journal of Group Psychotherapy,* 45, 223–235.

Attig, T. (1996). *How we grieve: Relearning the world.* New York: Oxford University Press.

Attig, T. (2004). Disenfranchised grief revisited: Discounting hope and love. *Omega,* 49, 197–215.

Barbato, A. & Irwin, H. J. (1992). Major therapeutic systems and the bereaved client. *Australian Psychologist,* 27, 22–27.

Barrett, D. (2002). The «royal road» becomes a shrewd shortcut: The use of dreams in focused treatment. *Journal of Cognitive Psychotherapy,* 16, 55–64.

Bauer, J. & Bonanno, G. A. (2001). I can, I do, I am: The narrative differentiation of self-efficacy and other self-evaluations while adapting to bereavement. *Journal of Research in Personality,* 35, 424–448.

Beck, A. T., Rush, J., Shaw, B. & Emery, G. et al. (1979). *Cognitive therapy of depression.* New York: Guilford Press.

Beck, A. T., Rush, J., Shaw, B. & Emery, G. et al. (2001). *Kognitive Therapie der Depression.* (Übersetzung: G. Bronder). Landsberg: Beltz.

Beckwith, B. E., Beckwith, S. K., Gray, T., Micsko, M. M., Holm, J. H., Plummer, V. H. et al.

(1990). Identification of spouses at high risk during bereavement: A preliminary assessment of Parkes' and Weiss' Risk Index. *Hospice Journal,* 6, 35–46.

Begley, M. & Quayle, E. (2007). The lived experience of adults bereaved by suicide. *Crisis,* 28, 26–34.

Belicki, K., Gulko, N., Ruzycki, K. & Aristotle, J. (2002). Sixteen years of dreams following spousal bereavement. *Omega,* 47, 93–106.

Belitsky, R. & Jacobs, S. (1986). Bereavement, attachment theory, and mental disorders. *Psychiatric Annals,* 16, 276–280.

Bell, J. P. (1988). AIDS and the hidden epidemic of grief: A personal experience. *American Journal of Hospice Care,* 5, 25–31.

Benight, C., Flores, J. & Tashiro, T. (2001). Bereavement coping self-efficacy in cancer widows. *Death Studies,* 23, 97–125.

Bennett, K. M. & Bennett, G. (2000). «And there's always this great hole inside that hurts»: An empirical study of bereavement in later life. *Omega,* 42, 237–251.

Bennett, L., Kelaher, M. & Ross, M. W. (1994). The impact of working with HIV/AIDS on health care professionals: Development of the AIDS Impact Scale. *Psychology and Health,* 9, 221–232.

Beresford, L. (1993). *The hospice handbook.* Boston: Little, Brown.

Beutel, M., Deckardt, R., von Rad, M. & Weiner, H. (1995). Grief and depression after miscarriage: Their separation, antecedents, and course. *Psychosomatic Medicine,* 57, 517–526.

Blechner, M. J. (1993). Psychoanalysis and HIV disease. *Contemporary Psychoanalysis,* 29(1), 61–80.

Bloch, S. (1991). A systems approach to loss. *Australian & New Zealand Journal of Psychiatry,* 25, 471–480.

Boelen, P. A. & van den Bout, J. (2002). Positive thinking in bereavement: Is it related to depression, anxiety, or grief symptomatology? *Psychological Reports,* 91, 857–863.

Boelen, P. A. & van den Bout, J. (2005). Complicated grief, depression and anxiety as distinct postloss syndromes. A confirmatory factor analysis study. *American Journal of Psychiatry,* 162, 2175–2177.

Boelen, P. A., van den Bout, J. & de Keijser, J. (2003). Traumatic grief as a disorder distinct from bereavement-related depression and anxiety. *American Journal of Psychiatry,* 160, 1339–1341.

Boelen, P. A., van den Hout, M. A. & van den Bout, J. (2006). A cognitive-behavioral conceptualization of complicated grief. *Clinical Psychology: Science & Practice,* 13, 109–128.

Bonanno, G. (2001). Introduction: New directions in bereavement research and theory. *American Behavioral Scientist,* 44, 718–725.

Bonanno, G. A. (2004). Loss, trauma, and human resilience. *American Psychologist,* 59, 20–28.

Bonanno, G. A. & Kaltman, S. (1999). Toward an integrative perspective on bereavement. *Psychological Bulletin,* 125, 760–776.

Bonanno, G. A., Moskowitz, J. T. & Papa, A. (2005). Resilience to loss in bereaved spouses, bereaved parents, and bereaved gay men. *Journal of Personality and Social Psychology,* 88, 827–843.

Bonanno, G. A. & Papa, A. (2003). The social and functional aspects of emotional expression during bereavement. In: P. Philippot (Ed.), *Nonverbal behavior in clinical settings* (pp. 145–170). London: Oxford University Press.

Bonanno, G. A., Papa, A. & O'Neill, K. (2002). Loss and human resilience. *Applied & Preventive Psychology,* 10, 193–206.

Bonanno, G. A., Wortman, C., Lehman, D., Tweed, R, Haring, M., Sonnega, J. et al. (2002). Resilience to loss and chronic grief: A prospective study from preloss to 18-months postloss. *Journal of Personality and Social Psychology,* 83, 1150–1164.

Bowen, M. (1978). *Family therapy in clinical practice.* New York: Aronson.

Bowlby, J. (1960). Grief and mourning in infancy and early childhood. *Psychoanalytic Study of the Child,* 15, 9–52.

Bowlby, J. (1977). The making and breaking of affectional bonds: I. Aetiology and psychopathology in the light of attachment theory. *British Journal of Psychiatry, 130,* 201–210.

Bowlby, J. (1977). The making and breaking of affectional bonds: II. Some principles of psychotherapy. *British Journal of Psychiatry,* 130, 421–431.

Bowlby, J. (1980). *Attachment and loss: Vol. 3. Loss, sadness, and depression.* New York: Basic Books.

Bowlby, J. (2006). *Bindung und Verlust 3. Verlust: Trauer und Depression.* (Übersetzung: E. Vomscheidt). München: Reinhardt.

Boykin, F. F. (1991). The AIDS crisis and gay male survivor guilt. *Smith College Studies in Social Work,* 61(3), 247–259.

Brice, C. W. (1991). Paradoxes of maternal mourning. *Psychiatry,* 54(1), 1–12.

Brier, N. (1999). Understanding and managing the emotional reaction to a miscarriage. *Obstetrics & Gynecology,* 93, 151–155.

Broen, A. N., Mourn, T., Bodtker, A. S. & Ekeberg, O. (2004). Psychological impact on women of miscarriage versus induced abortion: A 2-year follow-up study. *Psychosomatic Medicine,* 66, 265–271.

Brooks-Harris, J. E. (2001). Saying goodbye ten years later: Resolving delayed bereavement. *Journal of College Student Psychotherapy,* 16, 119–134.

Brown, J. C. (1990). Loss and grief: An overview and guided imagery intervention model. *Journal of Mental Health Counseling,* 12(4), 434–445.

Bugen, L. A. (1977). Human grief: A model for prediction and intervention. *American Journal of Orthopsychiatry,* 47, 196–206.

Byrne, G. & Raphael, B. (1999). Depressive symptoms and depressive episodes in recently widowed older men. *International Psychogeriatrics,* 11, 67–74.

Cain, A. C. (Ed.) (1972). *Survivors of suicide.* Springfield, IL: Thomas.

Callahan, J. (2000). Predictors and correlates of bereavement in suicide support group participants. *Suicide & Life-Threatening Behavior,* 30, 104–124.

Carr, D., House, J. S., Kessler, R., Nesse, R., Sonnega, J. & Wortman, C. (2000). Marital quality and psychological adjustment to widowhood among older adults: A longitudinal analysis. *Journals of Gerontology, 55B,* S197-S207.

Carr, D., Nesse, R. & Wortman, C. (Eds.) (2006). *Spousal bereavement in late life.* New York: Springer Publishing.

Caserta, M. S. & Lund, D. A. (1992). Bereavement stress and coping among older adults: Expectations versus the actual experience. *Omega,* 25, 33–45.

Castle, J. & Philips, W. L. (2003). Grief rituals: Aspects that facilitate adjustment to bereavement. *Journal of Loss & Trauma,* 8, 41–71.

Cerney, M. S. & Buskirk, J. R (1991). Anger: The hidden part of grief. *Bulletin of the Menninger* Clinic, 55(2), 228–237.

Cherney, P. M. & Verhey, M. P. (1996). Grief among gay men associated with multiple losses from AIDS. *Death Studies,* 20, 115–132.

Clark, S. E. & Goldney, R. D. (1995). Grief reactions and recovery in a support group for people bereaved by suicide. *Crisis,* 16, 27–33.

Cleiren, M. & Diekstra, R. (1995). After the loss: Bereavement after suicide and other types of death. In: B. Mishara (Ed.), *The impact of suicide* (pp. 7–39). New York: Springer Publishing.

Cohen, M. (2000). Bereavement groups with the elderly. *Journal of Psychotherapy in Independent Practice,* I, 33–41.

Compassionate Friends (1999). *When a child dies: A survey of bereaved parents.* Author.

Constantino, R. E. & Bricker, P. L. (1996). Nursing postvention for spousal survivors of suicide. *Issues in Mental Health Nursing,* 17, 131–152.

Cook, J. A. (1988). Dad's double binds: Rethinking fathers' bereavement from a men's studies perspective. *Journal of Contemporary Ethnography,* 17, 285–308.

Currier, J., Holland, J. & Neimeyer, R. (2007). The effectiveness of bereavement interventions with children: A meta-analytic review of controlled outcome research. *Journal of Clinical Child & Adolescent Psychology,* 36, 253–259.

Cvinar, J. G. (2005). Do suicide survivors suffer social stigma: A review of the literature. *Perspectives in Psychiatric Care,* 41, 14–21.

Darwin, C. (1872). *The expression of emotions in man and animals.* London: Murray.

Darwin, C. (2000). *Der Ausdruck der Gemütsbewegungen bei dem Menschen und den Tieren.* Kritische Edition. Einleitung, Nachwort und Kommentar von P. Ekman. (Übersetzung: J. V. Carus und U. Enderwitz). Frankfurt a. M.: Eichborn.

Davies, B., Gudmundsdottir, M., Worden, J. W., Orloff, S., Sumner, L. & Brenner, P. (2004). «Living in the dragon's shadow»: Fathers' experiences of a child's life-limiting illness. *Death Studies,* 28, 111–135.

Davies, B., Spinetta, J., Martinson, I. & Kulenkamp, E. (1986). Manifestations of levels of functioning in grieving families. *Journal of Family Issues,* 7, 297–313.

Davies, R. (2004). New understandings of parental grief: Literature review. *Journal of Advanced Nursing,* 46, 506–513.

Davis, C., Wortman, C., Lehman, D. & Silver, R. (2000). Searching for meaning in loss: Are clinical assumptions correct? *Death Studies,* 24, 497–540.

Demi, A. S. & Miles, M. S. (1987). Parameters of normal grief: A Delphi study. *Death Studies,* 11, 397–412.

Demmer, C. (2000). Grief and survival in the era of HIV treatment advances. *Illness, Crisis & Loss,* 8, 5–16.

Deutsch, H. (1937). Absence of grief. *Psychoanalytic Quarterly,* 6, 12–22.

Didion, J. (2008). *Das Jahr des magischen Denkens.* Berlin: List

Doka, K. (Ed.). (1989). *Disenfranchised grief: Recognizing hidden sorrow.* Lexington, MA: Lexington Books.

Doka, K. (2002). *Disenfranchised grief: New directions, challenges, and strategies for practice.* Champaign, IL: Research Press.

Donnelly, E. F., Field, N. P. & Horowitz, M. J. (2000). Expectancy of spousal death and adjustment of conjugal bereavement. *Omega,* 42, 195–208.

Dorpat, T. L. (1973). Suicide, loss, and mourning. *Suicide & Life-Threatening Behavior,* 3, 213–224.

Drenovsky, C. K. (1994). Anger and the desire for retribution among bereaved parents. *Omega,* 29, 303–312.

Ehlers, A. (2006). Understanding and treating complicated grief: What can we learn from posttraumatic stress disorder. *Clinical Psychology: Science and Practice,* 13, 135–140. Engel, G. L. (1961). Is grief a disease? A challenge for medical research. *Psychosomatic Medicine,* 23, 18–22.

Erikson, E. H. (1950). *Childhood and society.* New York: Norton.

Farberow, N. L., Gallagher, D. E., Gilewski, M. J. & Thompson, L. W. (1987). An examination of the early impact of bereavement on psychological distress in survivors of suicide. *Gerontologist,* 27, 592–598.

Farberow, N. L., Gallagher-Thompson, D. E., Gilewski, M. J. & Thompson, L. W. (1992). Changes in grief and mental health of bereaved spouses of older suicides. *Journals of Gerontology,* 47, 357–366.

Feely, N. & Gottlieb, L. N. (1980). Parents coping and communication following their infant's death. *Omega,* 19, 51–57.

Feld, S. & George, L. K. (1994). Moderating effects of prior social resources on the hospitalizations of elders who become widowed. *Journal of Aging and Health,* 6, 275–295.

Field, N. P. & Bonanno, G. A. (2001). The role of blame in adaptation in the first five years following the death of a spouse. *American Behavioral Scientist,* 44, 764–781.

Field, N. P., Gal-Oz, E. & Bonanno, G. A. (2003). Continuing bonds and adjustment at 5 years after the death of a spouse. *Journal of Consulting & Clinical Psychology,* 71, 110–117.

Field, N. P., Gao, B. I. & Paderna, L. (2005). Continuing bonds in bereavement: An attachment theory based perspective. *Death Studies,* 29, 277–299.

Field, N. P., Nichols, C., Holen, A. & Horowitz, M. J. (1999). The relation of continuing attachment to adjustment in conjugal bereavement. *Journal of Consulting & Clinical Psychology,* 67, 212–218.

Fielden, J. M. (2003). Grief as a transformative experience: Weaving through different lifeworlds after a loved one has completed suicide. *International Journal of Mental Health Nursing,* 12, 74–85.

Flavell, J. H. (1979). Kognitive Entwicklung. Stuttgart: Klett-Cotta:

Fleming, S. & Robinson, P. (2001). Grief and cognitive-behavioral therapy: The reconstruction of meaning. In. M. S. Stroebe, R. O. Hansson, W. Stroebe, & H. Schut (Eds.), *Handbook of bereavement research: Consequences, coping, and care.* Washington, DC: American Psychological Association.

Foilart, D., Clausen, M. & Siljestraum, C. (2001). Bereavement practices among California hospices. *Death Studies,* 25, 461–467.

Folkman, S. (2001). Revised coping theory and the process of bereavement. In: M. S. Stroebe, R. O. Hansson, W. Stroebe, & H. Schut (Eds.), *Handbook of bereavement research: Consequences, coping, and care* (pp. 563–584). Washington, DC: American Psychological Association.

Folkman, S., Chesney, M., Collette, L., Boccellari, A. & Cooke, M. (1996). Postbereavement depressive mood and its prebereavement predictors in HIV+ and HIV-gaymen. *Journal of Personality and Social Psychology,* 70, 336–348.

Folta, J. & Deck, E. (1976). Grief, the funeral, and the friend. In: V. Pine, A. H. Kutscher, D. Peretz, & R. Slater (Eds.), *Acute grief and the funeral.* Springfield, IL: Thomas.

Fraley, R. C. (2002). Attachment stability from infancy to adulthood: Meta-analysis and dynamic modeling of developmental mechanisms. *Personality and Social Psychology Review,* 6, 123–151.

Fraley, R. C. & Bonanno, G. A. (2004). Attachment and loss: A test of three competing models on the association between attachment-related avoidance and adaptation to bereavement. *Personality & Social Psychology Bulletin,* 30, 878–890.

Freud, S. (1957). Mourning and melancholia. In J. Strachey (Ed. & Trans.), *The standard edition of the complete psychological works of Sigmund Freud* (Vol. 14, pp. 237–260). London: Hogarth. (Originally published 1917)

Freud, S. (1999). *Gesammelte Werke.* Frankfurt a. M.: Fischer.

Freud, S. (1982). *Trauer und Melancholie. Essays.* (Hg. von Franz Fühmann). Berlin: Volk und Welt.

Freud, S. (1961). *Letters of Sigmund Freud* (E. L. Freud, Ed.). New York: Basic Books.

Freud, S. (1980). *Briefe. 1873–1939.* Frankfurt a. M.: Fischer.

Freudenberger, H. (1974). Staff burnout. *Journal of Social Issues,* 30, 159–165.

Frey, W. H. (1980). Not-so-idle-tears. *Psychology Today,* 13, 91–92.

Frost, M. & Condon, J. T. (1996). The psychological sequelae of miscarriage: A critical review of the literature. *Australian & New Zealand Journal of Psychiatry,* 30, 54–62.

Fry, P. (2001). The unique contribution of key existential factors to the prediction of psychological well-being of older adults following spousal loss. *Gerontologist,* 41, 69–81.

Furmao, E. (1974). A *child's parent dies: Studies in childhood bereavement.* New Haven, CT: Yale University Press.

Gaines, J. & Kandall, S. R. (1992). Counseling issues related to maternal substance abuse and subsequent sudden infant death syndrome in offspring. *Clinical Social Work Journal,* 20, 169–177.

Gajdos, K. C. (2000). The intergenerational effects of grief and trauma. *Illness Crisis & Loss,* 10, 304–317.

Gamino, L. A., Hogan, N. S. & Sewell, K. W. (2002). Feeling the absence: A content analysis from the Scott and White grief study. *Death Studies,* 26, 793–813.

Gamino, L. A. & Sewell, K. W. (2004). Meaning constructs as predictors of bereavement adjustment: A report from the Scott & White grief study. *Death Studies,* 28, 397–421.

Gamino, L. A., Sewell, K. W. & Easterling, L. (2000). Scott and White grief study phase 2: Toward an adaptive model of grief. *Death Studies,* 24, 633–660.

Gardiner, A. & Pritchard, M. (1977). Mourning, mummification, and living with the dead. *British Journal of Psychiatry,* 130, 23–28.

Garfield, C. A. & Jenkins, G. J. (1981). Stress and coping of volunteers counseling the dying and the bereaved. *Omega,* 12, 1–13.

Geller, J. L. (1985). The long-term outcome of unresolved grief: An example. *Psychiatric Quarterly,* 57, 142–146.

Gilbert, K. R. (1996). «We've had the same loss, why don't we have the same grief?» Loss and differential grief in families. *Death Studies,* 20, 269–283.

Goalder, J. S. (1985). Morbid grief reaction: A social systems perspective. *Professional Psychology: Research & Practice,* 16, 833–842.

Goldsmith, B., Morrison, R., Vanderwerker, L. & Prigerson, H. (2008). Elevated rates of prolonged grief disorders in African Americans. *Death Studies,* 32, 352–365.

Gorer, G. D. (1965). *Death, grief, and mourning.* New York: Doubleday.

Greaves, C. C. (1983). Death in the family: A multifamily therapy approach. *International Journal of Family Psychiatry,* 4, 247–259.

Greeff, A. & Human, B. (2004). Resilience in families in which a parent has died. *American Journal of Family Therapy,* 32, 27–42.

Greenberger, D. & Padesky, C. (2007). *Gedanken verändern Gefühle: Fertigkeiten, um Stimmungen, Verhalten und Beziehungen grundlegend zu verbessern.* (Übersetzung: T. Kierdorf). Paderborn: Junfermann.

Grimby, A. (1993). Bereavement among elderly people: Grief reactions, post-bereavement hallucinations and quality of life. *Acta Psychiatrica Scandinavica,* 87, 72–80.

Grossmann, K. E. (2009). *Bindung und menschliche Entwicklung: John Bowlby, Mary Ainsworth und die Grundlagen der Bindungstheorie.* (Übersetzung: R. Mimler, C. Sonntag, S. Tschernich). Stuttgart: Klett-Cotta.

Guarnaccia, C., Hayslip, B. & Landry, L. P. (1999). Influence of perceived preventability of the death and emotional closeness to the deceased: A test of Bugen's model. *Omega,* 39, 261–276.

Gundel, H., O'Connor, M. F., Littrell, L., Fort, C. & Lane, R. D. (2003). Functional neuroanatomy of grief: An fMRl study. *American Journal of Psychiatry,* 160, 1946–1953.

Hackett, T. P. (1974). Recognizing and treating abnormal grief. *Hospital Physician,* 10, 49–50, 56.

Hagemeister, A. & Rosenblatt, P. (1997). Grief and the sexual relationship of couples who have experienced a child's death. *Death Studies,* 21, 231–252.

Haine, R. A., Ayers, T. S., Sandler, I. N., Wolchik, S. & Weyer, J. (2003). Locus of control and self-esteem as stress-moderators or stress-mediators in parentally bereaved children. *Death Studies,* 27, 619–640.

Harwood, D., Hawton, K. & Hope, T. (2002). The grief experiences and needs of bereaved relatives and friends of older people dying through suicide: A descriptive and case-control study. *Journal of Affective Disorders,* 72, 185–194.

Havighurst, R. J. (1953). *Developmental tasks and education.* New York: Longmans.

Hawton, K. & Simkin, S. (2003). Helping people bereaved by suicide. *British Medical Journal,* 327, 177–178.

Hayes, J. A., Yeh, Y. & Eisenberg, A. (2007). Good grief and not-so-good grief: Countertransference in bereavement therapy. *Journal of Clinical Psychology,* 63, 345–355.

Hays, J. C., Gold, D. T. & Peiper, C. F. (1997). Sibling bereavement in late life. *Omega,* 35, 25–42.

Herrmann, N. & Eryavec, G. (1994). Delayed onset post-traumatic stress disorder in World War II veterans. *Canadian Journal of Psychiatry,* 39, 439–441.

Hershberger, P. J. & Walsh, W. B. (1990). Multiple role involvements and the adjustment to conjugal bereavement: An exploratory study. *Omega,* 21, 91–102.

Hodkinson, P. E. (1982). Abnormal grief: The problem of therapy. *British Journal of Medical Psychology,* 55, 29–34.

Hogan, N., Greenfield, D. B. & Schmidt, L. A. (2001). Development and validation of the Hogan Grief Reaction Checklist. *Death Studies,* 25, 1–32.

Hogan, N., Morse, J. & Tason, M. (1996). Toward an experiential theory of bereavement. *Omega*, 33, 43–65.

Hogan, N. & Schmidt, L. A. (2002). Testing the grief to personal growth model using structural equation modeling. *Death Studies*, 26, 615–634.

Hogan, N., Worden, J. W. & Schmidt, L. (2004). An empirical study of the proposed Complicated Grief Disorder criteria. *Omega*, 48, 263–277.

Hogan, N. S., Worden, J. W. & Schmidt, L. A. (2005). Considerations in conceptualizing complicated grief. *Omega*, 52, 81–85.

Horowitz, M. J. (1990). A model of mourning: Change in schemas of self and other. *Journal of the American Psychoanalytic Association*, 38, 297–324.

Horowitz, M. J. (2005). Meditating on complicated grief disorder as a diagnosis. *Omega*, 52, 87–89.

Horowitz, M. J., Wilner, N., Marmar, C. &, Krupnick, J. (1980). Pathological grief and the activation of latent self images. *American Journal of Psychiatry*, 137, 1157–1162.

Horowitz, N. H. (1978). Adolescent mourning reactions to infant and fetal loss. *Social Casework*, 59, 551–559.

Houck, J. (2007). A comparison of grief reactions in cancer, HIV/AIDS, and suicide bereavement. *Journal of HIV/AIDS & Social Services*, 6, 97–112.

Hoy, W. (2007). *Guiding people through grief: How to start and lead bereavement support groups*. Dallas, TX: Compass Press.

Hughes, C. & Fleming, D. (1991). Grief casualties on skid row. *Omega*, 23, 109–118.

Hutton, C. J. & Bradley, B. S. (1994). Effects of sudden infant death on bereaved siblings: A comparative study. *Journal of Child Psychology and Psychiatry and Allied Disciplines*, 35, 723–732.

Ingram, K. M., Jones, D. A. & Smith, N. C. (2001). Adjustment among people who have experienced AIDS-related multiple loss: The role of unsupportive social interactions, social support, and coping. *Omega*, 43, 287–309.

Irion, P. (1991). Changing patterns of ritual responses to death. *Omega*, 22, 159–172.

Irwin, H. J. (1991). The depiction of loss: Uses of clients' drawings in bereavement counseling. *Death Studies*, 15, 481–497.

Jacobs, S. (1999). *Traumatic grief: Diagnosis, treatment, and prevention*. Philadelphia: Brunner/Mazel.

Jacobs, S., Hansen, F., Berkman, L., Kasl, S. & Ostfeld, A. (1989). Depressions of bereavement. *Comprehensive Psychiatry*, 30, 218–224.

Jacobs, S., Hansen, F., Kasl, S., Ostfeld, A., Berkman, L. & Kim, K. (1990). Anxiety disorders during acute bereavement: Risk and risk factors. *Journal of Clinical Psychiatry*, 51, 269–274.

Jacobs, S. & Kim, K. (1990). Psychiatric complications of bereavement. *Psychiatric Annals*, 20, 314–317.

Jacobs, S., Nelson, J. & Zisook, S. (1987). Treating depression of bereavement with antidepressants: A pilot study. *Psychiatric Clinics of North America*, 10, 501–510.

Janis, I. L. (1958). *Psychological stress*. New York: John Wiley.

Janoff-Bulman, R. (1992). *Shattered assumptions: Towards a new psychology of trauma*. New York: Free Press.

Jellinek, M. S., Goldenheim, P. & Jenike, M. (1985). The impact of grief on ventilatory control. *American Journal of Psychiatry*, 142, 121–123.

Johnson, S. (1984). Sexual intimacy and replacement children after the death of a child. *Omega,* 15, 109–118.

Jordan, J. (2001). Is suicide bereavement different? A reassessment of the literature. *Suicide & Life-Threatening Behavior,* 31, 91–102.

Jordan, J. & McMenamy, J. (2004). Interventions for suicide survivors: A review of the literature. *Suicide & Life-Threatening Behavior,* 34, 337–349.

Jordan, J. & Neimeyer, R. A. (2003). Does grief counseling work? *Death Studies,* 27, 765–786.

Joy, S. S. (1985). Abortion: An issue to grieve? *Journal of Counseling and Development,* 63, 375–376.

Kaslow, N. & Aronson, S. (2004). Recommendations for family interventions following a suicide. *Professional Psychology: Research & Practice,* 35, 240–247.

Kastenbaum, R. (1969). Death and bereavement in later life. In: A. H. Kutscher (Ed.), *Death and bereavement* (pp. 27–54). Springfield, IL: Thomas.

Kato, P. & Mann, T. (1999). A synthesis of psychological interventions for the bereaved. *Clinical Psychology Review,* 19, 275–296.

Katz, R. & Johnson, T. (2006). *When professionals weep: Emotional and countertransference responses in end-of-life care.* New York: Routledge.

Kemeny, M. E., Weiner, H., Taylor, S. E., Schneider, S., Visscher, B. & Fahey, J. L. (1994). Repeated bereavement, depressed mood, and immune parameters in HIV seropositive and seronegative gay men. *Health Psychology,* 13, 14–24.

Kerr, P. (1989, March 2). As murder case drags on, the mourning never ends. *New York Times.* Retrieved April 14, 2008, from http://query.nytimes.com/gst/fullpage.html?res=950DEOD7113CF931A35750COA96F948260

Kilburn, L. H. (1988). *Hospice operations manual.* Arlington, VA: National Hospice Organization.

Kissane, D. & Bloch, S. (2002). *Family focused grief therapy.* Birmingham, UK: Open University Press.

Kissane, D., McKenzie, M., McKenzie, D. P., Forbes, A., O'Neill, I. & Bloch, S. (2003). Psychosocial morbidity associated with patterns of family functioning in palliative care: Baseline data from the family focused grief therapy controlled trial. *Palliative Medicine,* 17, 527–537.

Klass, D. (1986–1987). Marriage and divorce among bereaved parents in a self-help group. *Omega,* 17, 237–249.

Klass, D. (1988). *Parental grief: Solace and resolution.* New York: Springer Publishing.

Klass, D. (1999). *The spiritual lives of bereaved parents.* Philadelphia: Brunner/ Mazel.

Klass, D. & Marwit, S. J. (1988–1989). Toward a model of parental grief. *Omega,* 19, 31–50.

Klass, D., Silverman, P. & Nickman, S. (Eds.) (1996). *Continuing bonds: New understandings of grief.* Washington, DC: Taylor & Francis.

Klein, M. (1940). Mourning and its relationship to manic-depressive states. *International Journal of Psychoanalysis,* 21, 125–153.

Klerman, G. & Weissman, M. (1986). The interpersonal approach to understanding depression. In: T. Millon & G. Klerman (Eds.), *Contemporary directions in psychopathology: Toward the DSM IV.* New York: Guilford.

Krupp, G., Genovese, F. & Krupp, T. (1986). To have and have not: Multiple identifications in pathological bereavement. *Journal of the American Academy of Psychoanalysis,* 14, 337–348.

Kübler-Ross, E. (2009). Über den Tod und das Leben danach. (38. Auflage). Güllesheim: Die Silberschnur.

Kuhn, J. S. (1977). Realignment of emotional forces following loss. *Family,* 5, 19–24.

Lamberti, J. & Detmer, C. (2003). Model of family grief assessment and treatment. *Death Studies,* 17, 55–67.

Lang, A., Gottlieb, L. N. & Amsel, R. (1996). Predictors of husbands' and wives' grief reactions following infant death: The role of marital intimacy. *Death Studies,* 20, 33–57.

Larson, D. & Hoyt, W. (2007). What has become of grief counseling: An evaluation of the empirical foundations of the new pessimism. *Professional Psychology: Research & Practice,* 38, 347–355.

Lattanzi, M. & Hale, M. E. (1984). Giving grief words: Writing during bereavement. *Omega,* 15, 45–52.

Lazare, A. (1979). *Outpatient psychiatry: Diagnosis and treatment.* Baltimore: Williams and Wilkins.

Lazare, A. (1979). Unresolved grief. In: A. Lazare (Ed.), *Outpatient psychiatry: Diagnosis and treatment* (pp. 498–512). Baltimore: Williams and Wilkens.

Lazarus, R. & Folkman, S. (1984). *Stress, appraisal, and coping.* New York: Springer Publishing.

Lebow, J. L. (Ed.). (2005). *Handbook of clinical family therapy.* Hoboken, NJ: John Wiley.

Legg, C. & Sherick, I. (1976). The replacement child: A developmental tragedy. *Child Psychiatry & Human Development,* 7, 113–126.

Lehman, D. R., Ellard, J. H. & Wortman, C. B. (1986). Social support for the bereaved: Recipients' and providers' perspectives on what is helpful. *Journal of Consulting & Clinical Psychology,* 54, 438–446.

Lensing, V. (2001). Grief support: The role of funeral service. *Journal of Loss & Trauma,* 6, 45–63.

Levine, C. (1995). Orphans of the HIV epidemic: Unmet needs in six US cities. *AIDS Care,* 7(Suppl. 1), S57-S62.

Lewis, C. S. (1999). Über die Trauer: Der Begleiter für schwere Stunden. (Übersetzung: A. Kuoni). (4. Auflage). Frankfurt a. M.: Insel Verlag.

Lindemann, E. (1944). The symptomatolgy and management of acute grief. *American Journal of Psychiatry,* 101, 141–148.

Lindemann, E. & Greer, I. M. (1953). A study of grief: Emotional responses to suicide. *Pastoral Psychology,* 4, 9–13.

Littlewood, J. L., Cramer, D., Hoekstra, J. & Humphrey, G. B. (1991). Gender differences in parental coping following their child's death. *British Journal of Guidance and Counselling,* 19, 139–148.

Lloyd, M. (1992). Tools for many trades: Reaffirming the use of grief counseling by health, welfare and pastoral workers. *British Journal of Guidance and Counselling,* 20, 150–163.

Lopata, H. Z. (1996). *Current widowhood: Myths and realities.* Thousand Oaks, CA: Sage.

Lorenz, K. (1998). Das sogenannte Böse. Zur Naturgeschichte der Aggression. München: dtv.

Lund, D. A. (2001). *Men coping with grief.* Amityville, NY: Baywood.

Lund, D. A., Dimond, M. F. & Juretich, M. (1985). Bereavement support groups for the elderly: Characteristics of potential participants. *Death Studies,* 9, 309–321.

Maciejewski, P. K., Zhang, B., Block, S. D. & Prigerson, H. G. (2007). An empirical examination of the stage theory of grief. *Journal of the American Medical Association, 297*, 716–723.

Main, M. & Hesse, E. (1990). Parents' unresolved traumatic experiences are related to infant disorganized attachment status: Is frightened and/or frightening parental behavior the linking mechanism? In: M. T. Greenberg, D. Cicchetti, & E. M. Cummings (Eds.), *Attachment in the preschool years: Theory, research, and intervention* (pp. 161–182). Chicago: University of Chicago Press.

Main, M. & Solomon, J. (1990). Procedures for identifying infants as disorganized/disoriented during the Ainsworth strange situation. In M. Greenberg, D. Cicchetti, & E. M. Cummings (Eds.), *Attachment in the preschool years: Theory, research, and intervention* (pp. 121–160). Chicago: University of Chicago Press.

Malkinson, R. (2007). *Cognitive grief therapy. Constructing a rational meaning to life following loss.* New York: Norton.

Marris, P. (1974). *Loss and change.* London: Routledge & Kegan Paul.

Martin, J. L. & Dean, L. (1993). Effects of AIDS-related bereavement and HIV-related illness on psychological distress among gay men: A 7-year longitudinal study, 1985–1991. *Journal of Consulting & Clinical Psychology,* 61, 94–103.

Martin, T. & Doka, K. (1996). Masculine grief. In: K. Doka (Ed.), *Living with grief: After sudden loss* (pp. 161–171). Washington, DC: Taylor & Francis.

Maslach, C. (1982). *Burnout: The cost of caring.* Englewood Cliffs, NJ: Prentice-Hall.

McBride, J. & Simms, S. (2001). Death in the family: Adapting a family systems framework to the grief process. *American Journal of Family Therapy,* 29, 59–73.

McCallum, M., Piper, W. E., Azim, H. F. & Lakoff, R. S. (1991). The Edmonton model of short-term group therapy for loss: An integration of theory, practice and research. *Group Analysis,* 24, 375–388.

McIntosh, J. L. & Kelly, L. D. (1992). Survivors' reactions: Suicide vs. other causes. *Crisis,* 13, 82–93.

McKeogh, M. (1995). Dementia in HIV disease: A challenge for palliative care? *Journal of Palliative Care,* 11, 30–33.

McNiel, D. E., Hatcher, C. & Reubin, R. (1988). Family survivors of suicide and accidental death: Consequences for widows. *Suicide & Life-Threatening Behavior,* 18, 137–148.

Melges, F. T. & DeMaso, D. R. (1980). Grief-resolution therapy: Reliving, revising, and revisiting. *American Journal of Psychotherapy,* 34, 51–61.

Middleton, W., Raphael, B., Burnett, P. & Martinek, N. (1997). Psychological distress and bereavement. *Journal of Nervous & Mental Disease,* 185, 447–453.

Middleton, W., Raphael, B., Burnett, P. & Martinek, N. (1998). A longitudinal study comparing bereavement phenomena in recently bereaved spouses, adult children and parents. *Australian & New Zealand Journal of Psychiatry,* 32, 235–241.

Mikulincer, M. & Shaver, P. (2003). The attachment behavioral system in adulthood. In: M. Zanna *(Ed.), Advances in experimental social psychology* (pp. 53–152). Washington, DC: American Psychological Association.

Miles, M. S. & Crandall, E. K. B. (1983). The search for meaning and its potential for affecting growth in bereaved parents. *Health Values,* 7, 19–23.

Miles, M. S. & Demi, A. S. (1991–1992). A comparison of guilt in bereaved parents whose children died by suicide, accident, or chronic disease. *Omega,* 24, 203–215.

Miller, M., Frank, E., Cornes, C., Imber, S., Anderson, B., Ehrenpreis, L. et al. (1994). Applying interpersonal psychotherapy to bereavement-related depression following loss of a spouse in late life. *Journal of Psychotherapy Practice and Research,* 3, 149–162.

Mitchell, A. M., Gale, D. D., Garand, L. & Wesner, S. (2003). The use of narrative data to inform the psychotherapeutic group process with suicide survivors. *Issues in Mental Health Nursing,* 24, 91–106.

Monahan, J. R. (1994). Developing and facilitating AIDS bereavement support groups. *Group,* 18, 177–185.

Moore, M. M. & Freeman, S. J. (1995). Counseling survivors of suicide: Implications for group postvention. *Journal for Specialists in Group Work,* 20, 40–47.

Morgan, J. H. & Goering, R. (1978). Caring for parents who have lost an infant. *Journal of Religion and Health,* 17, 290–298.

Moss, M. S., Moss, S. Z. & Hansson, R. O. (2001). Bereavement and old age. In: M. S. Stroebe, R. O. Hanssen, W. Stroebe, & H. Schut (Eds.), *Handbook of bereavement research: Consequences, coping, and care* (pp. 241–260). Washington, DC: American Psychological Association.

Murphy, S. (2000). The use of research findings in bereavement programs: A case study. *Death Studies,* 24, 585–602.

Muse, S. & Chase, E. (1993). Healing the wounded healers: «Soul» food for clergy. *Journal of Psychology and Christianity,* 12, 141–150.

Nadeau, J. W. (1998). *Families making sense of death.* Thousand Oaks, CA: Sage.

Nadeau, J. W. (2001). Meaning making in family bereavement. In: M. S. Stroebe, R. O. Hansson, W. Stroebe, & H. Schut (Eds.), *Handbook of bereavement research: Consequences, coping, and care* (pp. 329–347). Washington, DC: American Psychological Association.

Neimeyer, R (1999). Narrative strategies in grief therapy. *Journal of Constructive Psychology,* 12, 65–85.

Neimeyer, R. (2000). Searching for the meaning of meaning: Grief therapy and the process of reconstruction. *Death Studies,* 24, 541–558.

Neimeyer, R. (Ed.). (2001). *Meaning reconstruction and the experience of loss.* Washington, DC: American Psychological Association.

Neimeyer, R. (2003). *Lessons of loss: A guide to coping.* New York: Routledge.

Neimeyer, R., Prigerson, H. G. & Davies, B. (2002). Mourning and meaning. *American Behavioral Scientist,* 46, 235–251.

Nesbitt, W. H., Ross, M. W., Sunderland, R. H. & Shelp, E. (1996). Prediction of grief and HIV/AIDS-related burnout in volunteers. *AIDS Care,* 8, 137–143.

Neugebauer, R, Rabkin, J. G., Williams, J. B., Remien, R H., Goetz, J. & Gorman, J. M. (1992). Bereavement reactions among homosexual men experiencing multiple losses in the AIDS epidemic. *American Journal of Psychiatry,* 149, 1374–1379.

Nolen-Hoeksema, S. (2001). Ruminative coping and adjustment to bereavement. In: M. S. Stroebe, R O. Hansson, W. Stroebe, & H. Schut (Eds.), *Handbook of bereavement research: Consequences, coping, and care* (pp. 545–562). Washington, DC: American Psychological Association.

Nolen-Hoeksema, S., McBride, A. & Larson, J. (1997). Rumination and psychological distress among bereaved partners. *Journal of Personality and Social Psychology,* 72, 855–862.

Nolen-Hoeksema, S. & Morrow, J. (1991). A prospective study of depression and post traumatic stress symptoms after a natural disaster: The 1989 Loma Prieta earth quake. *Journal of Personality and Social Psychology,* 61, 115–121.

Nord, D. (1996). Issues and implications in the counseling of survivors of multiple AIDS-related loss. *Death Studies,* 20, 389–413.

O'Connor, M., Nikoletti, S., Kristjanson, L. J., Loh, R. & Willcock, B. (2003). Writing therapy for the bereaved: Evaluation of an intervention. *Journal of Palliative Medicine,* 6, 195–204.

O'Neill, B. (1998). A father's grief: Dealing with stillbirth. *Nursing Forum,* 33, 33–37.

Ott, C. (2007). Spousal bereavement in older adults: Common, resilient, and chronic grief with defining characteristics. *Journal of Nervous and Mental Disease,* 195, 332–341.

Papadatou, D. (2000). A proposed model of health professionals' grieving process. *Omega,* 41, 59–77.

Papadatou, D. (2006). Caregivers in death, dying, and bereavement situations. *Death Studies,* 30, 649–663.

Parkes, C. M. (1972). *Bereavement: Studies of grief in adult life.* New York: International Universities Press.

Parkes, C. M. (1975). Determinants of outcome following bereavement. *Omega,* 6, 303–323.

Parkes, C. M. (1980). Bereavement counselling: Does it work? *British Medical Journal,* 281, 3–6.

Parkes, C. M. (1982). *Vereinsamung. Psychologisch-soziologische Untersuchung des Trauerverhaltens. Reinbek: Rowohlt.*

Parkes, C. M. (1986). Orienteering the caregiver's grief. *Journal of Palliative Care,* 1, 5–7.

Parkes, C. M. (1992). Bereavement and mental health in the elderly. *Reviews in Clinical Gerontology,* 2, 45–51.

Parkes, C. M. (1993). Psychiatric problems following bereavement by murder or manslaughter. *British Journal of Psychiatry,* 162, 49–54.

Parkes, C. M. (1998). Editorial. *Bereavement Care,* 17, 18.

Parkes, C. M. (2001). *Bereavement: Studies of grief in adult life* (3rd ed.). Philadelphia: Taylor & Francis.

Parkes, C. M. (2001). A historical overview of the scientific study of bereavement. In: M. S. Stroebe, R. O. Hansson, W. Stroebe, & H. Schut (Eds.), *Handbook of bereavement research: Consequences, coping, and care* (pp. 25–45). Washington, DC: American Psychological Association.

Parkes, C. M. (2002). Grief: Lessons from the past, visions for the future. *Death Studies,* 26, 367–385.

Parkes, C. M. (2006). *Love and loss: The roots of grief and its complications.* New York: Routledge.

Parkes, C. M., Laungani, P. & Young, B. (1997). *Death and bereavement across cultures.* London: Routledge.

Parkes, C. M. & Stevenson-Hinde, J. (Eds.) (1982). *The place of attachment in human behavior.* New York: Basic Books.

Parkes, C. M. & Weiss, R. (1983). *Recovery from bereavement.* New York: Basic Books.

Parrish, M. & Tunkle, J. (2003). Working with families following their child's suicide. *Family Therapy,* 30, 63–76.

Paterson, G. W. (1987). Managing grief and bereavement. *Primary Care,* 14, 403–415.

Paul, N. L. (1986). The paradoxical nature of the grief experience. *Contemporary Family Therapy,* 8, 5–19.

Paul, N. L. & Grosser, G. H. (1965). Operational mourning and its role in conjoint family therapy. *Community Mental Health Journal,* 1, 339–345.

Pearlman, R. A., Hsu, C., Starks, R., Back, A. L., Gordon, J. R., Bharucha, A. J. et al. (2005). Motivations for physician-assisted suicide. *JGIM: Journal of General Internal Medicine,* 20, 234–239.

Peterson, G. (1994). Chains of grief: The impact of perinatal loss on subsequent pregnancy. *Pre- and Perinatal Psychology Journal,* 9, 149–158.

Piaget, J. & Inhelder, B. (1969). *The psychology of the child.* New York: Basic Books.

Piaget, J. & Inhalder, B. (1993). Die Psychologie des Kindes. (Übersetzung: L. Häfliger). München: dtv.

Pincus, L. (1974). *Death and the family: The importance of mourning.* New York: Pantheon.

Pincus, L. (1977). Bis daß der Tod euch scheidet. Zur Psychologie des Trauerns. Stuttgart: Deutsche Verlags-Anstalt.

Polatinsky, S. & Esprey, Y. (2000). An assessment of gender differences in the perception of benefit resulting from the loss of a child. *Journal of Traumatic Stress,* 13, 709–718.

Polombo, J. (1978). *Parent loss and childhood bereavement.* Paper presented at the Conference on Children & Death, University of Chicago.

Polster, E. & Polster, M. (1973). *Gestalt therapy integrated.* New York: Brunner/ Mazel.

Polster, E. & Polster, M. (2001). Gestalttherapie: Theorie und Praxis der integrativen Gestalttherapie. (Übersetzung: M. Waeber, M. Wittelmeyer). Wuppertal: Hammer.

Powers, L. E. & Wampold, B. E. (1994). Cognitive-behavioral factors in adjustment to adult bereavement. *Death Studies,* 18, 1–24.

Poznanski, E. O. (1972). The replacement child: A saga of unresolved parental grief. *Journal of Pediatrics,* 81, 1190–1193.

Prigerson, H. G., Bierhals, A., Kasl, S. & Reynolds, C. (1996). Complicated grief as a disorder distinct from bereavement-related depression and anxiety: A replication study. *American Journal of Psychiatry,* 153, 1484–1486.

Prigerson, H. G., Frank, E., Kasl, S. V., Reynolds, C. F., Anderson, B., Zubenko, G. S. et al. (1995). Complicated grief and bereavement-related depression as distinct disorders: Preliminary empirical validation in elderly bereaved spouses. *American Journal of Psychiatry,* 152, 22–30.

Prigerson, H. G. & Jacobs, S. (2001). Traumatic grief as a distinct disorder. In: M. S. Stroebe, R. O. Hansson, W. Stroebe, & H. Schut (Eds.), *Handbook of bereavement research: Consequences, coping, and care* (pp. 613–645). Washington, DC: American Psychological Association.

Prigerson, H. G. & Maciejewski, P. K. (2005–2006). A call for sound empirical testing and evaluation of criteria for complicated grief proposed for *DSM-V. Omega,* 52, 9–19.

Prigerson, H. G., Shear, M. K., Jacobs, S. C., Reynolds, C. F., III, Maciejewski, P. K., Davidson, J. R. et al. (1999). Consensus criteria for traumatic grief: A preliminary empirical test. *British Journal of Psychiatry,* 174, 67–73.

Randall, L. (1993). Abnormal grief and eating disorders within a mother-son dyad. *British Journal of Medical Psychology,* 66, 89–96.

Rando, T. A. (1993). *Treatment of complicated mourning.* Champaign, IL: Research Press.

Rando, T. A. (Ed.). (2000). *Clinical dimensions of anticipatory mourning.* Champaign, IL: Research Press.

Rando, T. A. (2003). Public tragedy and complicated mourning. In: M. Lattanzi-Licht & K. Doka (Eds.), *Living with grief: Coping with public tragedy* (pp. 263–274). New York: Routledge.

Range, L. M. & Calhoun, L. G. (1990). Responses following suicide and other types of death: The perspective of the bereaved. *Omega,* 21, 311–320.

Raphael, B. (1977). Preventive intervention with the recently bereaved. *Archives of General Psychiatry,* 34, 1450–1454.

Raphael, B. & Middleton, W. (1990). What is pathologic grief? *Psychiatric Annals,* 20, 304–307.

Raphael, B., Minkov, C. & Dobson, M. (2001). Psychotherapeutic and pharmacological intervention for bereaved persons. In M. S. Stroebe, R. O. Hansson, W. Stroebe, & H. Schut (Eds.), *Handbook of bereavement research: Consequences, coping, and care* (pp. 587–612). Washington, DC: American Psychological Association.

Redinbaugh, E., Schuerger, J., Weiss, L., Brufsky, A. & Arnold, R. (2001). Health care professionals' grief: A model based on occupational style and coping. *PsychoOncology,* 10, 187–198.

Reed, M. D. (1993). Sudden death and bereavement outcomes: The impact of resources on grief symptomatology and detachment. *Suicide & Life-Threatening Behavior,* 23, 204–220.

Reich, J. & Zautra, A. (1991). Experimental and measurement approaches to internal control in at-risk older adults. *Journal of Social Issues,* 447, 143–158.

Reid, M. (1992). Joshua-life after death: The replacement child. *Journal of Child Psychotherapy,* 18, 109–138.

Reilly: D. M. (1978). Death propensity, dying, and bereavement: A family systems perspective. *Family Therapy,* 5, 35–55.

Reilly-Smorawski, B., Armstrong, A. V. & Catlin, E. A. (2002). Bereavement support for couples following death of a baby: Program development and 14-year exit analysis. *Death Studies,* 26, 21–37.

Riley, L. P., LaMontagene, L. L., Hepworth, J. T. & Murphy, B. A. (2007). Parental grief responses and personal growth following the death of a child. *Death Studies,* 31, 277–299.

Robinson, M., Baker, L. & Nackerud, L. (1999). The relationship of attachment theory and perinatal loss. *Death Studies,* 23, 257–270.

Robinson, P. J. & Fleming, S. (1992). Depressotypic cognitive patterns in major depression and conjugal bereavement. *Omega,* 25, 291–305.

Robinson, T. & Marwit, S. J. (2006). An investigation of the relationship of personality, coping, and grief intensity among bereaved mothers. *Grief Studies,* 30, 677–696.

Rosen, E. J. (1990). *Families facing death.* Lexington, MA: Lexington Books.

Rosenblatt, P. C., Walsh, R. P. & Jackson, D. A. (1976). *Grief and mourning in cross cultural perspective.* New Haven, CT: HRAF Press.

Rosenman, S. J. & Tayler, H. (1986). Mania following bereavement: A case report. *British Journal of Psychiatry,* 148, 468–470.

Rotheram-Borus, M. J., Weiss, R. S., Alber, *S. &* Lester, P. (2005). Adolescent adjustment before and after HIV-related parental death. *Journal of Consulting & Clinical Psychology,* 73, 221–228.

Rotter, J. (2000). Family grief and mourning. *Family Journal of Counseling & Therapy for Couples & Families,* 8, 275–277.

Rubin, S. S. (1990). Treating the bereaved spouse: A focus on the loss process, the self and the other. *Psychotherapy Patient,* 6, 189–205.

Rynearson, E. K. (1994). Psychotherapy of bereavement after homicide. *Journal of Psychotherapy Practice and Research,* 3, 341–347.

Rynearson, E. K. & McCreery, J. M. (1993). Bereavement after homicide: A synergism of trauma and loss. *American Journal of Psychiatry,* 150, 258–261.

Sahakian, B. J. & Charlesworth, G. (1994). Masked bereavement presenting as agoraphobia. *Behavioural and Cognitive Psychotherapy,* 22, 177–180.

Saldinger, A., Porterfield, K. & Cain, A. (2005). Meeting the needs of parentally bereaved children: A framework for child-centered parenting. *Psychiatry,* 67, 331–352. Sanders, C. (1979). A comparison of adult bereavement in the death of a spouse, child, and parent. *Omega,* 10, 303–322.

Sanders, C. (1989). *Grief: The mourning after.* New York: Wiley.

Sanders, C. (1999). *Grief, the mourning after: Dealing with adult bereavement* (2nd ed.). New York: John Wiley.

Sandler, I., Wolchik, S. & Ayers, T. (2008). Resilience rather than recovery: A contextual framework on adaptation following bereavement. *Death Studies,* 32, 59–73.

Saß, H., Wittchen, H. U. & Zaudig, M. (2003). Diagnostisches und Statistisches Manual Psychischer Störungen. (DSM-IV-TR). Göttingen: Hogrefe.

Saunders, J. M. & Valente, S. M. (1994). Nurses' grief. *Cancer Nursing,* 17, 318–325.

Schnider, K. R., Elhai, J. D. & Gray, M. J. (2007). Coping style use predicts posttraumatic stress and complicated grief symptom severity among college students reporting a traumatic loss. *Journal of Counseling Psychology,* 54, 344–350.

Schumacher, J. D. (1984). Helping children cope with a sibling's death. In: J. C. Hansen & T. Frantz (Eds.), *Death and grief in the family* (pp. 82–94). Rockville, MD: Aspen.

Schut, H., de Keijser, J., van den Bout, J. & Stroebe, M. S. (1996). Cross-modality group therapy: Description and assessment of a new program. *Journal of Clinical Psychology,* 52, 357–365.

Schut, H., Stroebe, M. S., de Keijser, J. & van den Bout, J. (1997). Intervention for the bereaved: Gender differences in the efficacy of grief counseling. *British Journal of Clinical Psychology,* 36, 63–72.

Schut, H., Stroebe, M. S. & van den Bout, J. (200l). The efficacy of bereavement interventions: Determining who benefits. In: M. S. Stroebe, R. O. Hansson, W. Stroebe, & H. Schut (Eds.). *Handbook of bereavement research: Consequences, coping, and care* (pp. 705–737). Washington, DC: American Psychological Association.

Schutz, W. (1967). *Joy: Expanding human awareness.* New York: Grove.

Schutz, W. (1985). Freude. Gruppentherapie, Sensitivitytraining, Ich-Erweiterung. Hamburg: Rowohlt.

Schwab, R. (1996). Gender differences in parental grief. *Death Studies,* 20, 103–113.

Schwartzberg, S. S. & Halgin, R. (1991). Treating grieving clients: The importance of cognitive change. *Professional Psychology,* 22, 240–246.

Schwartzberg, S. S. & Janoff-Bulman, R. (1991). Grief and the search for meaning: Exploring the assumptive worlds of bereaved college students. *Journal of Social and Clinical Psychology,* 10, 270–288.

Schwartz-Borden, G. (1986). Grief work: Prevention and intervention. *Social Casework,* 499–505.

Schwartz-Borden, G. (1992). Metaphor: Visual aid in grief work. *Omega,* 25, 239–248. Sedney, M. A., Baker, J. E. & Gross, E. (1994). «The story» of a death: Therapeutic considerations with bereaved families. *Journal of Marital and Family Therapy,* 20, 287–296.

Shear, K. (2006). Adapting imaginal exposure to the treatment of complicated grief. In: B. O. Rothbaum (Ed.), *Pathological anxiety: Emotional processing in etiology and treatment* (pp. 215–226). New York: Guilford Press.

Shear, K., Frank, E., Houck, P. R. & Reynolds, C. F. (2005). Treatment of complicated grief: A randomized controlled trial. *Journal of the American Medical Association,* 293, 2601–2608.

Shear, M. K., Zuckoff, A. & Melhem, N. (2006). The syndrome of traumatic grief and its treatment. In: L. A. Schein, H. I. Spitz, G. M. Burlingame, P. R. Muskin, & S. Vargo (Eds.), *Psychological effects of catastrophic disasters: Group approaches to treatment* (pp. 287–333). New York: Haworth Press.

Sheldon, A., Cochrane, J., Vachon, M., Lyall W., Rogers, J. & Freeman, S. (1981). A psychosocial analysis of risk of psychological impairment following bereavement. *Journal of Nervous & Mental Disease,* 169, 253–255.

Sherkat, D. E. & Reed, M. D. (1992). The effects of religion and social support on self-esteem and depression among the suddenly bereaved. *Social Indicators Research,* 26, 259–275.

Shoor, M. & Speed, M. N. (1963). Delinquency as a manifestation of the mourning process. *Psychiatric Quarterly,* 37, 540–558.

Shuchter, S. R. & Zisook, S. (1986). Treatment of spousal bereavement: A multidimensional approach. *Psychiatric Annals,* 16, 295–305.

Shuchter, S. R. & Zisook, S. (1987). The therapeutic tasks of grief. In: S. Zisook (Ed.), *Biopsychosocial aspects of bereavement.* Washington, DC: American Psychiatric Association.

Shuchter, S. R. & Zisook, S. (1988). Widowhood: The continuing relationship with the dead spouse. *Bulletin Menninger Clinic,* 52, 269–279.

Sikkema, K. J., Hansen, N. B. & Ghebremichael, M. (2006). A randomized controlled trial of a coping group intervention for adults with HIV who are AIDS bereaved: Longitudinal effects of grief. *Health Psychology,* 25, 563–570.

Silverman, P. R. (1986). *Widow to widow.* New York: Springer Publishing.

Silverman, P. R. (2000). *Never too young to know: Death in children's lives.* New York: Oxford University Press.

Silverman, P. R., Nickman, S. & Worden, J. W. (1992). Detachment revisited: The child's reconstruction of a dead parent. *American Journal of Orthopsychiatry,* 62, 494–503.

Simos, B. G. (1979). *A time to grieve.* New *York:* Family Service Association.

Smilansky, S. (1987). *On death: Helping children understand and cope.* New York: Peter Lang.

Smith, P. C., Range, L. M. & Ulmer, A. (1991–1992). Belief in afterlife as a buffer in suicidal and other bereavement. *Omega,* 24, 217–225.

Sobel, H. & Worden, J. W. (1982). *Helping cancer patients cope.* New York: Guilford Press.

Solomon, R. & Rando, T. (2007). Utilization of EMDR in the treatment of grief and mourning. *Journal of EMDR Practice & Research,* 1, 109–117.

Speckhard, A. & Rue, V. (1993). Complicated mourning: Dynamics of impacted post abortion grief. *Pre- and Perinatal Psychology Journal,* 8, 5–32.

Sprang, G. (2001). The use of EMDR in the treatment of traumatic stress and complicated

mourning: Psychological and behavioral outcomes. *Research on Social Work Practice,* 11, 300–320.
Steele, D. W. (1975). *The funeral director's guide to designing and implementing programs for the widowed.* Milwaukee, WI: National Funeral Directors Association.
Stroebe, M. S. (1992–1993). Coping with bereavement: A review of the grief work hypothesis. *Omega,* 26, 19–42.
Stroebe, M. S., Hansson, R. O. & Stroebe, W. (2001). Introduction: Concepts and issues in contemporary research on bereavement. In: M. S. Stroebe, R. O. Hansson,
W. Stroebe, & H. Schut (Eds.), *Handbook of bereavement research: Consequences, coping, and care* (pp. 3–22). Washington, DC: American Psychological Association.
Stroebe, M. S., Hansson, R. O., Stroebe, W. & Schut, H. (Eds.) (2001). *Handbook of bereavement research: Consequences, coping, and care.* Washington, DC: American Psychological Association.
Stroebe, M. S. & Schut, H. (1999). The dual process model of coping with bereavement: Rationale and description. *Death Studies,* 23,197–224.
Stroebe, M. S. & Schut, H. (2001). Meaning making in the dual process model of coping with bereavement. In: R. A. Neimeyer (Ed.), *Meaning reconstruction and the experience of loss* (pp. 55–73). Washington, DC: American Psychological Association.
Stroebe, M. S. & Schut, H. (2001). Models of coping with bereavement: A review. In M. Stroebe, R. O. Hansson, W. Stroebe, & H. Schut (Eds.), *Handbook of bereavement research* (pp. 375–403). Washington, DC: American Psychological Association.
Stroebe, M. S. & Schut, H. (2005a). Complicated grief: A conceptual analysis of the field. *Omega,* 52, 53–70.
Stroebe, M. S. & Schut, H. (2005b). To continue or relinquish bonds: A review of consequences for the bereaved. *Death Studies,* 29, 477–494.
Stroebe, M. S., Schut, H. & Finkenauer, C. (2001). The traumatization of grief: A conceptual framework for understanding the trauma-bereavement interface. *Israel Journal of Psychiatry and Related Sciences,* 38, 185–201.
Stroebe, M. S., Schut, H. & Stroebe, W. (2005). Attachment in coping with bereavement: A theoretical integration. *Review of General Psychology,* 9, 48–66.
Stroebe, M. S., Schut, H. & Stroebe, W. (2006). Who benefits from disclosure? Exploration of attachment style differences in the effects of expressing emotions. *Clinical Psychology Review,* 26, 133–139.
Stroebe, W., Schut, H. & Stroebe, M. S. (2005). Grief work, disclosure and counseling: Do they help the bereaved? *Clinical Psychology Review,* 25, 395–414.
Stroebe, W. & Stroebe, M. S. (1987). *Bereavement and health: The psychological and physical consequences of partner loss.* Cambridge: Cambridge University Press.
Stroebe, W., Stroebe, M. S. & Abakoumkin, G. (1999). Does differential social support cause sex differences in bereavement outcome? *Journal of Community & Applied Social Psychology,* 9, 1–12.
Stroebe, W., Stroebe, M. S., Abakoumkin, G. & Schut, H. (1996). The role of loneliness and social support in adjustment to loss: A test of attachment versus stress theory. *Journal of Personality and Social Psychology,* 70, 1241–1249.
Summers, J., Zisook, S., Atkinson, J. H., Sciolla, A., Whitehall, W., Brown, S. et al. (1995). Psychiatric morbidity associated with acquired immune deficiency syndrome-related grief resolution. *Journal of Nervous & Mental Disease,* 183, 384–389.

Taylor, S. & Rachman, S. J. (1991). Fear of sadness. *Journal of Anxiety Disorders*, 5, 375–381.

Telonidis, J. S., Lund, D. A., Caserta, M. S., Guralnik, J. M. & Pennington, J. L., Jr. (2005). The effects of widowhood on disabled older women. *Omega*, 50, 217–235.

Traylor, E., Hayslip, B., Jr., Kaminski, P. & York, C. (2003). Relationships between grief and family system characteristics: A cross lagged longitudinal analysis. *Death Studies*, 27, 575–601.

Tubbs, C. & Boss, P. (2000). An essay for practitioners: Dealing with ambiguous loss. *Family Relations*, 49, 285–286.

Turetsky, C. J. & Hays, R. (2003). Development of an art psychotherapy model for the prevention and treatment of unresolved grief during midlife. *Art Therapy*, 20, 248–256.

Vachon, M. L. S. (1979). Staff stress in the care of the terminally ill. *Quality Review Bulletin*, 251, 13–17.

Vachon, M. L. S. (1987). *Occupational stress in the care of the critically ill, the dying, and the bereaved.* Washington, DC: Hemisphere.

Vaillant, G. E. (1985). Loss as a metaphor for attachment *American Journal Psychoanalysis*, 45, 59–67.

Valsanen, L. (1998). Family grief and recovery process when a baby dies. *Psychiatria Fennica*, 29, 163–174.

Van Baarsen, B., Van Duijn, M., Smit, J., Snijders, T. & Knipscheer, K. (2001). Patterns of adjustment to partner loss in old age: The widowhood adaptation longitudinal study. *Omega*, 44, 5–36.

Van der Hart, O. (1988). An imaginary leave-taking ritual in mourning therapy: A brief communication. *International Journal of Clinical and Experimental Hypnosis*, 36, 63–69.

Vess, J., Moreland, J. & Schwebel, A. (1985–1986). Understanding family role reallocation following a death: A theoretical framework. *Omega*, 16, 115–128.

Volkan, V. (1972). The linking objects of pathological mourners. *Archives of General Psychiatry*, 27, 215–22l.

Volken, V. (1985). Complicated mourning. *Annual of Psychoanalysis*, 12, 323–348.

Wade, T. & Wade, D. (2001). Integrative psychotherapy: Combining ego-state therapy, clinical hypnosis, and Eye Movement Desensitization and Reprocessing (EMDR) in a psychosocial developmental context. *American Journal of Clinical Hypnosis*, 43, 233–245.

Wagner, B., Knaevelsrud, C. & Maercker, A. (2005). Internet-based treatment for complicated grief: Concepts and case study. *Journal of Loss & Trauma*, 10, 409–432.

Wagner, K. G. & Calhoun, L. G. (1991). Perceptions of social support by suicide survivors and their social networks. *Omega*, 24, 61–73.

Wakefield, J. C. (2007). Extending the bereavement exclusion for major depression to other losses: Evidence from the National Comorbidity Study. *Archives of General Psychiatry*, 64, 433–440.

Walliss, J. (2001). Continuing bonds: Relationships between the living and the dead within contemporary Spiritualism. *Mortality*, 6, 127–145.

Walsh, F. & McGoldrick, M. (1991). *Living beyond loss: Death in the family.* New York: Norton.

Weisman, A. D. (1972). *On dying and denying.* New York: Aronson.

Weisman, A. D. & Hackett, T. P. (1961). Predilection to death. *Psychosomatic Medicine*, 23, 232–255.

Weisman, A. D. & Worden, J. W. (1980). *Psychological screening and intervention with cancer patients.* Boston: Massachusetts General Hospital.

Werth, J. (1999). The role of the mental health professional in helping significant others of persons who are assisted in death. *Death Studies,* 23, 239–255.

Wheeler, I. (2001). Parental bereavement: The crisis of meaning. *Death Studies,* 25, 51–66.

White, R. W. (1952). *Lives in progress.* New York: Holt, Rinehart, & Winston.

Wijngaards-de Meij, L., Stroebe, M. S. & Schut, H. (2005). Couples at risk following the death of their child: Predictors of grief versus depression. *Journal of Consulting & Clinical Psychology,* 73, 617–623.

Wilson, R. (2001). Parents' support of their other children after a miscarriage or perinatal death. *Early Human Development,* 61, 55–65.

Winnicott, D. (1953). Transitional objects and transitional phenomena. *International Journal of Psychoanalysis,* 34, 89–97.

Wolfenstein, M. (1966). How is mourning possible? *Psychoanalytic Study of the Child,* 21,93–123.

Worden, J. W. (1976). *Personal death awareness.* Englewood Cliffs, NJ: Prentice Hall.

Worden, J. W. (1996). *Children & grief: When a parent dies.* New York: Guilford Press.

Worden, J. W. (2000). Towards an appropriate death. In: T. Rando (Ed.), *Clinical dimensions of anticipatory mourning* (pp. 267–277). Champaign, IL: Research Press.

Worden, J. W., Davies, B. & McCown, D. (2000). Comparing parent loss with sibling loss. *Death Studies,* 23, 1–15.

Worden, J. W. & Kübler-Ross, E. (1977–1978). Attitudes and experiences of death workshop attendees. *Omega,* 8, 91–106.

Worden, J. W. & Monahan, J. (2001). Caring for bereaved parents. In: A. Armstrong-Daily & S. Goltzer (Eds.), *Hospice care for children* (2nd ed., pp. 137–156). New York: Oxford University Press.

Worden, J. W. & Silverman, P. R. (1993). Grief and depression in newly widowed parents with school-age children. *Omega,* 27, 251–260.

Wortman, C. B. & Silver, R. C. (1989). The myths of coping with loss. *Journal of Consulting & Clinical Psychology,* 57, 349–357.

Wortman, C. B. & Silver, R. C. (2001). The myths of coping with loss revisited. In: M. S. Stroebe, R. O. Hansson, W. Stroebe, & H. Schut (Eds.), *Handbook of bereavement research: Consequences, coping, and care* (pp. 405–429). Washington, DC: American Psychological Association.

Zaiger, N. (1985–1986). Women and bereavement. *Women and Therapy,* 4, 33–43.

Zerbe, K. J. (1994). Unchartered waters: Psychodynamic considerations in the diagnosis and treatment of social phobia. *Bulletin Menninger Clinic,* 58 (2, Suppl. A), A3-A20.

Zisook, S. & DeVauL R. A (1977). Grief-related facsimile illness. *International Journal of Psychiatry in Medicine,* 7, 329–336.

Zisook, S. & Kendler, K. S. (2007). Is bereavement-related depression different than non-bereavement-related depression? *Psychological Medicine,* 37, 779–794.

Zisook, S., Paulus, M., Shuchter, S. R. & Judd, L. L. (1997). The many faces of depression following spousal bereavement. *Journal of Affective Disorders,* 45, 85–94.

Zisook, S. & Shuchter, S. R. (1993). Uncomplicated bereavement. *Journal of Clinical Psychiatry,* 54, 365–372.

Register

A

Agoraphobie 141
Aids 13, 67, 111, 201, 206
– Ansteckungsgefahr 202
– multiple Verluste 204
– neurologische Komplikationen 206
– Stigma 203
Aktives Erinnern 231
Alkohol 70, 92, 102, 103, 137, 141, 211
Allgemeine Depressionsskala 171
Ältere Menschen
– trauernde 229
Alzheimer-Krankheit 126, 206
American Psychiatric Association 12, 132
Angst 28, 35, 74, 94, 140, 150, 152, 176
Anorexia nervosa 143
Anpassung
– externe 52
– interne 53
– spirituelle 55, 77
– stabile 16
Anschläge 128
Antidepressiva 41, 108, 140
Appetitstörungen 35
Attributionsstil 126
Aufgabenmodell 44, 60
Autopsie 188, 193, 206

B

Beck-Depressionsskala 171
Beerdigung 49, 147, 222, 224, 242
Berater/innen, trauernde 237
Berührung 29
Bestattungsunternehmen 120, 242
Bewältigungsstil 60, 69, 102
– aktiv-emotionaler 69, 103
– problemlösender 69
– vermeidend-emotionaler 70, 103
Beziehungen
– abhängige 126, 137, 229
– ambivalente 37, 62, 73, 125, 128, 156, 161, 199, 208
– narzisstische 125
– neue 99
Bindungen 62
– ängstliche 14
– fortbestehende 13
– sichere 62
– unsichere 128
Bindungsstil 14, 71
– sicherer 72
– unsicherer 72, 137
– vermeidender 50
Bindungstheorie 21
Bindungsverhalten 22
Borderline-Persönlichkeitsstörung 75, 101, 165
Brückenobjekte 158, 160
Burn-out-Syndrom 205, 241

D

Demenz 206
Denken, magisches 214, 223
Denkmuster 32, 33, 41, 45
– depressive 34
Denkstil 75, 107, 176, 178
Depersonalisation 32

Depression 17, 29, 34, 35, 39, 51, 67, 74, 75, 87, 91, 108, 128, 140, 146, 150, 152, 163, 180, 195
Drogen 70, 102, 208
DSM 132, 134
DSM IV-R 40
DSM-IV 41
DSM-V 12, 18, 132

E

Ehrenamtliche Laien 244
Einsamkeit 28, 230
Eltern, trauernde 49, 56, 57, 93, 113, 136, 186, 189, 192, 200, 212, 214, 216, 218
EMDR 157, 186
Emotionale Taubheit 31
Entwicklungspsychologie 44
Erinnern, aktives 231
Erinnerungsbücher 107
Erleichterung 30
Ersatzkinder 212, 218
Erschöpfung 29

F

Fallvignetten 246, 247
Familien
– Bündnisse 227
– emotionale Integration 210
– Homöostase 207, 209, 227
– Kommunikation 210, 211, 221
– Rollenverteilung 208, 226
– Traueraufgaben 211
Familienpathologie 208
Familiensysteme 207, 234
Familientherapie 188, 209, 228
Family Inventory of Life Events 80
Fehlgeburten 12, 131, 138, 145, 189

G

Gerichtsverfahren 182
Geschlechterrollen 210, 216
Geschwister, trauernde 187, 188, 193, 213
Gestalttherapie 166
Gewalt 17, 64, 65, 141, 156
Gewinn, sekundärer 80
Grab 90, 137, 140, 147, 170
Großeltern, trauernde 193, 233

H

Halluzinationen 34
Harvard Child Bereavement Study 13, 33, 34, 38, 49, 56, 64, 70, 75, 77, 80, 86, 88, 104, 122, 160, 221
Harvard Laboratory for Community Psychiatry 84
Häusliche Pflege 64
Haustiere 78
Hilflosigkeit 29, 44, 55, 91, 94, 98, 104, 126, 129, 155, 183, 185, 190, 237
Hogan Grief Reaction Checklist 12
Hospize 64, 84, 88, 110, 113, 241, 242, 244
– Kinderhospize 200
Humor 70, 103
Hyperaktivität 38

I

Ich-Stärke 76, 225
Idealisierung 51
Identifikation
– pathologische 211
Interventionen 65, 74, 76, 93, 121, 137, 180, 212, 220, 226
– Kriseninterventionen 184
– Timing 166
Isolation, soziale 131, 189

J

Jahrestagsreaktionen 100, 136, 147
Jugendliche, trauernde 222

K

Kinder, trauernde 56, 64, 201, 213, 220, 223, 225
Kinderhospize 200
Kindstod, Plötzlicher 186
Kognitive Verhaltenstherapie 166
Kompetenz, therapeutische 239
Kompetenzerwartung 53, 54, 65, 70, 73, 76, 99, 184, 233, 234
Komplizierte Trauer
– Beziehungsfaktoren 125
– Definition 131, 132

– Diagnose 132, 134, 143
– externe Faktoren 127
– Persönlichkeitsfaktoren 129
– soziale Faktoren 130
– Vorgeschichte 128
Krankenpflege 84
Krieg 127, 138, 141, 150
Kunsttherapie 106

L
Laien, ehrenamtliche 244
Leerer Stuhl-Technik 51, 107, 137, 140, 157, 165
Leugnung 32, 43, 46, 50, 70, 125, 188
Locus of control 77

M
Magisches Denken 214, 223
Manie 142
Mediatoren der Trauer 19, 61, 135, 138, 214
Medien 18
Medikamente 103, 108
Medizin 84
Metaphern 108
Missbrauch
– körperlicher 62
– sexueller 62, 126, 137
Mumifizierung 46, 145
Mütter, trauernde 156, 157, 168, 169, 214

N
Narzisstische Persönlichkeitsstörung 75
National Institute of Mental Health (NIMH) 15

O
Objektkonstanz 220

P
Palliativstationen 85
Partner/innen, trauernde 229
Persönlichkeitsstörungen 75, 101
Persönlichkeitsvariablen 68
Pflege 209, 233, 239
– häusliche 64
Pflegeheime 230, 242
Phasenmodell 43, 58, 60
Phobie 140, 141, 147
Plötzlicher Kindstod 186
Polizei 182, 187
Posttraumatische Belastungsstörung 17, 65, 71, 141, 178, 185, 186
Präventionsmodell 86, 88
Präventiver Ansatz 225
Problemlöseverhalten 69, 71, 96, 155
Psychoanalyse 169
Psychodrama 94, 157
Psychologie 84
Psychotherapie 104, 152, 156, 237, 247

R
Rastlosigkeit 38
Realitätstest 28, 36, 94, 107, 157, 163, 175, 177
Regression 27, 54, 91, 94, 184
Religion 77, 79
Risikogruppen 87, 122, 136
Rollen 53, 79, 96, 155, 208, 226, 230
Rollenspiel 106, 166, 246
Rückzug, sozialer 36, 55, 70, 75

S
Scham 174, 195
Scheidung 138, 217
Schizophrenie 165
Schlafstörungen 34
Schmerz 50, 81
Schock 30
Schreiben, therapeutisches 105, 166
Schuldgefühle 28, 36, 40, 63, 91, 93, 125, 141, 157, 174, 177, 182, 186, 190, 193, 198, 202
– Typen 215
Schuldzuweisungen 70, 175, 178, 186, 228
Schwangerschaftsabbruch 12, 130, 191, 194
Screening 121, 122, 136, 212, 225
Sehnsucht 30, 43
Sekundärer Gewinn 80

Selbstachtung 36, 53, 54, 70, 76, 91, 99, 176, 192, 234
Selbstbild 53
Selbsthilfegruppen 84, 123, 130, 180, 185, 189, 193, 200, 204, 205, 219, 231
Selbstkonzept 129
Selbstvorwürfe 28, 36
Selektives Vergessen 47
Sexualität 97, 217
SIDS 186
Sinnfindung 14, 53, 65, 98, 167, 179, 193, 212, 219, 228
Society of Compassionate Friends 113, 118
Soziale Isolation 131
Soziale Unterstützung 78
Sozialer Rückzug 36
Sozialpädagogik 84
Spiritismus 47, 48
Sprache, evokative 105
Stabilität 15
Sterblichkeit 28, 94, 197, 230, 238
Stigma 174, 180, 195, 202, 203
Stress 241, 242
Suchverhalten 37, 45, 71, 205
Suizid 13, 51, 63, 67, 91, 98, 111, 128, 130, 136, 138, 173, 177, 180
– assistierter 177
Suizidprophylaxe 173, 176
Sündenbock 178, 182, 215, 227
Supervision 244
Symbole 105

T

Taubheit, emotionale 31
Texas Revised Inventory of Grief (TRIG) 12, 171
Thanatophobie 140
The Compassionate Friends 217
Therapeutische Kompetenz 239
Todesfälle
– mehrere 65, 111, 128, 154, 204, 229
– plötzliche 64, 181
– stigmatisierte 67, 174
– ungeklärte 66
– vermeidbare 66
Todesumstände 63, 127
– besonders belastende 173
Totgeburten 192
Tränen 38
Trauer
– aberkannte 12, 67, 131, 203
– als Krankheit 24
– antizipatorische 196
– Aufgabenmodell 44, 60
– aufgeschobene 208
– bei Tieren 22, 23, 35
– chronische 136, 149
– dualer Prozess 59
– Geschlechterrollen 216
– individuelle 18, 19
– kognitive Veränderungen 32
– komplizierte 11, 65, 71, 122, 125, 127, 128, 129, 130, 131, 132, 143
– körperliche Reaktionen 31
– kulturelle Aspekte 79
– larvierte 142, 150
– Mediatoren 19, 61, 214
– normale 25, 39
– Phasenmodell 43, 58, 60
– prolongierte 133, 136
– Stigma 162
– traumatische 17, 30
– übertriebene 139, 150
– verzögerte 61, 74, 137, 149, 194
– weibliche und männliche 68
Trauer, pathologische 132
Trauer-Überbelastung 65, 128, 138, 204, 230
Traueräquivalente 208
Trauerarbeit 44, 45, 100
– Ziele 84
Traueraufgaben 44, 45, 50, 52, 56, 59, 135, 154, 211, 225, 226
Trauerberatung 83
– Ausbildung 245
– Ausführende 84
– Grundsätze 89
– in der Gruppe 109
– nach Suizid 177
– Ort 85

– Techniken 104, 108
– Wirkung 121
– Zeitpunkt 85
Trauerfeier 119, 147, 224, 242
Trauergruppen 71, 97, 109, 120, 165, 180, 244
– Erwartungen 111, 114
– Grundregeln 112
– Leitung 113, 118
– Störungen 115
– Ziele 109
– Zusammensetzung 110
Trauern, operationales 228
Trauernde ältere Menschen 229
Trauernde Berater/innen 237
Trauernde Eltern 49, 56, 57, 93, 113, 136, 186, 189, 192, 200, 212, 214, 216, 218
Trauernde Geschwister 187, 188, 193, 213
Trauernde Großeltern 193, 233
Trauernde Jugendliche 222
Trauernde Kinder 56, 64, 201, 213, 220, 223, 225
Trauernde Mütter 156, 157, 168, 169, 214
Trauernde Partner/innen 229
Trauernde Väter 190, 192, 210, 216
Trauerprozess 25, 42, 43, 135
– Ende 81, 163, 225, 234
Trauertherapie 83, 104, 122, 149, 247
– Evaluation 170
– Hausaufgaben 166
– Ort 85, 151
– Techniken 165
– Verfahren 152
– Widerstände 151, 152
– Ziele 151
– Zielgruppe 86
Trauerverhalten 23
Trauma 17, 65, 152, 167, 185, 225
Träume 36, 37, 49, 167, 168
Traurigkeit 26, 81, 95
Triangularisierung 227

U

Übergangsobjekte 159
Überlebendenschuld 215
Umstrukturierung, kognitive 107
Unterstützung, soziale 78

V

Väter, trauernde 190, 192, 210, 216
Vergessen, selektives 47
Verluste, sozial negierte 130, 189, 195
Vermeidungsverhalten 37
Visualisation 107

W

Weinen 26, 38, 95
Widow-to-Widow-Programme 84, 244
Wut 27, 43, 49, 51, 65, 73, 75, 91, 125, 140, 156, 175, 179, 183, 190

Z

Zeigarnik-Effekt 239
Zerstreutheit 35

Anzeigen

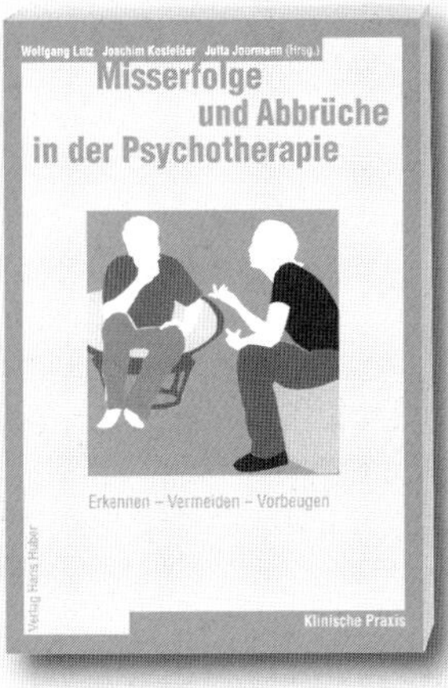

Wolfgang Lutz / Joachim Kosfelder / Jutta Joormann (Hrsg.)

Misserfolge und Abbrüche in der Psychotherapie

Erkennen – Vermeiden – Vorbeugen

2004. 244 S., 17 Abb., 13 Tab., Kt
€ 29.95 / CHF 52.50
ISBN 978-3-456-84176-2

Der Umgang mit schwierigen Patienten ist für den Kliniker eine besondere Herausforderung. Das vorliegende Buch thematisiert, wie sich Misserfolge und Abbrüche in der Psychotherapie rechtzeitig erkennen und vermeiden lassen.

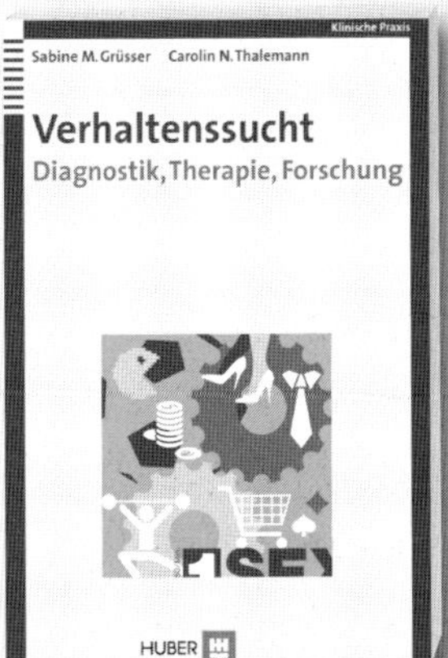

Sabine M. Grüsser / Carolin Nastasja Thalemann

Verhaltenssucht

Diagnostik, Therapie, Forschung

2006. 293 S., 18 Abb., 1 Tab., Kt
€ 29.95 / CHF 48.90
ISBN 978-3-456-84250-9

Kauf-, Sex-, Spiel-, Arbeits-, Sport- und Computersucht sind Formen der «Verhaltenssucht», von denen weltweit Millionen Menschen betroffen sind.

Erhältlich im Buchhandel oder über
www.verlag-hanshuber.com

HUBER

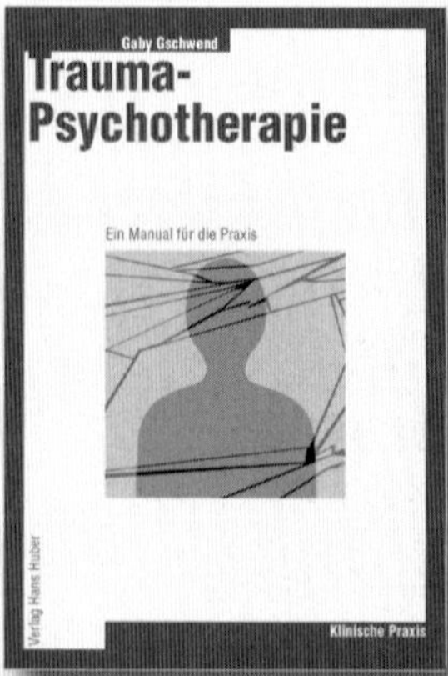

Gaby Gschwend

Trauma-Psychotherapie

Ein Manual für die Praxis

2004. 133 S., Kt
€ 19.95 / CHF 34.90
ISBN 978-3-456-84074-1

Ein kurzer, aber fundierter Einblick in das komplexe Gebiet der Traumapsychotherapie. Formen und Folgen psychischer Traumatisierung werden beschrieben, ebenso Risiken und Chancen der Therapie. Grundlagen, Inhalte und Ziele der Behandlung werden anhand eines fortlaufenden Fallbeispiels veranschaulicht.

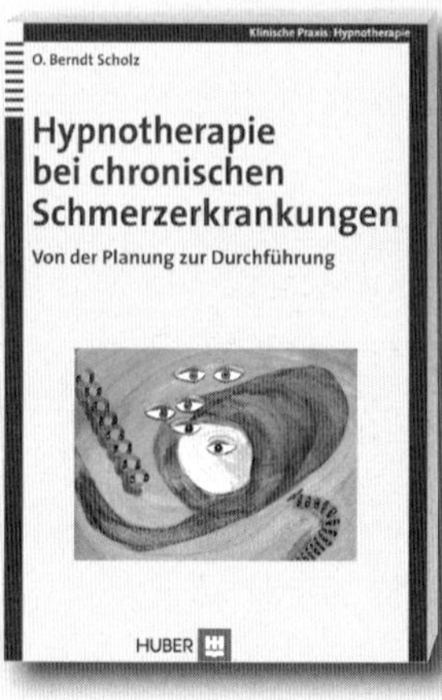

O. Berndt Scholz

Hypnotherapie bei chronischen Schmerzerkrankungen

Von der Planung zur Durchführung

2006. 250 S., 19 Abb., 33 Tab., Kt inkl. CD
€ 29.95 / CHF 48.90
ISBN 978-3-456-84254-7

Eine auf wissenschaftlichen Grundlagen basierende Handreichung zur Hypnotherapie chronischer Schmerzerkrankungen.

Erhältlich im Buchhandel oder über
www.verlag-hanshuber.com

HUBER